구강악안면재건을 위한

미세혈관피판

구강악안면재건을 위한
미세혈관피판

펴낸곳 서울대학교출판문화원
펴낸이 성낙인
지은이 김성민·명훈·이종호

초판 1쇄 인쇄 2014년 8월 5일
초판 1쇄 발행 2014년 8월 10일
출판등록 제15-3호

주소 (151-742) 서울시 관악구 관악로 1
대표전화 02-880-5252
팩스 02-888-4148
마케팅팀 02-889-4424, 02-880-7995
이메일 snubook@snu.ac.kr
홈페이지 www.snupress.com
영문홈페이지 eng.snupress.com

ISBN 978-89-521-1534-8 93510

이 저서는 2010년도 정부재원으로 한국연구재단의 기초연구사업(2010-0012214) 지원에 의해 이루어진 연구결과물임.

구강악안면재건을 위한

미세혈관피판

김성민 · 명훈 · 이종호

서울대학교출판문화원

Microvascular Flap for the Oral and Maxillofacial Reconstruction

Soung Min Kim · Hoon Myoung · Jong Ho Lee

Seoul National University Press

머리말

흔히 두경부라고 지칭하는 머리와 목(head and neck) 부위는 좀 더 전문적으로 이비인후과 영역에서 전체 안면부 및 경부를 호칭하는 표현입니다. 반면에 치아 및 치주조직, 혀, 협점막, 상악동, 입술, 코 및 얼굴 안면부를 지칭하는 구강 내 및 구강 외 얼굴 부위는 구강(oral cavity) 및 악안면 영역(maxillofacial region)으로 해외 여러 의료선진국에서는 입, 턱 및 얼굴외과라 호칭하지만, 국내에서는 이미 수십 년 전부터 구강악안면 영역이라 하여 다소 생소한 용어로 불려왔습니다.

구강악안면 영역의 선천적인 기형과 결손, 구강암 수술에 의한 얼굴 결손부, 심한 화상 및 외상에 의한 안면부 결손 등은 모두 환자들에게 기능 부재 및 심미적인 한계를 지니게 하여 단순히 씹거나 발음하고 음식을 삼키는 제한점을 넘어 정상적인 사회생활을 하는 데 심각한 장애를 지니게 됩니다. 이에 이러한 결손부를 재건하고자 하는 구강악안면 영역의 재건술은 인체 내 여느 결손부 재건에 비해 많은 어려움과 난제를 지니고 있으며 이에 대한 끊임없는 도전이 기존 선학들에 의해 이루어져 왔습니다.

외국 원저에 의존하거나 외국 번역서에 의존해왔던 기존 재건학 교재에 대해 이제는 국내 저자에 의한 한국어 교재가 나와야 한다는 신념으로 저자들은 지난 3년여간 재건 관련 피판술에 대한 다양한 정리를 통해 여러 해부학적 관점에서 필요한 내용을 담아 본 저서를 출판하게 되었습니다.

특히, 혈관들의 크기와 분지들의 개인적인 차이가 크기 때문에 주저하거나 어려워하는 임상가들을 위해 일관적인 형태에 대해 이해하고, 특이한 해부학적인 형태를 다각도로 정리함으로써 구강악안면외과학 및 다른 관련 임상의학을 전공하는 여러 전공의들에게도 좋은 지침이 되도록 저자들의 경험을 바탕으로 650여 개의 문헌과 12종류의 해부학 아틀라스, 그리고 10여 권 이상의 최신 피판 관련 저서를 정리했습니다. 모든 임상적 모식도와 해부학적 내용은 다년간 숙달된 디자인 전공 연구원에 의해 일관되게 정리되어 독자들의 이해를 한층 높이려 했으며, 저자들의 다양한 경험을 바탕으로 재건학 및 관련 임상의학을 전공하는 분들에게 실질적인 도움이 되도록 했으며, 전 내용을 국문으로 기술하여 영문이 아닌 용어 선택과 정의를 정확히 하고자 하였습니다.

그동안 본서를 위해 수고해주신 강릉원주대학교의 김민근 교수, 건양대학교병원 서미현 교수와 서울대학교치과병원의 어미영, 강지영, 범환, 조윤주 선생님과 서울대학교 치의학대학원의 이정아, 김현수, 박민우 박사과정 학생에게 감사의 마음을 전합니다.

본서는 치의학 및 의학 분야의 하나의 작은 지침서로서 구강 내외의 여러 재건 분야를 전공하거나 다른 비슷한 분야를 전공하는 분들에게 유용한 안내서가 되기를 기원합니다.

2014년 7월

대표저자 김성민

차례

표 차례

그림 차례

1

미세혈관 문합술의 종류

Classification of microvascular anastomosis

1969년 Yasagil 등이 신경외과 영역에서의 미세혈관 문합술을 처음 소개한 이후, 경동맥이나 중대뇌동맥 협착이 동반된 허혈성 뇌혈관질환의 치료 및 이차적 허혈성 뇌혈관질환의 예방을 위한 미세혈관 문합술이 의학 및 치의학 분야에서 많이 시행되어 왔다.[1, 2] 특히, 수술현미경의 발달과 더불어 수술기법, 수술기구 및 봉합사 등의 의학적 발달과 수술 전후에 처치할 약제들도 많이 개발되어 미세혈관 수술은 비약적인 발전을 이루었으며, 이 중에서 가장 중요한 성공 요소로는 미세혈관 문합술 기법에 대한 정확한 이해와 술기라고 할 수 있다.[3]

광범위한 턱얼굴의 결손 부위를 회복하기 위한 재건술에서 1978년 Yang Guofan 등에 의해 요골전완유리피판(radial forearm free flap)이 발표된 이후, 구강악안면 영역에서의 유리피판은 미세수술 술기의 발전과 더불어 광범위하게 사용되었다.[4, 5] 이제는 미세혈관을 이용한 구강악안면 영역의 재건은 특수하거나 어려운 수술이 아닐 것이며, 신체 내의 어느 부위보다 많은 혈관과 복잡한 신경 구조가 섞여 있는 구강악계 내외의 턱, 얼굴 부위의 재건에서 미세혈관 문합술을 이용한 재건술은 계속 발전하고 있다.

이에 이 장에서는 구강악안면외과 전문의로서 기본적인 미세혈관 문합술에 대해 이해하고, 유용한 문합법에 대해 체계적으로 분류하고 이를 응용할 수 있도록 저자들의 경험을 바탕으로 여러 문헌을 고찰하여 구강악안면 영역에서의 미세혈관 문합술 방법에 대해 기술하였다. 이 책을 통해 기존의 여러 교재 및 실습서에서 지침서로 사용된 여러 미세혈관 수술 문합술에 대한 내용과 달리 턱얼굴 재건학 분야에서 하나의 지침서가 될 수 있도록 하였다.

I. 혈관봉합사와 혈관패치용 재료

혈관재건을 위한 혈관문합은 비흡수성 봉합사로 시행하며 인공적인 이식물은 결국 체내에서 완전히 치유되지 않고 환자의 일생 동안 유지되어야 하므로 비흡수성 봉합사로서 치유가 완료될 때까지 혈관벽을 보호하기 위한 인장강도를 지니도록 해야 한다. 이처럼 혈관문합에서 사용 가능한 봉합사를 성분별로 분류하면 실크(silk), 꼰 폴리에스테르(braided polyester)와 같은 다섬유(multifilament) 봉합사와 폴리프로필렌(polypropylene), 폴리부트에스테르(polybutester), 폴리테트라플루오로에틸렌(polytetrafluoroethylene, PTFE)과 같은 단섬유(monofilament) 봉합사로 나눌 수 있다.[6-8]

실크 봉합사는 비흡수성 봉합재료이나 생분해되는 성질이 있어 시간이 지나면서 인장 강도를 상실하는 경향이 있다. 혈관문합 후 발생하는 가성 동맥류의 원인으로 간주되었으며 최근에는 혈관문합에 거의 사용되지 않는다.

꼰 폴리에스테르 봉합사는 대크론(Dacron, Ethicon Co., England), 머실렌(Mersilene, Ethicon Co., England) 또는 폴리부티레이트 성분인 에티오본드(Ethiobond, Ethicon Co., England)로 알려졌으며 비흡수성이고 폴리에스테르 꼰사로 되어 있다. 시간이 지나도 강한 인장 강도를 유지하고 조직 반응도 최소한으로 유지되는 장점이 있어서 일부 혈관 외과 의사들은 폴리에스테르 봉합사를 선호하며, 머실렌과 대크론은 코팅되어 있지 않아 표면이 거칠고 봉합사를 당기거나 결찰하면 끌리는(dragging) 느낌이 관찰된다.

프롤린(Prolene), 서지프로(Surgipro), 또는 서지렌(Surgilene)으로 알려진 폴리프로필렌 봉합사는 우수한 인장 강도를 지녀서 혈관 재건에 가장 흔히 사용되는 봉합사 재료이다. 선형 단섬유(linear monofilament) 합성 봉합사로서 시간경과에 따른 인장 강도가 우수하고 마찰 계수가 낮으며 조작성이 우수한 장점을 지니며 생체외 실험에서도 인장 강도가 잘 유지되고 일시적인 급성 염증 반응도 최소한으로 유지되는 것으로 알려졌다. 매우 부드러운 봉합사로 매듭 유지와 풀리는 것을 방지하기 위해 보통 4회 이상의 매듭(throw)을 하도록 추천한다.

폴리부트에스테르 봉합사는 노파필(Novafil, Davis & Geck, United States Surgical Co.)로 알려진 비교적 최근에 소개된 비흡수성 단섬유 봉합사이다. 폴리테트라메틸렌 글리콜(Polytetramethylene ether glycol)과 뷰틸린 테레프틸레이트(butylenes terephthalate)의 성분이 84:16의 비율로 합성된 재료로 유연성이 크고 메모리 현상으로 풀리는 양상이 최소화이며, 폴리프로필렌보다 더 강한 강도를 지니는 것으로 보고되었다. 끌리는 현상을 최소화하고 문합시 조직 관통력을 향상시키기 위해 폴리트리보레이트(polytribolate)로 코팅되어 있다. 대부분의 외과 및 혈관외과 의사들은 폴리프로필렌에

익숙해져 있어서 혈관 재건에서 이 봉합사를 사용하는 경우는 많지 않은 것으로 보고되고 있다.[9]

폴리테트라플루우오로에틸렌 봉합사는 흔히 PTFE로 알려진 봉합사로 조작성이 매우 우수하며, 폴리프로필렌 봉합사를 PTFE 이식편이나 혈관패치와 함께 사용할 때 관찰되는 바늘구멍 출혈을 최소화하기 위해 봉합침의 직경과 봉합선의 차이가 최소화되도록 고안되었다. 즉, 이론적으로는 PTFE 봉합사는 봉합침의 천공으로 발생하는 모든 공간을 채우도록 하고, 봉합사 주위의 누출이 최소화되도록 설명되고 있다. 그러나 바늘구멍 출혈은 PTFE 봉합사에서도 여전히 발생하며, 특히 봉합침이 혈관벽을 수직으로 관통하지 않고 휘어져서 관통할 때 더욱 심한 것으로 보고되고 있다.

이와 같이 단섬유 봉합사는 낮은 조직 마찰력과 낮은 항력 계수(drag coefficient)를 지녀서 연속 봉합에 유리하게 사용되나, 실을 부주의하게 당기면 혈관이 찢어지고 혈관벽에 수직의 틈을 만들게 되어 봉합선 출혈을 일으키는 단점을 지니게 된다. 큰 혈관에서는 신경 훅을 사용하거나, 작은 혈관에서는 매듭지은 봉합사를 당겨줌으로써 혈관벽의 파열 없이 봉합선을 팽팽하게 유지하는 것이 추천된다. 모든 봉합사는 해어질 수 있어서 잘못 조작하면 파절될 우려가 크다. 수술 중이나 수술 후에 봉합사의 파절은 심각한 합병증을 일으킬 수 있으므로 혈관문합용 봉합사를 취급할 때에는 조직 겸자나 지침기로 봉합선을 파절(crushing)시키지 않도록 하고, 봉합하지 않은 봉합선 부위는 rubber clamp나 plastic-shod clamp를 이용하여 안정화시키며, rubber-shod clamp는 봉합선의 중앙보다는 바늘에 근접하여 위치시키고, 결찰시에 봉합선의 양 끝이 마찰력이 가해지지 않도록 하며, sliding knot나 granny knot로 결찰을 시작할 경우에 knot가 미끌리거나 풀어지지 않도록 다음은 square knot로 하는 등의 몇 가지 주의사항을 잘 지키는 것이 중요하다. 적절한 크기의 봉합사 선택도 중요하며 혈관문합을 위해서는 대동맥 현관은 2-0 또는 3-0, 장골동맥(iliac artery)은 4-0, 액와동맥(axillary artery), 총경동맥(common carotid artery), 총대퇴동맥(common femoral artery) 및 천대퇴동맥(common femoral artery)에는 5-0, 내경동맥(internal carotid artery), 슬와동맥(popliteal artery) 및 상완동맥(brachial artery)에는 5-0이나 6-0, 그리고 경골동맥(tibial artery) 및 하복사동맥(inframalleolar artery)에는 7-0 및 8-0 봉합사가 추천된다.[6, 10-12]

혈관 재건에 사용되는 혈관패치는 자가패치 및 인공패치로 나누어 생각할 수 있다. 환자의 팔, 다리 정맥, 경정맥 및 안면정맥에서 자가정맥의 공여부로 활용할 수 있으며, 이러한 자가정맥 패치를 이식할 경우 가장 큰 고려사항으로는 잠재적인 파열 위험성이라 할 수 있다. 이런 위험성은 주로 경동맥 내막절제술(carotid endarterectomy) 과정에서 대복재정맥(great saphenous vein)의 발목 부분이나 대퇴 부분을 사용할 때 보고되어 왔다. 천대퇴동맥(superficial femoral artery)도 주로 사용되는 자가패치 공여부로 폐색된 천대퇴동맥을 채취하여 내막절제술을 시행하고, 내막이 절제된 혈관을 장축 방향으로 절개하여 자가패치로 사용하게 된다. 자가패치로 사용된 정맥들이 파열되는 것은 이식정맥이 어느 부분에서 기원했는지보다는 정맥 자체의 특성에 기인하는 것으로, 미세문합에서 주변 동맥혈관벽과 촘촘히 문합하는 것이 가장 중요하게 알려졌다. 대복재정맥을 사용하여 이식할 경우 공여부인 잔여 대복재정맥의 혈행 여부를 동시에 고려해야 하는데, 정맥 혈전증이 발생하면 이러한 정맥은 이후 관상동맥 또는 하지혈관 재건술에 우회로 도관으로 사용할 가능성이 많이 떨어지게 된다.[13, 14]

인공패치는 폴리에스테르와 PTFE 재료로 주로 사용되고 있는데, 인공패치를 사용할 경우 감염 가능성, 문합 후 혈관확장 가능성, 봉합사 구멍 출혈 및 조작시 재료의 특성을 고려하여 시술해야 한다. 표준 PTFE 패치는 조작이 매우 쉬워 많이 사용되지만, 경동맥 내막절제술 과정에서 봉합사 구멍의 출혈이 관찰되고, 1.0% 미만의 감염률을 보이는 것으로 알려졌다.[15,16] 이전의 구세대 폴리에스테르는 확장되는 성질을 지녀서 최근 개발된 새로운 세대의 인공패치는 교원질을 주입시키거나 알부민으로 코팅시켜서 봉합사의 구멍에서의 출혈을 최소화시켰으며, 최근 미국 Gore 사에서 소개한 Gore-Tex Acuseal® 패치는 expanded PTFE를 fluoropolymer와 함께 사용하여 두께를 0.50mm로 유지하면서 봉합사 구멍의 출혈을 최소화시킨 대표적인 상품이다. 아직 혈관의 확장이나 신생 내막 과증식과 관련한 장기간의 결과는 보고되지는 않았으며, 현재까지의 의료시장에서 확인할 수 있는 인공패치의 종류는 표 1.1에 정리하였다.

표 1.1 Commercially available examples of non-autogenous vascular patches

Vascular patches (Manufactures)	Description	Thickness
Gore-Tex® (WL Gore Co., Delaware, USA)	Expanded polytetrafluoroethylene	0.40mm
Gore-Tex Acuseal® (WL Gore Co., Delaware, USA)	Expanded polytetrafluoroethylene combined with fluoropolymer	0.50mm
Hemashield® (Boston Scientific, Wayne, USA)	Knitted double velour polyester	0.76mm
Hemashield Finesse® (Boston Scientific, Wayne, USA)	Knitted, non velour polyester impregnated with collagen	0.36mm
Intervascular® (Impra Bard Inc., La ciotat, France)	Knitted velour polyester coated with collagen	0.65mm
Sulzer Vascutek® (Sulzer Vascutek USA)	Polyester bonded with fluoropolymer and sealed with gelatin	0.38mm
Vascugard® (Biovascular Inc, St.Paul, USA)	Bovine pericardium cross linked with glutaraldehyde	0.35mm

II. 미세혈관 문합술의 종류

1. 경동맥 손상시 봉합

구강악안면 영역의 수술시 직경 2-5mm 내외의 동맥 분지 및 미세동맥들이 찢기거나 손상되는 경우가 많은데 대부분 겸자 및 일회용 클립으로 지혈이 가능하나, 내경 및 외경동맥, 또는 총경동맥이 찢기거나 손상되는 경우에 경동맥의 크기와 절개된 양상에 따라 동맥의 절단 부위를 접합시켜서 직접 봉합하는 일차봉합을 시도하거나, 결손부가 크면 절개부 사이의 결손부를 연결하기 위해 혈관패치를 이용하는 패치 혈관성형술(patch angioplasty)을 시행하게 된다. 이때 동맥혈관의 크기, 혈관절개부의 방향과 모양 및 동맥경화 플라크(arterosclerotic plaque)가 동맥절단 부위의 존재 여부 등이 주요 고려사항이 된다.

횡동맥절개(transverse arteriotomy)시 일차문합법은 간단하고 가장 신속한 동맥절개 문합법이다. 특별한 질환에 걸리지 않은 동맥의 경우 대부분의 횡동맥절개는 요골동맥이나 후경골동맥과 같은 직경 1.5-2.0mm의 작은 동맥에서도 가능하며, 경동맥이나 대퇴동맥과 같은 직경 5.0mm인 경우에서도 가능하다. 그러나, 일차문합시 어느 정도의 혈관직경이 감소할 수 있으며, 이러한 혈관직경의 감소는 특히 종절개(longitudinal incision)의 경우 혈관의 개통에 문제를 일으킬 수 있으므로 일차봉합으로 인하여 혈관내경에 수축이 발생할 우려가 있으면 패치문합을 고려해야 한다. 일차문합은 보통 연속봉합(continuous suture)으로 시행하는데, 봉합침을 혈관벽의 혈관외막(adventitial surface)으로 삽입하여 반대측 혈관벽의 내막으로 삽입한다. 절개 부위의 혈관벽에는 혈전(thrombus)이 없는지 반드시 확인해야 하며, 그렇지 않으면 봉합침이 혈관 외막의 표면을 통과할 때 봉합침의 끝이 혈전을 혈관벽으로부터 밀어내어 혈전발생의 온상이 될 수 있고, 혈관벽이 찢어질 수 있기 때문이다. 따라서, 연속봉합의 일차문합법은 정상이거나 최소한의 질병이 있는 혈관에서 적합하다(그림 1.1).

일차봉합은 또한, 일반적인 정맥, 정맥 바이패스, 보철 바이패스 및 동맥내막이 절제된 동맥에서 사용되고, 바이트가 부적절하게 깊이 위치하면 혈관내경의 국소적인 수축을 일으킬 수 있으므로 바이트(bite)의 깊이와 전진 정도가 봉합선의 길이와 같아야 하는 등 바이트의 위치와 힘을 주의하여 시행하게 된다. 동맥절개 부위에 크거나 부착된 혈전이 있는 경우에서도 혈전을 제거하거나, 또는 플라크를 혈관벽으로부터 분리하지 않으면서 일차봉합할 경우에는 단속봉합(interrupted suture) 방법으로 하게 된다. 즉 봉합침이 항상 절개 부위의 혈관 내벽으로부터 삽입하도록 함으로써 두꺼운 내막이 동맥벽에 고정되도록 하고, 혈관벽을 통과하기 위해 바이트를 깊게 위치시키

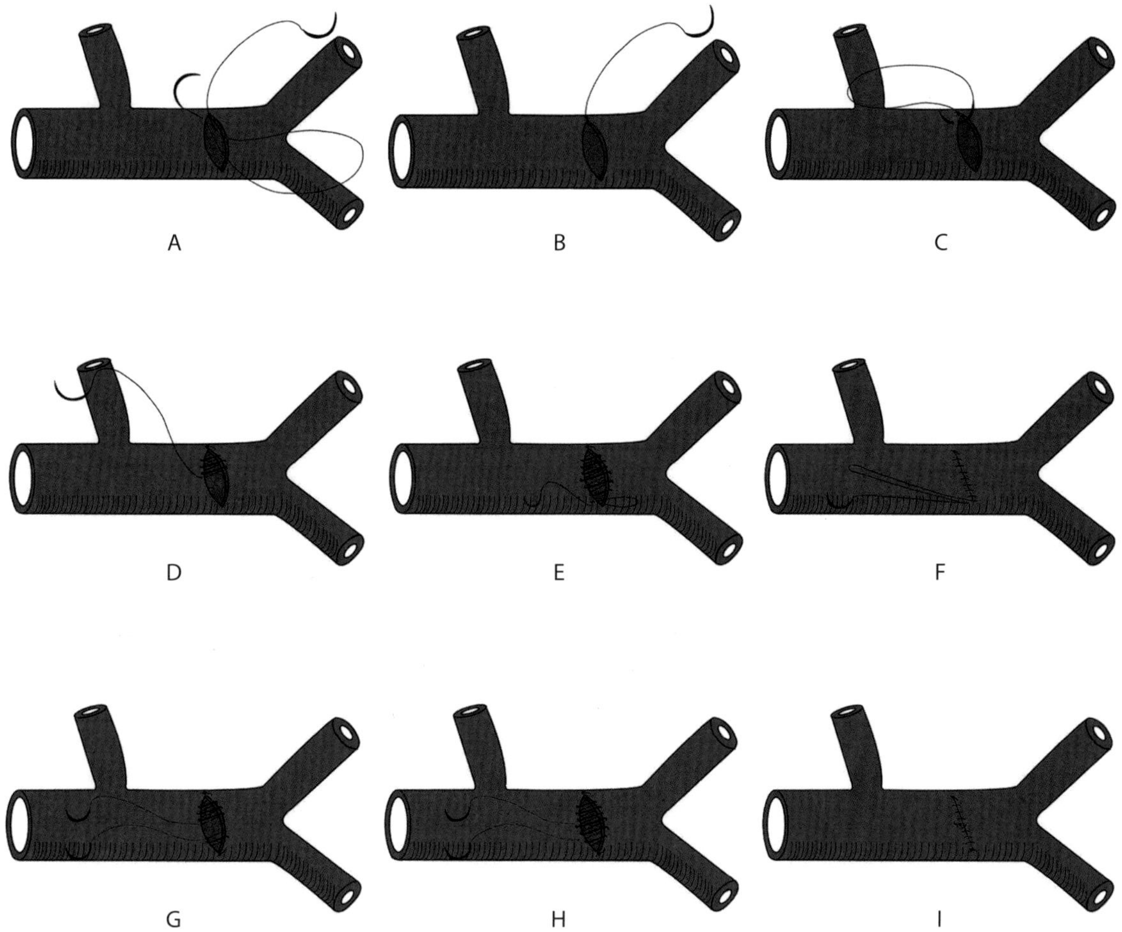

그림 1.1 Primary closure of a transverse arteriotomy. Continuous suture

게 된다(그림 1.2).

동맥에서의 패치문합은 직접 일차문합을 하는 경우 혈관이 좁아지거나 혈전이 발생할 수 있는 경우 고려하며, 장축으로의 동맥절개시에도 시행할 수 있다. 들쑥날쑥하게 절개된 경우, 만곡이 심한 혈관, 직경 5mm 이하 혈관에서의 장축절개시 및 동맥절개 부위에 석회화된 플라크가 존재하는 경우 등과 같은 기술적 요인을 고려해야 하며, 동시에 혈관벽의 가장자리가 반흔이나 외상으로 인한 큰 결손이 있어 혈관벽의 가장자리가 근접되지 않는 경우와, 혈관내벽의 증식성 신생물이나 플라크 잔존과 같은 혈관벽으로부터 제거할 수 없는 폐쇄성 질환이 있는 경우에 활용하게 된다. 또한, 비기술적 요인에 해당되는 고지혈증(hyperlipidemia), 과도한 흡연, 여성, 재발성 혈관협착 등의 수술자의 기술과 무관할 수 있는 위험 요인들이 있는 경우에서도 패치문합을 고려하게 된다.[6,17] 봉합침은 패치의 혈관외벽에서부터 이식편의 혈관내벽으로 삽입함으로써 플라크 조각이 혈관 내로 밀려나와 혈전을 야기하거나 절개될 가능성을 줄

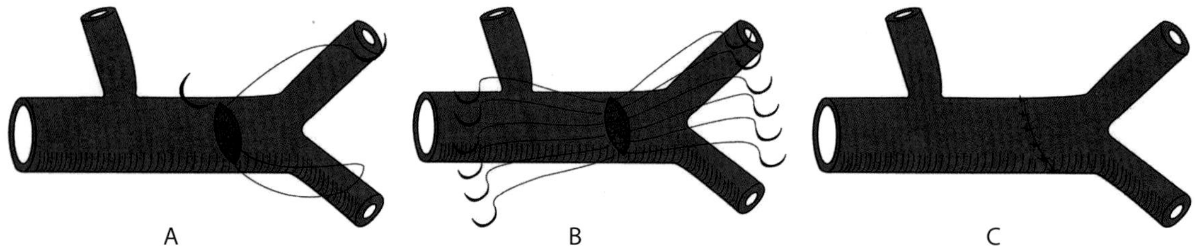

그림 1.2 Primary closure of a transverse arteriotomy. Interrupted sutures

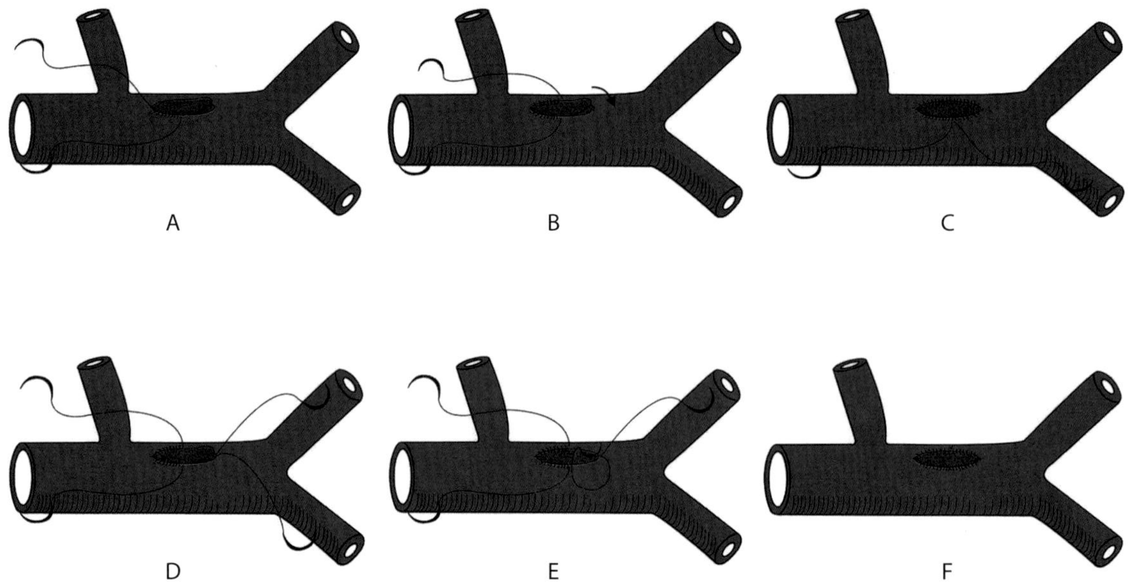

그림 1.3 Schematic drawings of patch closure with anchor technique in the longitudinal arteriotomy. A: Run the suture to the midpoint of the arteriotomy, B: Similarly run the other end of the suture to the midpoint of the arteriotomy, C: Continuous running this suture until you reach the other end, D: Alternate starting another suture at the opposite end, after suturing one half of the patch, E: This suture may be a simple or a horizontal mattress suture, F: Tie both sutures

이도록 해야 하고, 혈관내경의 감소 없이 패치와 혈관에 적절한 크기의 바이트를 위치시키도록 하며, 바이트 삽입시에는 조심스럽게 진행하여 특히, 부적절하게 놓여진 바이트 때문에 예기치 않은 내경 협착을 유발하지 않도록 주의해야 한다. 또한, 패치의 선택도 비슷한 두께로 준비하는 것이 중요하며, 수복하고자 하는 혈관의 직경보다 많이 클 경우에 재건부위에서의 동맥류 확장(aneurysmal dilatation)이 일어날 수 있으므로 주의해야 한다. 패치문합은 크게 고정(anchor)법과 낙하산(parachute)법으로 나뉘게 되며 고정법에서는 초기봉합을 결찰하여 패치를 고정하고 안정화시키는데 가장 간단한 방법으로 고정봉합을 한쪽의 앞에서부터 시작하여 패치를 적절한 길이로 조정하면서 다른 고정 봉합을 반대편에 두는 것이다. 봉합사를 조작하는 방법에 따라 단순 봉합이나 수평 매트리스 봉합으로 시행하게 되고, 수평 매트리스 봉합시에는 절개선을 외번시키는 장점이 있으나, 작거나 중간 크기의 혈관에서 내경의 협착을 방지하기 위해 넓은 수평 매트리스 봉합은 앞축에 두지 않는 것이 중요하다(그림 1.3). 반면에 낙하산법은 동맥절개의 부위가 깊은 경우 유용한데, 여러 바이트를 봉합한 후 잡아당기지 않은 상태로 먼저 놔두고 진행하며, 패치를 혈관으로부터 어느 정도 떨어뜨려 놓고 5-6개의 바이트를 미리 패치와 혈관에 위치시킨 후 패치가 낙하산처럼 절개부로 내려오면서 맞게 디자인하여 양쪽 끝을 동시에 잡아당겨 봉합하게 된다. 조직을 거칠게 다루면 특히나 얇은 혈관의 경우 봉합선이 혈관벽에서 잘라질 수 있으므로 부드럽게 조작해야 하며, 낙하산법의 첫 봉합은 보통 수평 매트리스 봉합으로 하고 봉합선은 앞축에서 시작하거나 앞축에서 몇 바이트 떨어져 시작할 수도 있다.

2. 단측문합

혈관의 단측문합(end-to-side anastomosis)은 혈관폐쇄성 질환에서 주로 이용되는 바이패스(bypass)에서 대부분 폐쇄된 혈관의 근심부와 원심부에 단측문합의 방식으로 시행하는 것으로 보고되어 왔는데, 혈류를 유지할 수 있는 질환이 거의 없는 혈관 부위에 근심측 문합을 형성하고 원심측 문합은 폐쇄성 부위의 원심측에 위치하여 혈류의 순행과 역행을 모두 허용하게 하는 방법이다. 단측문합으로 형성된 혈관은 근심과 원심의 문합 사이의 허혈로부터 사지를 보호할 수 있으며 단단문합을 이용한 혈관재문합시에 더 발생하기 쉬운 간격빈혈(interval ischemia)을 예방하기 위해 사용된다. 두경부 영역의 재건술에서는 주로 정맥 환류를 위해 공여부의 미세한 정맥을 이식부 또는 경부의 경정맥 등에 단측문합을 이용하여 연결하게 된다. 특히, 직경 0.5mm 이하의 얇은 정맥일 경우 경정맥의 환류 흐름(return flow)을 이용하게 되어 보다 성공적인 시술이 가능한 것으로 믿어 왔다.[18-20]

성공적인 단측문합을 위해서는 바이패스할 혈관의 직경과 문합의 길이를 고려해야 하며, 이상적인 단측문합의 직경과 길이에 대해서는 정의된 바 없으나 문합의 길이는 바이패스의 절단각에 영향을 주고 수여부 혈관의 직경이 변화하지 않기 때문에 단측문합의 구조는 대부분 혈관절개의 길이에 의존하게 된다. 단측문합을 위해 근심문합의 길이는 보통 1-2cm로 다양한데, 원심문합은 바이패스 혈관직경의 2배여야 한다는 주장과 혈관절개가 2cm 이상이어야 한다는 주장 및 수혜부 슬와동맥의 직경보다 2-4배의 혈관절개를 형성하고 수용부 슬와하동맥 직경의 10-20배여야 한다는 보고가 있었다.[8,13,14] 또한, 질환에 이환된 작은 직경의 경골동맥과 같은 경우 긴 문합

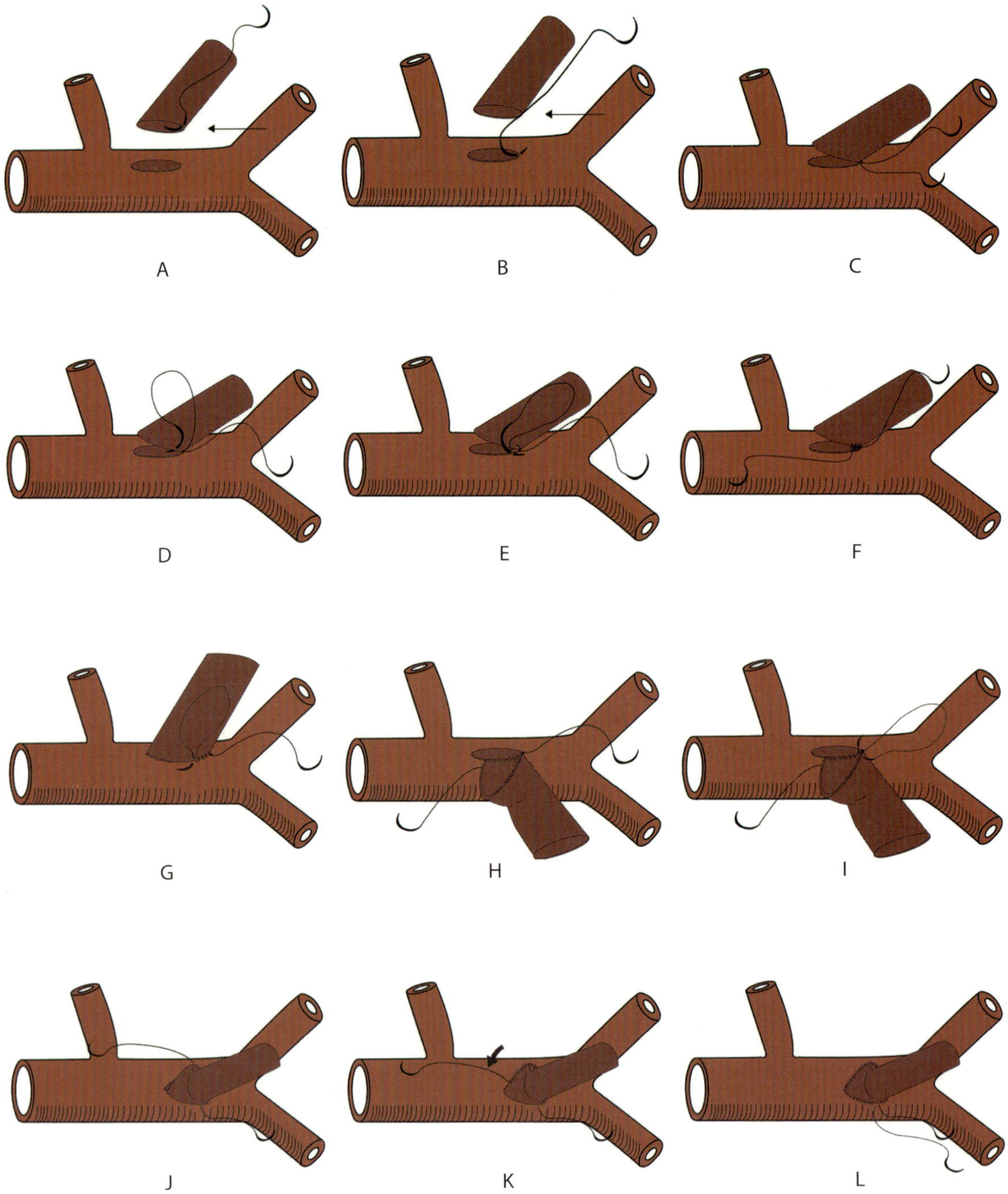

그림 1.4 End-to-Side Anastomosis. Anchor technique. Simple anchoring sutures

선을 봉합해야 하는 것을 방지하기 위해 1.0-1.5cm의 짧은 혈관절개를 선호하게 되고, 관상동정맥 바이패스의 경우에는 일반적으로 4-6mm 정도의 짧은 길이의 혈관절개를 추천한다는 보고가 있었으나,[7, 10] 이 내용은 대부분 사지의 바이패스를 이용한 혈관개통과 관련된 내용으로 두경부 영역의 동정맥에서 활용되는 단측문합의 경우와

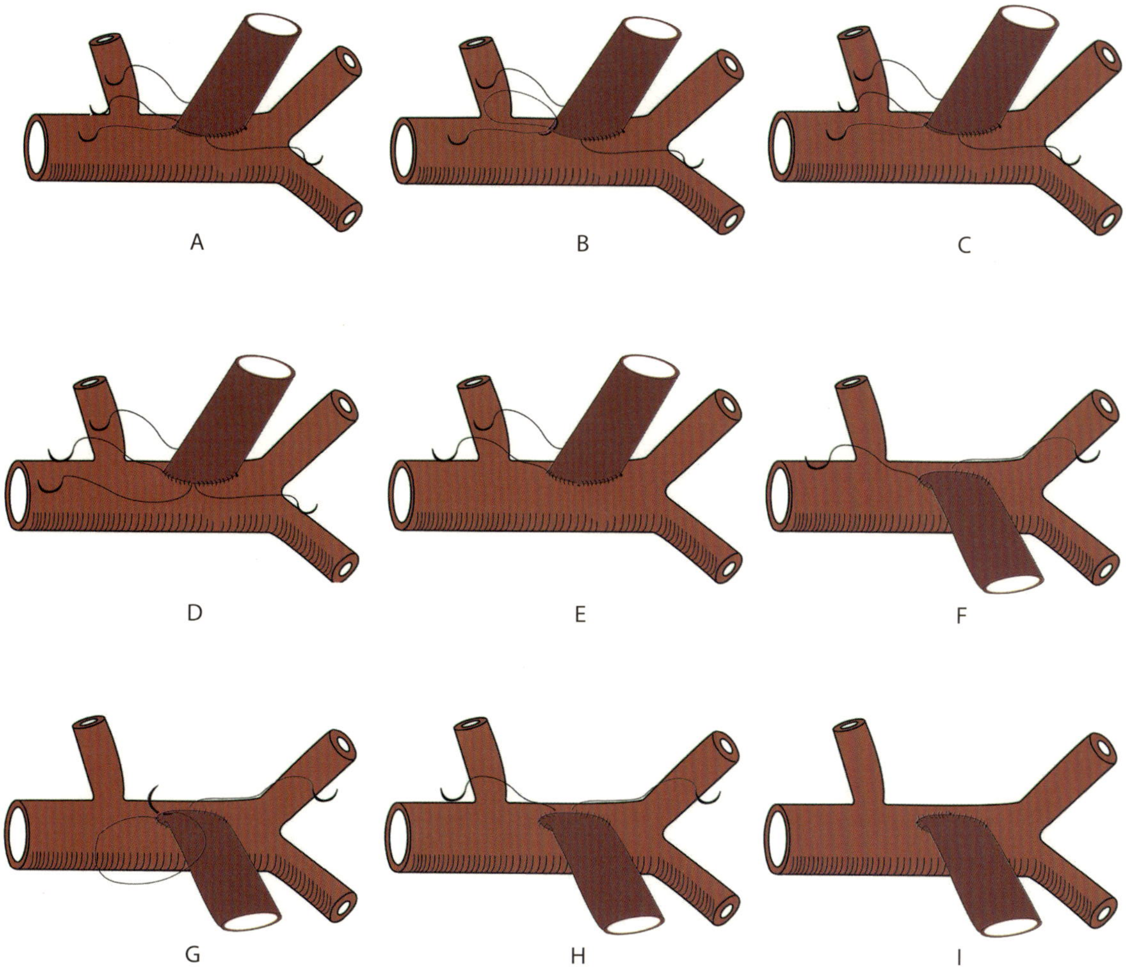

그림 1.5 End-to-Side Anastomosis. Anchor technique. Simple anchoring sutures. Alternative technique.

는 다소 차이가 있겠다.

단측문합은 고정법과 낙하산법 모두 시행할 수 있는데, 기본적인 고정법에 의한 단측문합은 보통 뒤축(heel)에서부터 문합함으로써 시작한다. 문합은 결찰하여 내리게 되며 그후 양측의 뒤쪽에서 연속법으로 봉합하기 시작하고 간혹 앞 부위에서 다른 봉합을 시작하여 서로 연결하여 결찰하기도 한다. 앞쪽(apical)의 봉합은 양쪽의 앞축에서 연속적으로 봉합하여 문합을 완성하게 되는데, 이러한 기본적인 방법은 경정맥에 연결할 때 일반적으로 사용할 수 있는 이상적인 단측분합법으로 연결하는 형태에 따라 여러 변형법이 있을 수 있다(그림 1.4, 1.5). 이처럼 고정법에 의한 경우 앞축과 뒤축에서 사용되는 봉합은 단순봉합이나 수평 매트리스 봉합을 사용하며 전술한 바와 같이 수평 매트리스 봉합은 봉합선을 외번시키는 데 유용할 수 있으나 반면에 작은 혈관인 경우 앞쪽과 뒤쪽의 넓은 수평 매트리스 봉합은 혈관내경의 협착을 유발할 수

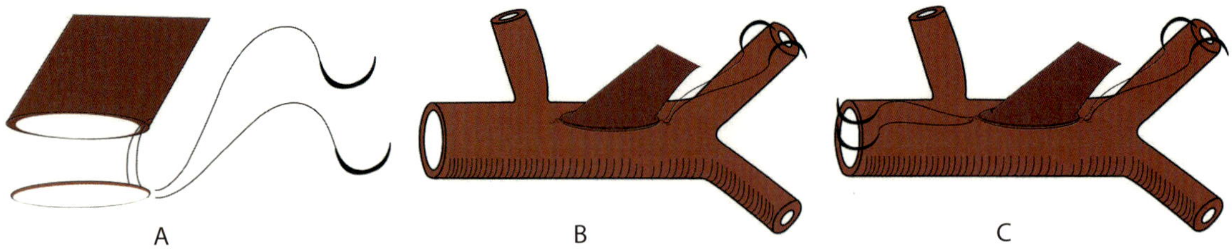

그림 1.6 End-to-Side Anastomosis. Anchoring technique. Horizontal mattress anchoring sutures

있으므로 주의가 필요하다. 수평 매트리스 봉합법에 의한 고정 술식은 그림 1.6과 같이 진행한다.

단측문합에서의 낙하산법은 초기에 뒤축과 앞축의 문합이 당겨지지 않는다는 점에서 고정법과 다른데 특히, 혈관이 작거나 심부에 위치한 경우 유용하게 적용할 수 있으며 앞축과 뒤축의 처음 바이트를 몇 개 잘 보이게 위치시킴으로써 시작하게 된다. 봉합의 양쪽 끝에 조심스럽게 힘을 가해서 양쪽 끝에서 봉합선이 시소처럼 당겨질수록 바이패스가 혈관절개부로 향하여 전진하는 느낌으로 마치 낙하산처럼 내려오는 단측문합을 시행하게 된다. 바이패스 앞에 5바이트 이상이 존재할 경우 봉합의 양쪽 끝을 잡아당겨도 타이트한 봉합선을 만들 수 없다는 것을 명심해야 하며, 이러한 경우 유용한 방법은 뒤축 중심에 신경훅을 위치시켜 고리를 당김으로써 봉합의 양쪽 끝에서의 힘이 고르게 분배되어 봉합선이 단단히 완성되도록 할 수도 있다. 또한, 단측문합에서의 낙하산법은 뒤축의 중앙이나 혹은 몇 바이트 떨어진 곳에서 시작할 수도 있으며, 뒤축의 중앙이나 앞쪽에서 봉합을 시작하는 것은 가장 간단한 방법이고 혈관절개부와 절단부 사이에서 적절한 크기를 조절할 수 있다. 또한, 미세문합의 각 면 사이에서 전진현상이 다를 가능성을 피할 수 있고 혈관절개부의 양 측면에서도 전진량이 다를 수 있는 단점도 피할 수 있다.

단측문합의 다른 변형법은 뒤축 부위에 고정법과 앞쪽의 부위에는 낙하산법으로 하거나 또는 그 반대로 적용하는 변형법이 있으며, 혈관절개의 뒤축 부분은 낙하산법으로 재건하고 앞부분은 고정법으로 재건하는 것이 더 적절할 경우 활용될 수 있다.

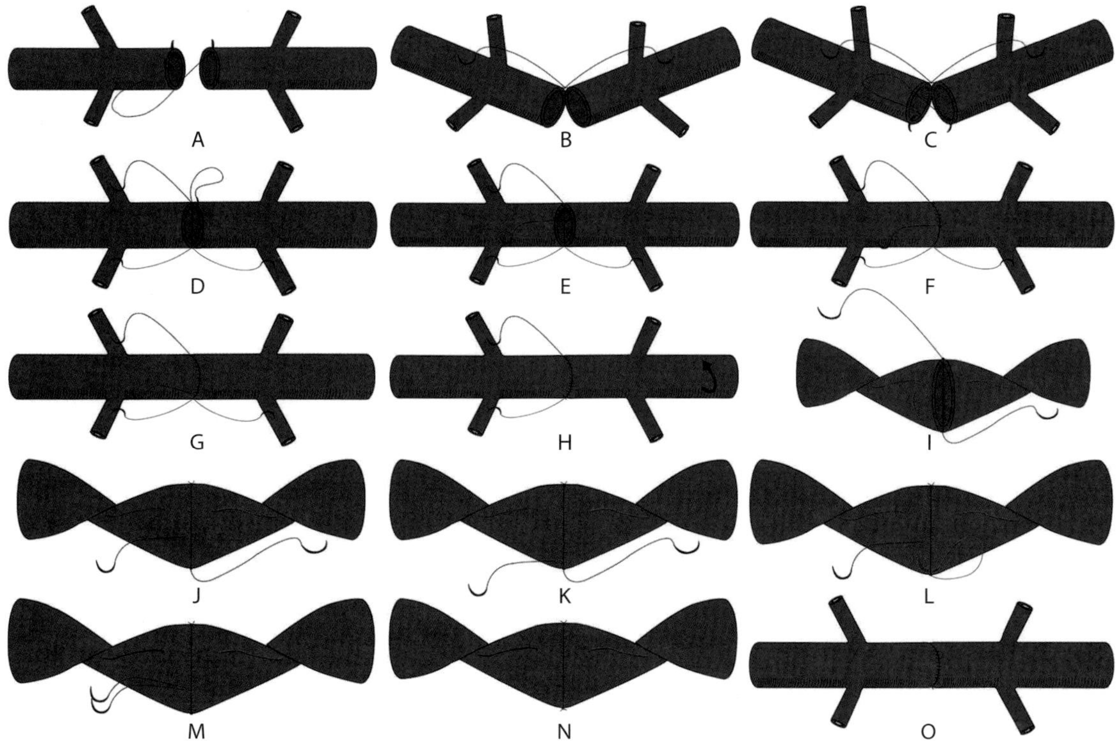

그림 1.7 End-to-Side Anastomosis. Parachute technique

3. 단단문합

단단문합(end-to-end anastomosis)은 외상이나 동맥류가 발생한 경우 손상된 혈관을 교체하거나 복합 바이패스를 새로 연결하거나 질병에 이환된 바이패스 부위를 교체하고, 신동맥이나 복강동맥 바이패스와 같이 역행성 혈류(retrograde flow)의 보존이 필수적이지 않은 부위에서 주로 사용된다. 두경부 재건술에서도 공여부와 수용부의 동맥 및 정맥끼리 서로 연결하는 가장 기본적인 분합법이라 할 수 있다.[18-20] 단단문합을 이용한 재건에서 가장 좋은 방법을 선택하기 위해서는 문합할 혈관의 직경, 혈관의 운동성 및 혈관 장축을 따라 회전할 수 있는지 등의 여러 요소를 미리 고려해야 하며, 보통 연속 봉합법으로 시행하며 연속봉합선은 고정법이나 낙하산법을 각각 시행하거나 또는 두 방법을 동시에 사용하게 된다. 두 가지 방법을 혼합하여 이용할 때 문합부의 후방부는 고정법으로 시작하고, 전방부는 낙하산법으로 하거나 또는 이와 반대로 활용할 수도 있게 된다. 매우 특이한 경우, 어린이의 경우에서는 수술 후 성장에 적응하기 위해 혈관문합시 단속문합을 이용하기도 한다.

직경이 큰 혈관 2개를 단단문합법으로 문합할 때 혈관의 절개부와 문합부의 봉

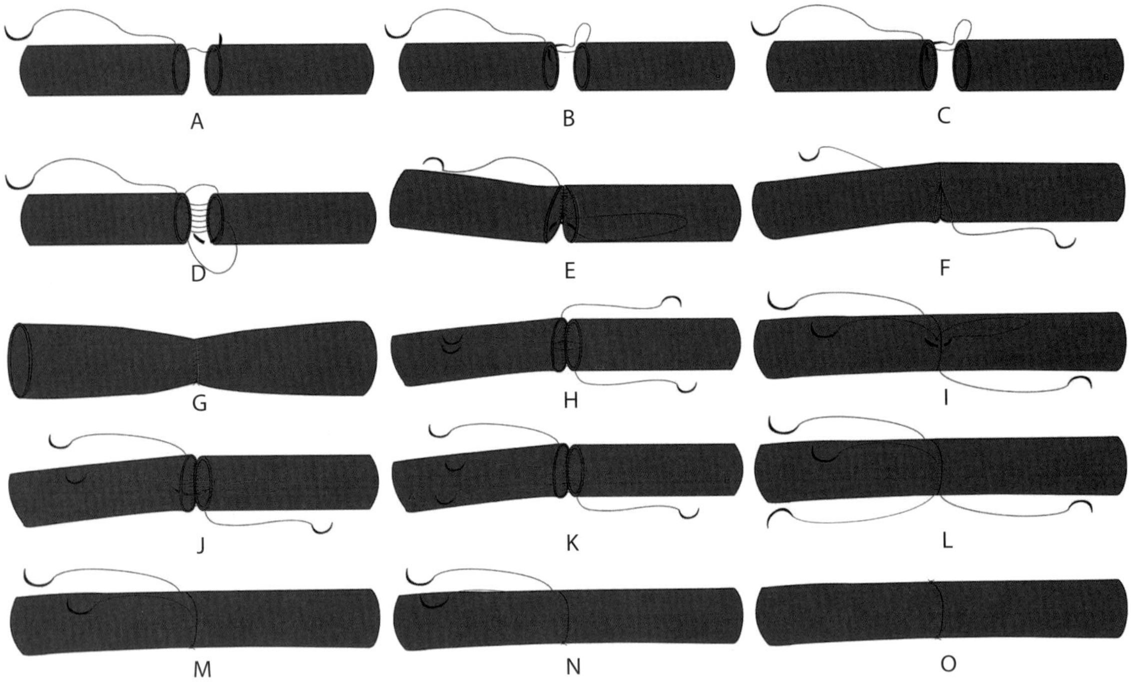

그림 1.8 End-to-End Anastomosis. Anchor technique in freely movable, large vessels

합선은 혈관의 장축에 수직으로 위치하게 된다. 문합할 양측의 혈관이 충분한 가동성을 가진다면 문합부을 전방부와 후방부로 나누어서 각각 봉합하게 되며, 봉합사를 결찰하고 전방부부터 문합을 시작한 후 혈관을 180도 뒤집어 후방벽을 전방부로 위치시켜 문합을 완성하게 된다(그림 1.8). 이처럼 혈관을 180도 뒤집기 위해서는 미세겸자를 이용하거나 또는 견인부분의 실을 꼬아서 이용할 수 있으며, Alexis Carrel에 의해 고안된 변형법으로 문합을 세 부분으로 나누어서 시행하는 경우도 있는데, 특히 직경이 큰 혈관을 다른 직경의 혈관과 문합하는 경우와 같이 혈관의 양측을 봉합한 후 봉합부의 길이가 달라 구불거리는 것을 방지할 수 있어 활용하게 된다.[6,7,11] 혈관이 완전한 가동성을 지니지 못하고 문합 부위를 180도 뒤집기가 불가능한 경우에는 낙하산법이나 고정법을 이용하여 후방벽을 먼저 봉합하게 되며, 이 방법은 후방벽의 중앙부나 한쪽 끝에서 봉합을 시작하게 된다. 또한, 낙하산법의 술식은 혈관의 기저부(base)에 봉합침을 삽입하면서 시작하여 봉합을 결찰할 수도 있고 그림 1.8에서와 같이 결찰하지 않은 채로 후방벽을 봉합할 수도 있다.

2개의 작은 혈관에서 단단문합을 시행하는 경우에는 혈관내경의 협착을 방지하기 위해 베벨(bevel)을 이용한 문합이 필요할 수 있으며, 자가이식 혈관은 절단 후 수축하거나 일시적으로 짧아질 수도 있고, 짧아진 혈관을 문합하면 문합 후 약간의 긴장하에 놓일 수 있으므로 주의해야 한다. 혈관이 얇으면 특히 단순봉합을 이용하는

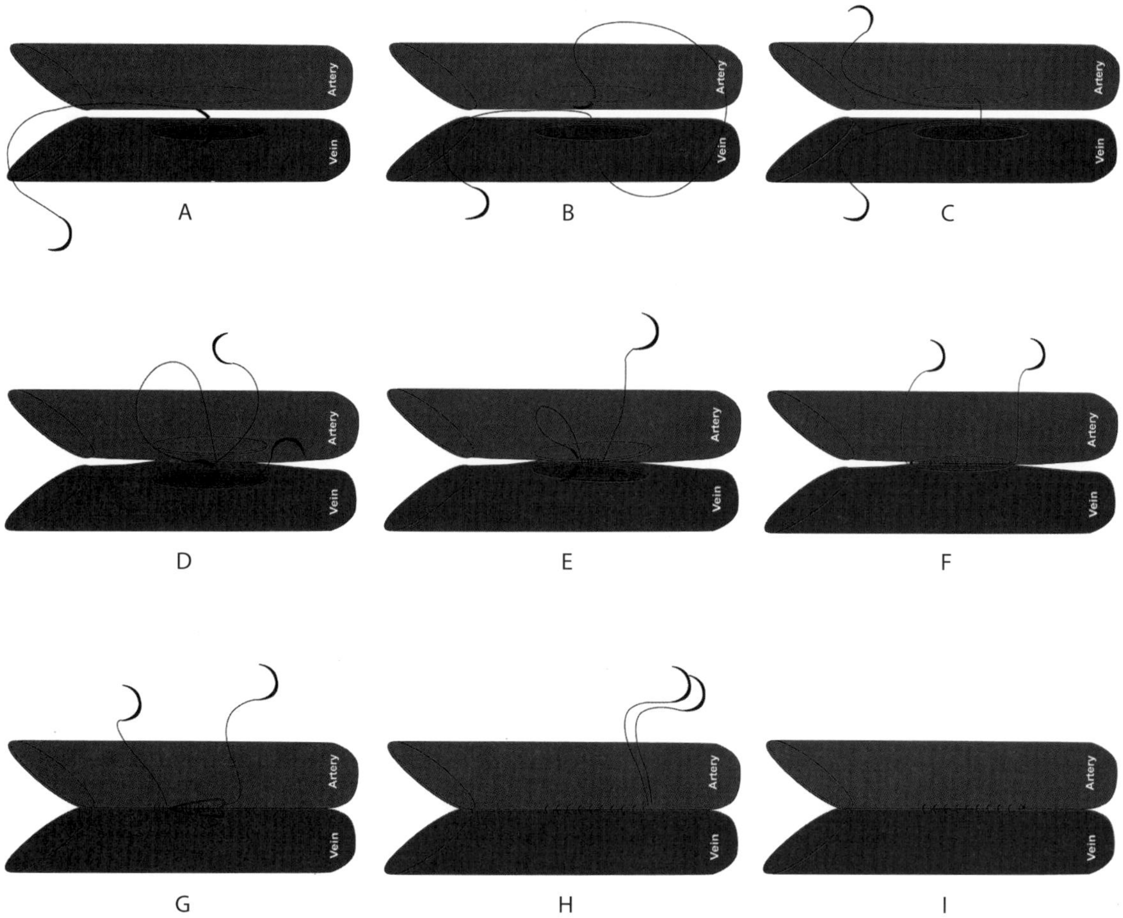

그림 1.9 Side-to-Side Anastomosis. Anchor technique

경우 고정봉합으로 인하여 혈관벽이 찢어질 수 있으므로, 낙하산법을 이용하여 후방벽의 여러 단순봉합 부위로 장력을 나누어 진행할 수도 있다.

결론적으로 구강악안면 재건을 위한 대부분의 미세문합술은 경부에서 이루어지며 대부분은 단단문합법이 우선적으로 선호되며, 혈관상태가 좋지 않거나 혈관내경의 차이가 심한 경우 단측문합법이 고려되는 것이 일반적이다. 단단문합술은 층류(laminar flow)를 유지함으로써 혈전 형성을 감소시킨다고 알려졌으나, 단측문합술도 문합의 실패율을 높이지 않으면서 혈행 속도도 감소시키지 않는다고 보고되어 왔다.[18, 19] 또한, 다양한 정맥에 단단문합술을 시행한 경우 혈전 형성이 1.8%였으나, 내경정맥에 단측문합술을 시행한 경우 혈전 형성이 2.7%였음을 보고한 논문도 있었다.[20]

4. 측측문합

측측문합법(side-to-side anastomosis)은 재혈관화가 필요한 사지의 많은 분지에서 연속적인 바이패스 이차문합을 형성하거나, 간문맥 고혈압(portal hypertension)에서 측측문맥대정맥 션트(side to side portocaval shunt)를 형성할 경우, 만성혈액투석(chronic hemodialysis)을 위한 측측요측부정맥 동정맥누(side to side radiocephalic arteriovenous fistula)를 형성하는 경우 및 서혜하부의 인공 바이패스(infrainguinal prosthetic bypass)시 혈류저항을 감소시키기 위한 측측동정맥 누공(side to side arteriovenous fistula)을 형성할 경우에 사용되는 문합법으로 알려졌으나,[6,7] 이러한 재건술조차 흔하지 않기 때문에 흔하게 사용되지는 않는 술식이다. 두경부 및 구강 내외의 재건을 위한 혈관문합술에서도 거의 사용되지 않는 술식이나, 단측문합 및 단단문합과 같이 미세혈관문합과 재건을 총체적으로 이해하기 위해서는 기본 원리 및 시술과정을 확인해 두는 것이 필요하다.

측측문합에서의 혈관은 최소한의 장력으로 인접하여 위치시키며 문합은 혈관벽이 직접 접하는 부위에서 후방 부위부터 먼저 시행한다. 문합은 고정법이나 낙하산법 모두 시행할 수 있으며 봉합선은 혈관 절개부의 중간부분이나 양 끝에서도 시작할 수 있다. 이 장에서는 고정법의 경우만을 그림 1.9에서 자세히 소개하였으며, 정맥 절개부위의 중간 부위에서 혈관외벽에서 혈관내벽으로 봉합침을 삽입함으로써 문합술을 시작하게 된다.

III. 요약

두경부 영역, 특히 구강 내 재건은 해부학적 재건 이외에도 기능적인 재활이 매우 어려운 부분으로 연하, 발음, 호흡 등의 다양한 생리적인 특징이 잘 반영되도록 각각의 결손 부위에 적절한 재건술이 이루어져야 한다. 최근 수십 년간 미세수술기구 및 미세수술 기법의 발전으로 유리피판술이 구강 내외 재건에 많이 활용되었으며 성공률도 많이 향상되었다. 숙련된 술자가 시행한 유리피판의 성공률은 95-97%로 보고되고 있으며, 이러한 성공률은 철저한 환자의 수술 전 평가, 수술시 숙련된 정도 및 수술 후 관리 등과 같이 세 가지 요인에 의해 결정되며, 수술 전의 적절한 유리피판 대상 환자의 선택과 동반질환을 평가하며, 수술 중 공여부 및 수혜부 혈관의 선택과 혈관문합 기술, 그리고 수술 후 혈액학적 안정성 유지 등이 유리피판의 성공률을 높일 수 있는 요인들이라 할 수 있다.[21-23]

이 중 수술기법과 관련해서는 1900년도 초에 Alexis Carrel에 의해 미세문합술이 처음 소개된 후 많은 기술적 발전이 이루어졌고,[11] 1960년 Nakayama가 최초로 유리조직 미세이전술(free tissue transfer)을 인간에 적용함으로써 획기적인 진화를 열어왔다.[12] 미세문합술이 발달함에 따라 재건술은 사지나 수완부에 제한되지 않고 두피, 상순 및 이부 등에도 성공적으로 재건됨이 보고되었다.[24-26] 또한 절단된 혀를 재건한 보고가 있으면서[27] 이러한 미세문합술은 구강 내외의 얼굴 재건에 필수불가결한 기본 술식으로 자리잡아 왔다. 일단 미세문합술에 익숙해지면 혈관크기가 0.5mm 미만으로 아주 작은 천공지피판(perforator flap)을 이용한 재건도 가능한데, 주로 피부하방 조직으로만 구성되어 활용될 수 있는 천공지피판은 천층의 천공지동맥(perforator artery)을 이용하는 피판으로 하방의 근육을 보호할 수 있으므로 donor site morbidity가 적으며, 얇고 조작성이 훌륭하므로 특히나 두경부 영역에서의 이용이 용이할 것으로 여겨진다.[28]

혈관직경이 다른 경우에는 우선적으로 단단문합이 고려되나 직경 차이가 많이 커서 단단문합 후 각도 형성이 클 경우에는 추가적인 혈관성형술(angioplasty)을 고려하거나 혈관패치를 이용하여 작도하는 방법을 고려하게 된다. 이렇게 단단문합이 제한적인 경우 직경이 큰 혈관의 절단 부위를 휘갑치기(oversewing)하여 직경이 더 작은 혈관을 직경이 큰 혈관 측면에 연결하는 방법을 고려하여 기능적으로는 단단문합이나 형태적으로는 단측문합이 되도록 할 수 있다. 또한, 두 정맥 부분을 함께 붙이는 복합 정맥 이식술과 같은 혈관재건법을 고려할 수 있는데, 혈관직경의 차이가 크면 큰 부분의 말단이 작은 부위의 끝에 문합되어야 하므로 정맥의 한 부분이 역전되는 방향(reverse manner)으로 하고, 다른 한쪽은 비역전되는 방향으로 진행하여 하나의 정맥 부분 위치에 변화를 줌으로써 더 큰 정맥의 큰 말단과 봉합하게 할 수 있다. 이처럼 비역전된 부분의 밸브는 이식편을 혈관화한 후에 필요에 따라 제거하게 된다.

이제는 구강악안면외과 전문의 시대이며 미세문합술을 이용한 구강악안면 영역의 재건은 더 이상 특수하거나 어려운 수술이 아니므로 구강악안면외과 전문의가 되기 위한 기본적인 수련과정으로서 미세혈관 문합술에 대해 본질적으로 이해하고, 유용한 문합법에 대해 체계적으로 분류하고 이를 응용할 수 있도록 노력하는 것이 매우 중요하다. 또한, 혈관외과부분에서 시술되는 기본적인 혈관의 연결방법을 숙지하고 구강악안면 영역의 재건술에 응용하고, 적용하기 위해서는 이 장에서 확인된 내용 이외에도 혈류역학(vascular dynamics), 동맥과 정맥 단면 구조에 따른 동정맥 생리 현상 등에 대한 추가적인 이해가 필요하며, 이러한 혈관문합에 대한 기본적인 원리를 이해하는 것이 전체 구강악안면 재건술을 위한 첫 걸음이 된다.

References

1. Yasagil MG. Reconstructive and constructive surgery of the cerebrovascular arteries in man, in Yasagil MG, ed. Microsurgery applied to Neurosurgery. Stuttgart, Georg Thieme;1969:82-119.
2. Chang CH. Characteristics of training materials for successful microvascular anastomosis and preclinical assessment of the surgical skills. Kor J Cerebrovascular Surgery 2007;9:243-6.
3. Lee KS, Suh JD, Han SB, Lee SJ, Choi IC, Kim IS *et al.* The effect of aspirin and prostaglandin E1 on the patency of microvascular anastomosis in rat. Kor J Microsurg 2000;9:179-85.
4. Joo YH, Sun DI, Park JO, Cho KJ, Seo JH, Park JW *et al.* Analysis of recipient vessel for microvascular reconstruction of the head and neck. Kor J Otorhinolaryngol-Head Neck Surg 2010;53:20-3.
5. Kim SM, Seo MH, Kang JY, Eo MY, Myoung H, Lee JH. Anatomical review of radial forearm free flap for the oral cavity reconstruction. J Korean Assoc Maxillofac Plast Reconstr Surg 2011;33:95-103.
6. Hoballah JJ. Vascular reconstructions;anatomy, exposures, and techniques. New York: Springer 2000:17-26.
7. Hoballah JJ, Eid GM, Nazzalmm, Sharp WJ, Corson JD. Contralateral internal jugular vein interposition for salvage of a functional arteriovenous fistula. Ann Vasc Surg 2000;14:679-82.
8. Rutherford RB. Atlas of vascular surgery: basic techniques and exposures. Philadelphia: Saunders;1993:48-9.
9. Pinheiro ALB, Castro JFL, Thiers FA *et al.* Using Novafil : would in make suturing easier? Braz Dent J 1997;8:21-5.
10. Kirklin JW, Barratt-Boyes BG. Ischemic heart disease. In: Cardiac surgery, 2nd ed. New York: Churchill-Livingstone;1993: 309.
11. Carrel A. The operative technique of vascular anastomoses and the transplantation of viscera. Med Lyon 1902;98:859.
12. Nakayama K, Yamamoto K, Tamiya T, Makino H, Odaka M, Ohwada M *et al.* Experience with free autografts of the bowel with a new venous anastomosis apparatus. Surgery 1964;55:796-802.
13. Sotturai VS, Batson RC. Use of nonreversed, translocated saphenous vein graft. In: Bergean JJ, Yao JST, eds. Techniques in arterial surgery. Philadelphia:Saunders, 1990:184-91.
14. Taylor LM, Porter JM. Technique of reversed vein bypass to distal leg arteries. In: Bergean JJ, Yao JST, eds. Techniques in arterial surgery. Philadelphia:Saunders 1990:109-121.
15. Bergan JJ, Veith FJ, Bernhard VM, Yao JS, Flinn WR, Gupta SK *et al.* Randomization of autologous vein and polytetrafluoroethylene grafts in femoral-distal reconstructions. Surgery 1982;92:921-930.
16. Bush HL Jr, Nabseth DC, Curl GR, O'Hara ET, Johnson WC, Vollman RW. In situ saphenous vein bypass grafts for limb salvage. A current fad or a viable alternative to reversed vein bypass grafts? Am J Surg 1985;149:477-80.

17. De Bakey ME, Crawford ES, Morris GC Jr, Cooley DA. Patch graft angioplasty in vascular surgery. J Cardiovasc Surg 1962;3:106-41.
18. Fillinger MF, Kerns DB, Bruch D, Reinitz ER, Schwartz RA. Does the end-to-end venous anastomosis offer a functional advantage over the end-to-side venous anastomosis in high-output arteriovenous grafts? J Vasc Surg 1990;12:869-72.
19. Yamamoto Y, Nohira K, Kuwahara H, Sekido M, Furukawa H, Sugihara T. Superiority of end-to-side anastomosis with the internal jugular vein: the experience of 80 cases in head and neck microsurgical reconstruction. Br J Plast Surg 1999;52:88-91.
20. Ueda K, Harii K, Nakasuka T, Asato H, Yamada A. Comparison of end-to-end and end-to-side venous anastomosis in free-tissue transfer following resection of head and neck tumors. Microsurgery 1996;17:146-9.
21. Khouri RK. Avoiding free flap failure. Clin Plast Surg 1992;19:773-81.
22. Khouri RK, Cooley BC, Kunselman AR, Landis JR, Yeramian P, Ingram D *et al.* A prospective study of microvascular free-flap surgery and outcome. Plast Reconstr Surg 1998;102:711-21.
23. Kanoh N, Dai CF, Ikeda N, Mimura O. Parameters for the preoperative evaluation of arteriosclerosis for free flap transfers in head and neck surgery. Clin Otolaryngol Allied Sci 2000;25:135-8.
24. Biemer E, Stock W, Wolfensberger C, Ingianni G, Goetz WD. Successful replantation of a totally avulsed scalp. Br J Plast Surg 1979;32:19-21.
25. Hoeltje WJ. Successful replantation of an amputated upper lip. Plast Reconstr Surg 1984;73:664-70.
26. Mutimer KL, Banis JC, Upton J. Microsurgical reattachment of totally amputated ears. Plast Reconstr Surg 1987;79: 535-41.
27. Kim JS, Choia TH, Kima NG, Lee KS, Hanb KH, Sonb DG *et al.* The replantation of an amputated tongue by supermicrosurgery. J Plast Reconstr Aesthe Surg. 2007;60:1152-5.
28. Sinna R, Boloorchi A, Mahajan AL, Qassemyar Q, Robbe M. What should define a "perforator flap?" Plast Reconstr Surg 2010;126: 2258-63.

2

요골전완피판

Radial forearm free flap

요골전완유리피판(radial forearm free flap, RFFF)은 1978년 Shenyang의 Ba-Ba Chung 군병원에서 근무하던 Yang Guofan등에 의해 처음 개발되어 두경부 화상 환자에 생긴 반흔 수축을 없애기 위해 사용되었으며, 1981년 3년 동안 시술한 60증례에 대한 결과가 문헌으로 발표되었다.[1] 중국에서 개발되었기 때문에 중국피판(Chinese flap)이라고 불렸으며 근막피부피판(fasciocutaneous flap)이나 골피부피판(osteocutaneous flap)으로 사용될 수 있음이 시사되었다.

Shaw DT 등도 요골전완유리피판을 코 재건에 이용하여 좋은 결과를 얻었다고 보고하였고, Stock 등은 원심부에 기저부를 가진 도상피판(distally based island flap)을 전완부에 디자인하여 보고하기도 하였다. 1982년 Song, Muhlbauer 등은 경부의 심한 화상으로 인한 반흔 수축(scar contracture)을 해결하기 위해 전완유리피판에 신경까지 포함시켜서 이식함으로써 피부의 재건은 물론 감각도 되찾을 수 있다고 보고하였다.[1, 2]

1983년 Soutar DS 등은 요골전완유리피판으로 구강 내 조직 결손부를 재건한 증례를 처음 발표하였고, Biemer E, Stock W 등은 골피부전완피판(osteocutaneous forearm flap)에 신경을 포함시켜서 엄지손가락을 재건한 증례를 보고한 바 있었다. 1984년 Matthews RN 등은 요골(radius)을 같이 채취하여 하악골을 재건한 증례를 발표하였고, Chang 등은 요골전완유리피판으로 음경(penis)을 재건한 증례를 발표하기도 하였다. 1985년 Harii K 등은 인두 식도부 재건(pharyngoesophageal reconstruction)에 이용한 보고를, 1987년 Takada K 등은 요골전완유리피판에 상완요골근(brachioradialis muscle)을 포함해 채취하여 완전 결손된 상순 재건을 보고하였고, 1988년 Hallock 등은 피부를 확장(skin expansion)시킨 후에 전완피판을 거상하는 방법을 고안하였으며, Bayon 및 Pho는 원심기저전완피판(dorsal forearm flap)의 해부학적 구조를 밝히고 새로운 피판의 가능성을 제시하였으며, 1989년 Tahara, Susuki는 안와 재건에 사용한 증례를 보고하였다. 1989년 Kawashima T 등은 전완피판에서 상피층을 제거하고 이를 구강이나 구강 인두부조직 결손부를 재건하였으며, 1991년 Semple JL 등은 크리켓 방망이(cricket bat) 모양으로 피판을 형성하여 이를 음경 재건에 이용하였다. 또한, Urken 등은 혀의 절제 후 이 피판을 사용하여 혀의 기능과 운동 및 감각까지 재건한 증례를 발표하였다.[3-6]

이처럼 요골전완유리피판은 요골동맥을 기반으로 하여 평균 2.5mm 정도의 굵은 동맥을 사용할 수 있고, 2개의 동반정맥(반행정맥, venae comitantes)과 추가로 요측피정맥(cephalic vein)까지 활용할 수 있으며, 피판의 두께가 2-3mm 정도로 얇아 원하는 모양을 쉽게 만들 수 있는 장점이 있어 신체 각부의 재건에 많이 사용됐으며, 특히 조직이 부드럽고 얇아서 두경부에서는 구강 내 점막 결손부 재건에 활용도가 높다고 할 수 있다. 기존의 여러 보고에서는 수술기법 및 예후, 그리고 공여부에 대한 처치 등이 최근에 주로 국외에서 다양하게 보고됐다. 이에 두경부, 특히 구강암 환자의 절제 후 재건에서 가장 많이 고려되는 요골전완유리피판을 거상하는 과정에 있어서 도움을 주고자, 이 장에서는 요골전완유리피판을 위한 기본적인 해부학적 내용을 전완부의 근육, 동맥, 정맥과 신경 등을 통해 구체적으로 확인하고자 하였다. 또한, 영문과 국문의 혼재로 전문의 과정에 있는 전공의들 및 여러 임상의의 혼란을 줄이기 위해 국문으로 여러 해부학적 용어를 선별하여 기술함으로써 요골전완유리피판을 직접 시술하고자 하는 여러 구강악안면재건 의사에게 도움이 되고자 하였다.

I. 전완부의 근육

요골전완유리피판을 거상할 때 일반적으로는 척측수근굴근(flexor carpi ulnaris muscle), 장장근(palmaris longus muscle), 상완요골근, 천지굴근(flexor digitorum superficialis muscle) 및 요측수근굴근(flexor carpi radialis muscle)의 순서대로 노출되면서 요골동맥을 따라 박리되게 된다. 따라서, 전완부의 근육 분포는 주로 요골동맥의 주행 위치와 방향에 따라 구분하고 정리하는 것이 필요한데, 요골동맥은 근위부에서는 상완요골근의 내측에서 점차적으로 표층으로 주행하여 상완요골근건(brachioradialis muscle tendon)과 요측수근굴근건(flexor carpi radialis muscle tendon) 사이에 위치하며, 원위부에서는 피부와 근막 아래쪽으로 주행한다.[6,7] 요골동맥의 내측에는 요측수근굴근(flexor carpi radialis muscle), 장장근(palmaris longus muscle), 천지굴근(flexor digitorum superficialis muscle)이 있고, 심부에는 원회내근(pronator teres muscle), 장무지굴근(flexor pollicis longus muscle), 방형회내근

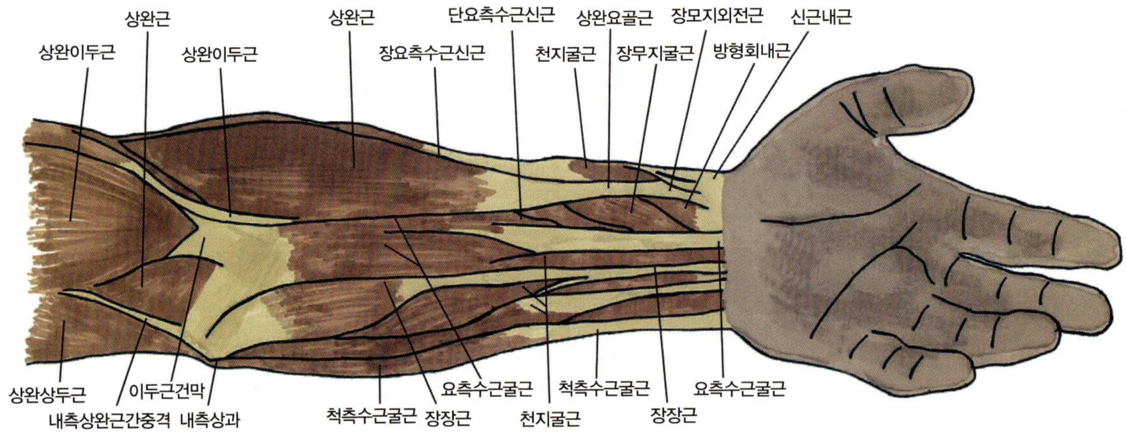

그림 2.1 Superfical muscle of the left anterior forearm

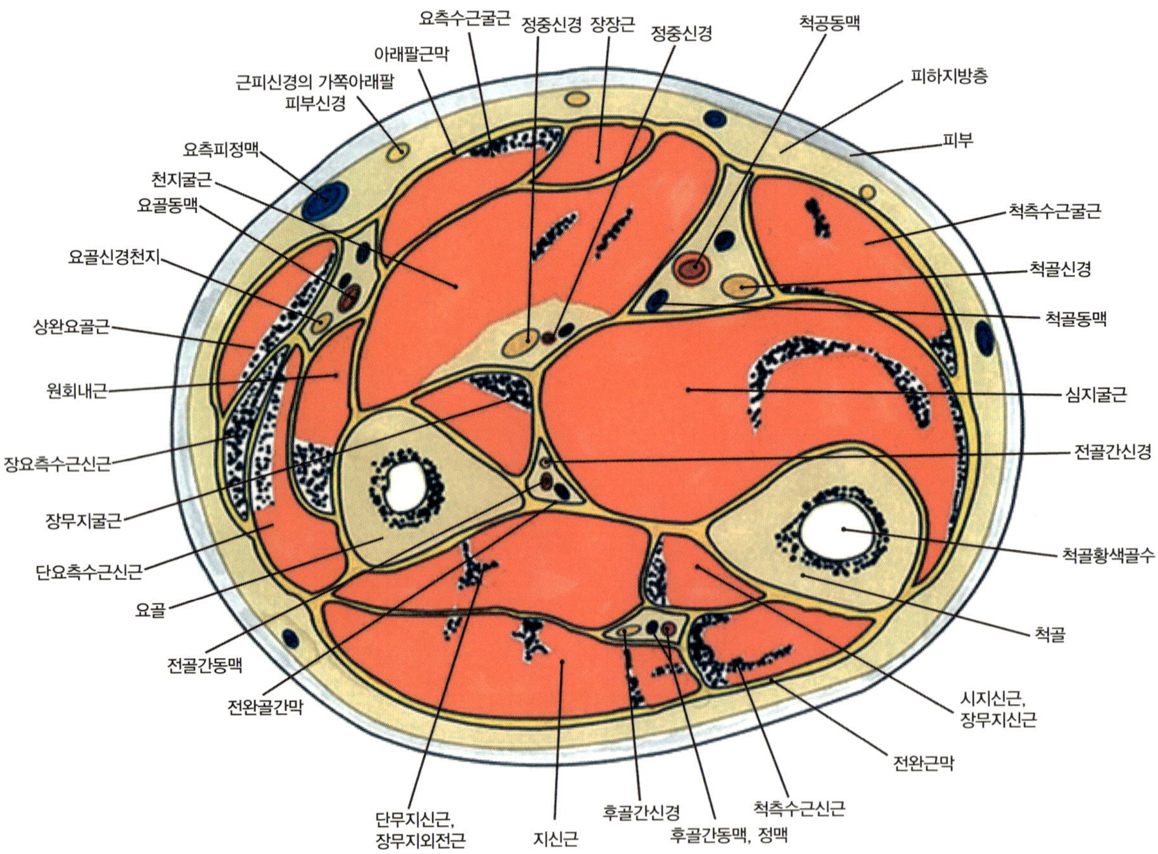

그림 2.2 Cross sectional view of the middle third of the left forearm

(pronator quadrates muscle), 회의근(supinator muscle)이 위치한다. 요골동맥의 외측에는 상완요골근과 그 하방으로 장요측수근신근(extensor carpi radialis longus muscle) 및 단요측수근신근(extensor carpi radialis brevis muscle)이 있어서 내측으로 원회내근과 인접하게 된다(그림 2.1, 2.2).

전완부 근육이 중요한 이유는 전완부를 경계짓는 데에 있어서 기준점이 되기 때문인데 전완부의 전방부는 요골의 전면과 척골의 전면 및 내측면을 후연으로 경계지어지고, 전완부의 외측부는 신장근과 굴근을 구분하는 선으로 경계하게 된다. 이러한 가상선은 근심측에서 원심측으로 네 근육의 부착부를 연결하게 되는데, 상완요골근은 요골의 경상돌기 기저부에 부착하고, 방형회내근은 요골의 외측면에 부착하며, 상완이두근(biceps brachii muscle)은 요골경의 내하방에 부착하며, 마지막으로 상완근(brachialis muscle)은 척골의 근돌기에 부착하게 된다. 앞쪽으로는 방형회내근의 부착부에서 이두 조면까지 연결하는 비스듬한 선을 그을 수 있으며, 회외근이 이 선의 상방에서 요골 부위에 위치하며 장무지굴근이 이 선의 하방에 위치하여 결과적으로 앞쪽 구획은 네 가지 근육의 정지부를 연결하는 가상선의 하방 전완을 차지하게 되고, 신장근은 이 선의 상방에 위치하게 된다.

대개 유리피판을 디자인할 경우 요골측과 척골측 사이로 하여 요측수근굴근건과 척측수근굴근건 사이의 15.0×6.0cm 정도의 피부피판을 사용하게 되며, 이 피판에 요골을 포함시키고자 한다면 피판은 기저부가 근심측에 위치하도록 하여 요골의 원심 2/3를 주변부 근육과 같이 채취하게 된다. 이는 요골의 원심 2/3는 요골동맥과 근접해 있고, 작은 혈관들이 골막으로 들어가서 혈액을 공급하거나 장무지굴근, 방형회내근 또는 근간격막(intermuscular septum)을 통해 골막에 혈액 공급이 이루어지기 때문이다.

요골은 타원형으로 생긴 피질골로 이루어져 있으며 원심부 2/3를 채취하면 보통 길이 10-12cm, 폭 1.5cm 정도를 얻을 수 있게 된다. 요골을 최대한 채취할 수 있는 부위는 원심부에 요골이 휘어 있는 부분부터 원회내근이 부착하는 부위인데, 전완 유리피판에 요골을 포함시켜서 골피부피판으로 채취할 때에는 요골을 장축에 따라 정확하게 나눌 수 있도록 노출시키는 것이 중요하다. 요골의 측방부와 후측면을 잘 노출시키기 위해서는 상완요골근과 단요측수근신근을 옆으로 젖혀야 하며, 근간근막의 내측을 따라서 요골에 도달하기 위해서는 원회내근, 천지굴근 및 장무지굴근을 절단하고 박리해야 한다. 따라서, 요골의 측면 1/2에 혈액 공급을 담당하는 혈관들을 요골동맥과 연결된 상태로 유지할 수 있으며, 요골이 완전히 노출되면 장축을 따라 필요한 길이만큼 절단하여 조직판에 포함시켜서 채취하고, 이때 남아 있는 골 부분이 골절되지 않도록 주의해야 한다.[2, 7-9]

공여부를 봉합하기 위해서도 근육부의 봉합이 중요한데 요축수근굴근과 상완요골근을 서로 접근시켜서 봉합하며, 이때 근육연결 인대부가 손상되면 이식한 피부 생착이 어려우므로 주의 깊게 봉합해야 한다.

II. 전완부의 동맥

요골동맥(radial artery)은 주와(cubital fossa)에서 상완동맥(brachial artery)에서부터 기시하며 상완이두근건(biceps brachii muscle tendon)의 내측을 지나 요골의 경상돌기(styloid process)까지 이르는 2-3mm의 직경을 지니는 혈관문합에 유리한 동맥이다. 비교적 큰 직경으로 요골동맥 전체를 이식 동맥으로 사용하기도 하는데, 상완동맥으로부터 분지된 직후 요측반회동맥(radial recurrent artery)과 하주와동맥(inferior cubital artery)으로 분리되면서 손목까지 주행하는 동안에 이름없는 많은 작은 가지들을 내보내며 손목부에서 천장지(superficial palmar branch)와 장측수근지(palmar carpal branch)를 내게 된다. 피부에 혈액 공급을 하는 여러 작은 가지들은 상완요골근육과 요측수근굴근 사이에 있는 근육간 중격(intermuscular septum)에 포함되어 있고, 바깥쪽으로 올라가서 이 근육들 상방에 있는 전완근막(antebrachial fascia) 속으로 주행하게 된다.[9, 10]

요골동맥의 길이는 요측반회동맥이 분지하는 위치를 기점으로 고려하므로, 길이가 제한적일 수 있다는 점이 항상 고려되어야 한다. 앞서 전완부 근육에서 살펴본 바와 같이 요골동맥은 상완요골근의 내측에서 점차 표층으로 주행하며, 손목부에서 외측으로 돌아서 손목 위를 감싸며 심층에서 장무지외전근(abductor pollicis longus muscle)과 단무지신근(extensor pollicis brevis muscle)의 건에 분포하게 되며, 명칭은 없지만 피부, 근육 및 골막으로 많은 가지를 내며 이를 통해 유리피판의 피부와 골에 영양 공급을 한다. 동맥의 외측 및 상완요골근의 하방에는 요골신경의 천층 가지가 지나가게 된다(그림 2.3, 2.4).

요골동맥은 보통 2개의 동반정맥과 함께 전완부의 굴전과 신전 부위를 분리하는 근육간 중격을 따라 9-17개의 근막 가지(fascial branches)들을 내는데, 근심 1/3은 2-3개의 굵은 가지들을 내는 하주와동맥이고 중앙 1/3에는 거의 분지가 없으며, 원위 1/3부에 가장 가지가 많다. 원위부로 갈수록 가지 수는 많아지지만 직경은 점차적으로 감소하는데, 이러한 원위부 가지들이 요골전완유리피판의 혈액 공급의 기초가 된다. 이처럼 상완요골근과 요측수근굴근 사이의 근간중격에 포함되어 있으며 근육 상방의 전완근막 위에서 표층으로 가는 이런 가지들로부터 피부에 혈액 및 영양이 공급된다. 하주와동맥이 이런 가지 중 가장 큰 것으로 팔꿈치 하방부인 과간선(intercondylar

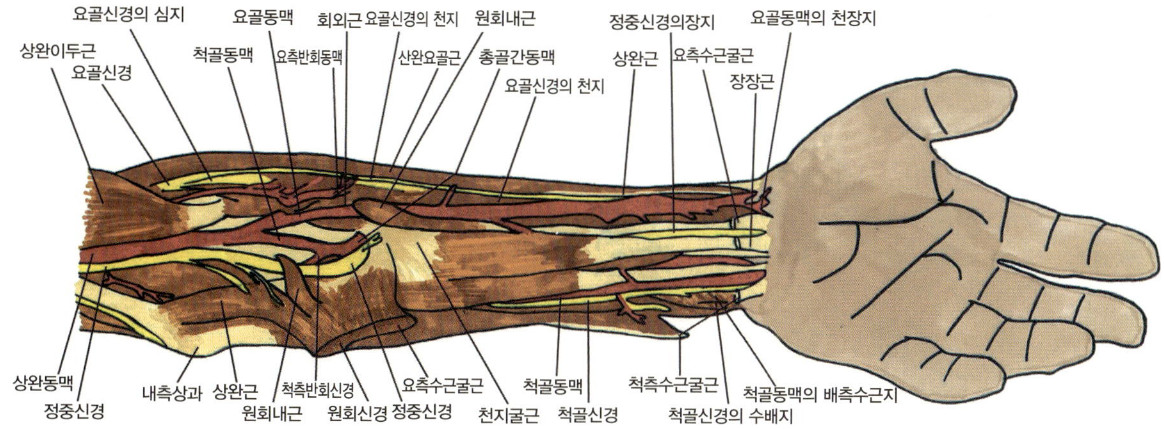

그림 2.3 Deep layer of nerves and arteries of the left anterior form; palmaris longus, and flexor carpi racialis muscles were partially removed

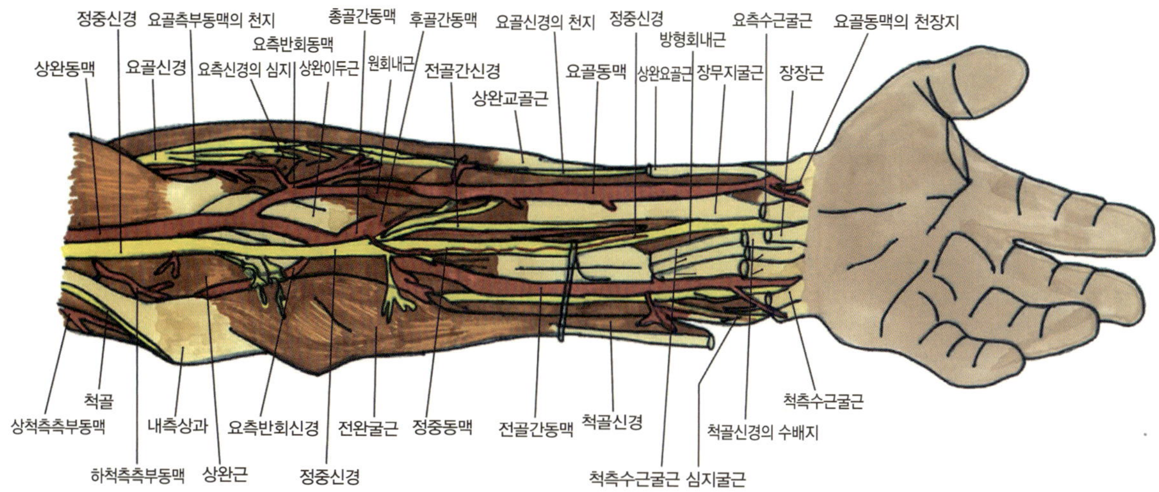

그림 2.4 Deep layers of nerves and arteries of the left anterior foream; flexors and pronators of the superficial layer were sectioned

line)의 4cm 하방에서 기시하여 근심측 전완 근막과 상방 피부에 영양 공급을 담당하며, 어떤 경우는 요골동맥이 아닌 요측반회동맥에서 기시하기도 한다. 이 동맥은 보통 전완유리피판에 포함되지는 않으며 골로 가는 가지들은 요골동맥의 심층 부위에서 근막을 타고 들어가서 직접 혈액을 공급하는 경우도 있으며, 장무지굴근을 통과하는 근육골막가지(musculoperiosteal branch)를 통해서 골에 영양 공급을 하기도 한다.[1, 11, 12]

척골동맥은 천장동맥(superficial palmar artery)을 통하여 손 전체에 영양 공급을 하며, 요골전완유리피판이 아닌 다른 전완유리피판을 형성할 경우 척골전완유리피판(ulnar free forearm flap)으로 활용할 수 있다. 이런 경우 전완부 근심 1/3과 중간 1/3의 경계가 되는 위치에 근막과 피부에 혈액을 공급하는 가지가 분지되므로 이 혈관을 포함하는 피판을 형성해야 하며, 요골동맥을 이용하는 경우보다 근심부에서 형성되므로 공여부의 반흔이 옷으로 가려질 수 있고, 체모가 적은 장점이 있게 되나, 한편으로 천공지(perforator)의 수가 상대적으로 적어서 피판의 생존율이 떨어지고 천공지가 많이 부족한 경우는 피판 형성 도중에 요골동맥을 영양공급혈관으로 전환해야 하는 경우도 발생하게 된다.

해부학적인 구조상 요골동맥과 척골동맥은 모든 사람에게 항상 존재해야 하는데, 구체적인 전완부의 동맥계는 다양한 양상을 보이게 된다. 요골동맥과 척골동맥은 상완동맥의 분지부에서 기시하는 70% 이외에 요골동맥이 팔꿈치 상방에서 상완동맥으로부터 분지되는 경우도 약 14% 정도로 보고되고 있다. 요골동맥의 평균 직경은 근위부에서 2.5mm, 손목 부위에서 2.0mm인데, 표층으로 지나가는 약 1% 정도의 요골동맥의 천층지(superficial branch)는 보통 요골동맥의 주행 방향으로 지나가는 심부지(deep branch)에 비하여 직경이 크게 관찰되는 경우가 많아서 천층지가 수술 도중 발견되었을 때 심부지를 보존해야 한다는 의견도 있으며, 동시에 천층지가 손으로 가는 주요 혈류이기 때문에 천층지를 반대로 보존해야 한다는 의견도 있었다.[10-12]

척골동맥은 천장지를 통해 손 전체에 혈액을 공급하는 경우가 대부분이다. 그러나, 때로는 요골전완유리피판을 채취하지 못하거나 채취한 뒤에도 요골동맥의 연속성을 이어주기 위한 정맥 이식을 시행해야 하는 경우가 있는데, 척골동맥으로 일부 엄지손가락과 집게손가락이 혈액 공급을 받지 못하거나 손바닥 심부와 요골동맥에 의해 형성된 혈관궁이 척골동맥과 연결되어 있지 않은 경우가 있기 때문이다. 이처럼 척골동맥을 통해 손의 모든 혈액 공급이 이루어진다고 확신하기는 어려운데, 해부학적으로 대략 10%에서 엄지와 검지의 천장지가 없는 경우가 있고, 대략 15%에서는 요골동맥에서 기원하는 심부 동맥궁이 척골동맥과 연결되지 않는 경우가 보고되어 있기 때문이다. 이런 경우 엄지와 검지 손가락은 모두 요골동맥을 통해 관류되기 때문에 이런 변이를 가진 환자에서 부득이 요골전완유리피판을 고려할 경우 요골동맥의 연속성을 유지하기 위한 정맥 이식을 반드시 같이 시행해야 한다.

이처럼 요골전완유리피판 이식시 가장 큰 문제가 될 수 있는 합병증이기도 한 혈관들의 천장궁(palmar arch)과 심부궁(volar arch) 사이의 연결이 안 되거나 미세한 경우를 예방하고 미리 확인하기 위해서는 수술 전에 임상적으로 알렌검사(Allenis test)를 시행하게 된다. 알렌검사는 환자의 손을 머리보다 높이 들게 한 후 검사자가 요골동맥과 척골동맥을 차단하고 손을 몇 번 쥐었다 놓았다 하도록 하게 하고, 이후에 손을 심장 위치보다 아래로 내리게 하여 척골동맥이 혈액이 통하도록 차단한 것을 풀어줌으로써 어둡고 흑색이었던 요측 부위의 색깔이 정상적인 피부색으로 회복되는 시간을 측정하는 것으로, 동일한 방법으로 요골동맥에 대한 알렌검사 시간도 측정함으로써 천장궁과 심부궁을 통한 요골동맥과 척골동맥 간의 연결 상태를 간접적으로 확인하여 비교하는 검사법이다. 대부분 손바닥과 손가락의 색 변화를 육안으로 확인하나, 경우에 따라서는 맥박산소계측기(pulse oximeter)나 혈량측정계(plethysmogram) 등을 이용하는 객관적인 방법을 사용할 수도 있다. 수술 전에 알렌검사를 통해 어느 동맥이 전완부의 주요 동맥인지를 평가하게 되며 기존의 여러 연구에서 약 15% 정도의 심부궁과 천장궁 사이의 혈액 연결이 되어 있지 않음을 기억해야 하며 알렌검사가 매번 다른 결과를 보이거나 반드시 해당 전완부 채취가 필요한 경우라면 수술 전 동맥혈관조영술(arteriogram)을 촬영하여 확인하는 것이 바람직하다. 흔히 사용하는 도플러 검사는 기본적으로 요골동맥과 척골동맥 사이의 연결 상태를 확인하는 과정에서 유용성은 떨어진다고 할 수 있다.[8]

알렌검사 결과 피부 색깔이 회복되는 시간이 오래 걸리거나 전혀 회복되지 않는다면 해당 팔에서의 요골전완유리피판의 채취는 재고해야 하며, 부득이 채취해야 할 경우는 통상적인 요골동맥을 채취한 후에 요골동맥에 대한 복제정맥(saphenous vein)이나 척측피정맥(basilica vein)과 같은 정맥 이식을 시행하여 요골동맥의 혈류를 반드시 회복시켜 주어야 한다.

III. 전완부의 정맥 및 신경

전완부의 적절한 정맥 관류는 심부의 정맥계와 피하층 정맥계로 나누어 고려할 수 있으며, 이 중 심부의 정맥계는 주로 요골동맥의 동반정맥 및 척골동맥의 동반정맥 등에 의해 이루어지고, 피하층 정맥계는 척측피정맥, 요측피정맥(cephalic vein), 전완정중피정맥(median antebrachial vein), 정중주와정맥(median cubital vein) 등의 4개의 전완부 피정맥을 고려해야 하는데, 이들 4개의 피정맥이 흔히 정맥혈 채취 및 수액공급을 위한 정맥 내 천자를 위해 사용되는 정맥이므로 요골전완유리피판을 시행할 계획의 환자에서 동측 전완부에서는 미리 조심하여 피정맥의 손상이 없도록 해야 한다.

전완부의 심부측 정맥계 순환의 대부분을 차지하는 동반정맥은 대개 요골동맥을 따라 한 쌍으로 주행하며 2개의 작은 동반정맥은 직경이 비슷하지만 서로 다른 경우가 대부분이다. 피하층 정맥계에서의 척측피정맥은 손의 척측 배면부측(ulnar dorsal side)에서 기시하여 전완의 척골 가장자리를 따라 근심측으로 주행하는데, 일반적인 요골전완유리피판에 포함하여 채취하기에는 너무 내측에 있어서 대개는 포함하지 않는 피정맥이다. 반면에 요측피정맥은 손의 요측 배면부(radial dorsal side)에서 시작하여 손목을 돌아서 전완부의 요측 손바닥(radial volar surface) 쪽으로 길게 주행하는데, 이 정

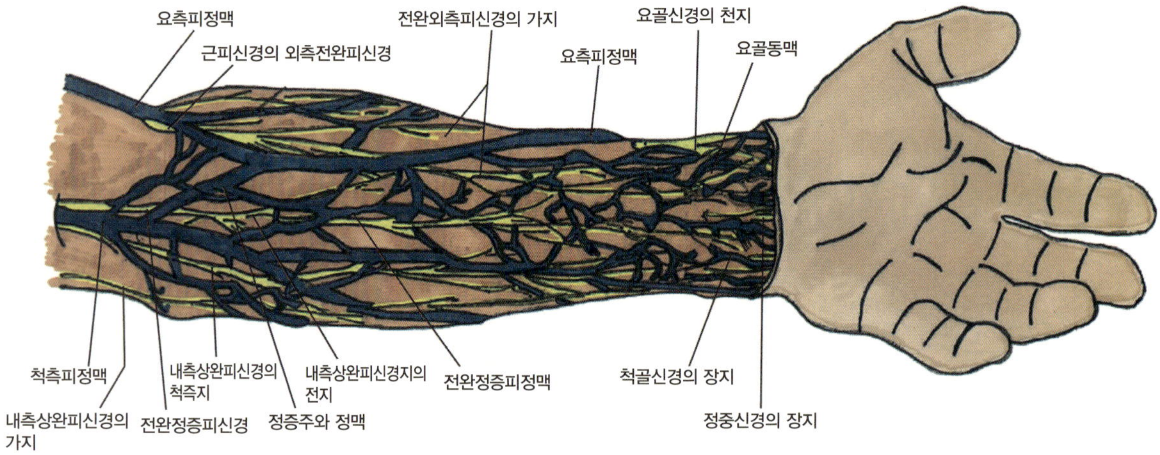

그림 2.5 Cutaneous nerves and superfical veins of the anterior of the left forearm

맥은 보통 요골전완유리피판에 포함하여 채취할 수 있고 평균 3.5mm의 직경을 지닌다. 전완정중피정맥은 보통 전완부 앞면을 따라 주행하는 직경이 작은 피정맥으로 피판에 포함시키기도 하나 꼭 필요한 경우가 아니면 정맥문합을 시행하지 않는 전완부의 피정맥이다. 주와부의 정중주와정맥은 척측피정맥과 요측피정맥 사이에 사선으로 연결되는 정맥으로 전완부 심부의 요골동맥의 동반정맥 및 척골동맥의 동반정맥 등과 연결되기 때문에 피판 거상을 위한 정맥 박리시 주의해야 한다. 경우에 따라 긴 정맥이 필요하거나 요측피정맥이 얇아서 굵은 하나의 정맥을 사용하는 것이 좋은 것으로 판단될 경우, 이러한 정중주와정맥 심부를 박리하여 심부정맥이 요골동맥의 동반정맥과 연결되는 부위를 확인하고 함께 거상함으로써 정맥문합을 위해 사용할 수도 있다(그림 2.5).

전완부 정맥에 대한 중요 고려사항으로는 처음 디자인하고 절개 후 박리하는 과정에서의 세심한 주의사항이 요구되는 점인데, 피판을 근막 아래까지 절개하여 필요한 피정맥과 피신경을 세심히 확인하여 박리해야 한다. 정맥을 확인하는 과정이 필요할 경우 상완부에 장착하는 지혈대(tourniquet)를 80mmHg의 압력으로 정맥을 팽창시켜서 정맥의 주행 형태를 파악하고, 이때 팽창된 정맥 중에서 가장 굵은 것이 포함되도록 고려하는 것이 바람직하다. 특히, 피판의 원위부가 손목관절에 너무 가까운 경우에는 채취 후 피부 이식시 피부의 안착이 어려워질 수 있으므로 피판의 크기와 형태 등을 최종적으로 결정하고 지혈대의 압력을 제거한 후에 팽창된 정맥에 고인 혈액을 다시 근심부 쪽으로 짜주도록 한 후에 최종적으로 250-300mmHg 압력 지혈대를 이용하여 요골동맥의 혈행을 차단시키고 수술을 진행할 수 있다. 피부 절개시 피정맥이 손상되지 않도록 적절한 깊이로 절개를 시작하며 하방의 전완근막(antebrachial fascia) 아랫부위까지 박리하고 이 근막을 기준으로 근막 아래쪽으로 계속 박리하여 근막격막(fascial septum)까지 박리하도록 진행한다.[13-15]

전완 조직판에 포함되는 신경은 근피신경(musculocutaneous nerve)의 외측 및 내측 전완피신경지(lateral and medial antebrachial cutaneous branch)로 피판의 근심부에서 들어가며 전완부의 윗면(volar surface) 절반부의 감각을 담당하고 있다. 외측전완피신경(lateral antebrachial cutaneous nerve)은 근피신경이 전의 원위부로 연장되는 C5-C6 신경인데, 이 신경은 상완이두근(biceps brachii muscle)과 상완근(brachialis muscle) 사이에서 나와 근막을 뚫고 요측피정맥의 뒤쪽으로 주행하며, 전지와 후지로 나뉘어진다. 크기가 큰 전지는 요측피정맥과 함께 전완부로 들어가서 전완부 앞면 피부의 요측 절반의 감각을 담당하며, 크기가 작은 후지는 전완의 요측연과 후면, 그리고 손목의 감각을 담당하게 된다. 내측전완피신경(medial antebrachial cutaneous nerve)은 상완신경총(brachial plexus)의 내측 다발에서 나와 상완동맥과 함께 주행하는 C8-T1 신경인데, 팔의 중간부와 원심 1/3에서 척측피정맥과 함께 근막을 뚫고 전지와 척측지로 나뉘게 된다. 전지는 전완부의 앞쪽과 손목부까지 내측의 피부 감각을 담당하고, 척측지는 내측상과(medial epicondyle)의 앞부분을 지나 전완부의 후내측면의 피부 감각을 담당한다. 이러한 감각신경은 구강 안 조직 절제 후 주로 감각신경의 회복을 위한 수혜부의 신경재생을 위해 이용되기도 한다(그림 2.5).

요골전완유리피판술 시행 후 발생할 수 있는 여러 합병증 중에서 요골신경의 배측피지(dorsal cutaneous branch)가 손상받거나 노출되는 경우가 있는데, 피부 절개시 이 신경을 확인하며 진행하고, 봉합시에도 외측의 피부를 당기거나 피부 이식을 시행할 경우 신경 가지의 바로 내측에 주의 깊게 시행하는 것이 필수적이다. 또한, 피부를 보다 많이 채취하고 직접 봉합을 가능하게 하려고 조직 확장술을 이용하는 경우 조직 확장기를 요측에 삽입하면 요골동맥과 피부가 분리되는 경우가 생기고, 배측신경지가 손상받게 되므로 척측이나 손목의 배측(dorsal side)에 삽입함으로써 피부분리를 방지하고 동시에 피하신경가지에 손상을 줄이도록 고려해야 한다.

IV. 요약

앞에서 언급되지 않은 여러 제약 및 조건들이 요골전완유리피판을 설계할 때 고려해야 할 것이며, 특히, 피판 거상 후 건이 노출되어 그 외면에 피부 이식을 해야 하는 전완부의 원심부는 매우 얇고 피하지방층도 거의 없는 조직이며, 근심부로 갈수록 피판이 두껍고 피하지방층도 많아지며, 근복(muscle bellies)이 노출되는 것들도 고려대상이 된다. 또한, 조직판을 채취하는 위치는 필요한 피판의 두께와 전완부에 털이 있는지의 여부 및 환자가 수술 후 반흔의 노출을 꺼리는지, 또는 혈관의 길이가 어느 정도 필요한지에 따라서 최종 결정된다고 하겠다. 전완부의 손바닥측 피부는 상완동맥의 가지인 요골동맥과 척골동맥의 피하지(cutaneous branch)에 의해 혈액 공급을 받고 있으므로 이 혈관들을 선택적으로 잘 활용하여 조직판을 형성하면 전주와(antecubital fossa)부까지도 피판을 연장할 수 있을 것이고, 마지막으로 요골의 일부를 포함시킨 골피판을 이용하면 하악골의 정중부 등을 성공적으로 재건할 수 있으나, 피질골로만 구성된 요골 일부를 채취하는 과정이나 수술 후 요골에 발생할 수 있는 합병증 때문에 채취할 수 있는 양이 그다지 많지 않으므로 충분한 경험과 재고를 거쳐서 치료계획을 잡는 것이 바람직하다.

구각부(oral commissure) 부위를 재건할 경우 여러 심미적인 영향으로 요골전완유리피판을 사용하는 경향이 많으나, 실질적으로 구륜근의 수축 기능과 음식물이나 침이 구각부로 나가는 것을 방지하기 위해서는 근육이 포함된 근육피판을 활용하는 경우가 유리할 수 있다. 피판의 크기를 잘 조절할 수 있을 경우에는 근신경의 기능을 고려하여 요골전완유리피판 이외의 다른 피판도 항상 같이 고려하는 것이 필요하다.[17-19]

요골전완유리피판의 가장 큰 단점 중의 하나는 공여부의 결손에 대한 적절한 처치에 대한 것으로 활동적인 남녀 성인의 좌측 팔 또는 우측 팔을 사용하는 것은 피부이식을 통한 전완부 재건 방법이 아무리 잘 이루어져도 영구적인 결손부가 남게 된다. 무엇보다 외측 및 내측 피신경과 요골 신경의 천층 가지를 최대한 보존하려고 노력하는 것이 중요하며, 이러한 노력 과정에서 피판 거상시 노출되는 신경을 견인하거나, 박리할 때 최소한의 외상이 가해지도록 매우 조심하는 것이 필수적이라 할 수 있다.[20]

요골전완유리피판은 구강암 수술 후 재건에 아주 유용한 조직판이며, 많이 활용되는 피판이므로 구강악안면재건을 담당하는 외과의사로서 기본적인 해부학적 지식을 근간으로 보다 나은 수술기법의 고안과 기존의 여러 합병증을 최소화시키기 위한 발전적인 자세를 지니도록 해야 할 것으로 생각된다.

표 2.1 Korean translational language of anatomical muscles, vessels and nerves in the forearm lesion

Abductor pollicis longus muscle	장무지외전근	Inferior cubital artery	하주와동맥
Anterior branch of radial collateral artery	요측측부동맥의 전지	Lateral antebrachial cutaneous branch	외측전완피신경지
Anterior branch of medial antebrachial cutaneous nerve	내측상완피신경의 전지	Lateral antebrachial cutaneous branch of musculocutaneous nerve	근피신경의 외측전완피신경지
Anterior interosseous artery	전방골간동맥	Medial antebrachial cutaneous nerve	내측전완피신경지
Antebrachial fascia	전완근막	Medial brachial intermuscular septum	내측상완근간중격
Basilic vein	척측피정맥	Medial epicondyle	내측상과
Biceps brachii muscle	상완이두근	Median artery	정중동맥
Bicipital aponeurosis	이두근건막	Median antebrachial vein	전완정중피정맥
Branch of lateral antebrachial cutaneous nerve	전완외측피신경의 가지	Median cubital vein	정중주와정맥
Brachial artery	상완동맥	Median nerve	정중신경
Brachialis muscle	상완근	Palmar branch of median nerve	정중신경의 장지
Brachioradialis muscle	상완요골근	Palmar branch of ulnar nerve	척골신경의 장지
Branch of medeal brachial cutaneous nerve	내측상완피신경의 가지	Palmar carpal branch	장측수근지
Cephalic vein	요측피정맥	Palmaris longus muscle	장장근
Common interosseous artery	총골간동맥	Panniculus adiposus	피하지방층
Deep branch of radial nerve	요측신경의 심지	Posterior interosseous artery	후골간동맥
Dorsal branch of ulnar nerve	척골신경의 수배지	Posterior interosseous nerve	후골간신경
Dorsal carpal branch of ulnar artery	척골동맥의 배측수근지	Pronator quadratus muscle	방형회내근
Extensor carpi radialis brevis muscle	단요측수근신근	Pronator teres muscle	원회내근
Extensor carpi radialis longus muscle	장요측수근신근	Radial artery	요골동맥
Extensor carpi ulnaris muscle	척측수근신근	Radial head of flexor digitorum superficialis muscle	천지굴근의 요측부
Extensor digitorum muscle	지신근	Radial nerve	요골신경
Extensor indicis muscle	시지신근	Radial recurrent artery	요측반회동맥
Extensor pollicis brevis muscle	단무지신근	Radius	요골
Extensor pollicis longus muscle	장무지신근	Superior ulnar collateral artery	상척측측부동맥
Extensor retinaculum	신근지대	Superficial palmar branch of radial artery	요골동맥의 천장지
Flexor carpi radialis muscle	요측수근굴근	Superficial branch of radial nerve	요골신경의 천지
Flexor carpi ulnaris muscle	척측수근굴근	Supinator musle	회외근
Flexor digitorum profundus muscle	심지굴근	Triceps brachii muscle	상완삼두근
Flexor digitorum superficialis muscle	천지굴근	Ulna	척골
Flexor muscle of forearm	전완굴근	Ulnar branch of medial antebrachial cutaneous nerve	내측상완피신경의 척측지
Flexor pollicis longus muscle	장무지굴근	Ulnar recurrent artery	척측반회신경
Inferior ulnar collateral artery	하척측측부동맥	Ulnar vein	척골동맥
Interosseous membrane of forearm	전완골간막	Ulna, yellow bone marrow	척골황색골수

References

1. Tao KZ, Chen EY, Ji RM *et al.* Anatomical study on arteries of fasciae in the forearm fasciocutaneous flap. Clin Anat 2000;13:1.
2. Collyer J, Goodger NM. The composite radial forearm free flap: an anatomical guide to harvesting the radius. Br J Oral Maxillofac Surg 2004;43:205.
3. Daya M, Nair V. Free radial forearm flap lip reconstruction. Ann Plast Surg 2009;62:361.
4. Brzezinski M, Luisetti T, London MJ. Radial artery cannulation: a comprehensive review of recent anatomic and physiologic investigations. Anesth Analg 2009;109:1763.
5. Mateev MA, Ogawa R, Trunov L *et al.* Shape-modified radial artery perforator flap method: analysis of 112 cases. Plast Reconstr Surg 2009;123:1533.
6. Shen S, Pang J, Senevirante S *et al.* A comparative anatomical study of brachioradialis and flexor carpi ulnaris muscle: implication for total tongue reconstruction. Plast Reconstr Surg 2008;121:816.
7. Wong CH, Lin JY, Wei FC. The bottom-up approach to the suprafascial harvest of the radial forearm flap. Am J Surg 2008;196:e60.
8. Roh TS, Lee WJ, Choi EC *et al.* Radial forearm-palmaris longus tenocutaneous free flap;implication in the repair of the moderate-sized postoncologic soft palate defect. Head Neck 2008;31:1220.
9. Acarturk TO, Newton ED. Aberrant branch of the radial artery encountered during elevation of the radial forearm free flap. J Reconstr Microsurg 2004;20:611.
10. Lin JY, Cheng MH, Wei FC *et al.* Proximal forearm flap based on a septocutaneous vessel from the radial artery. Plast Reconstr Surg 2006;117:955.
11. Hwang K, Hwang JH, Jung CY *et al.* Cutaneous perforators of the forearm: anatomic study for clinical application. Ann Plast Surg 2006;56:284.
12. Acarturk TO, Tuncer U, Aydogan LB *et al.* Median artery arising from the radial artery: its significance during harvest of a radial forearm free flap. J Plast Reconstr Aesth Surg 2008;61:e5.
13. Liu Y, Jiang X, Huang J *et al.* Reliability of the superficial venous drainage of the radial forearm free flaps in oral and maxillofacial reconstruction. Microsurg 2008;28:243.
14. Bhatt V, Green J, Grew N. Dealing with aberrant vessels in radial forearm flaps - report of a case and review of literature. J Craniomaxillofac Surg 2009;37:87.
15. Alan Turner MJ, Smith WP. Double venous anastomosis for the radial artery forearm flap. improving success and minimizing morbidity. J Craniomaxillofac surg 2009;37:253.
16. 대한의사협회 의학용어실무위원. 의학용어집 제5판. 대한의사협회, 2008.
17. Yokoo S, Tahara S, Tsuji Y *et al.* Functional and aesthetic reconstruction of full-thickness cheek, oral commissure and vermilion. J Craniomaxillofac Surg 2001;29:344.
18. Kang SH, Nam W, Cha IH *et al.* Double continuous radial forearm flap for the reconstruction of full

thickness buccal cheek defect. J Plast Reconstr Aesth Surg 2009;62:e95.

19. Lee JT, Cheng LF, Chen PR *et al.* Bipaddled radial forearm flap for the reconstruction of bilateral buccal defects in oral submucous fibrosis. Int J Oral Maxillofac Surg 2007;36:615.
20. Kiim SM, Yang HJ, Myoung H *et al.* Aesthetic closure of radial forearm free flap donor site by using two local wavy skin grafts. J Plast Reconstr Surg Hand Surg 2010;44.

3

외측상완피판

Lateral upper arm flap

구강악안면 영역의 종양 제거 후 발생한 결손부의 재건에서 유리피판 이식은 널리 사용되고 있는 술식 중의 하나이다. 수술 전에 적절한 피판에 대한 평가가 이루어져야 하는데, 혈관경이 문합하기에 충분한 직경을 가지고 있어야 하며, 길이가 충분해야 한다. 구강악안면 영역은 다양한 종류의 연조직과 경조직으로 구성되어 있어, 결손된 조직의 종류에 따라 다양한 재건 방법을 고려할 수 있다. 대흉근피판이나 광배근피판의 경우 부피가 커서 구강연조직을 재건하는 데 제한점이 있다. 연조직의 재건이 필요한 경우 근막피부유리피판(fasiocuraneous free flap)이 종종 사용되고 있는데, 가장 보편적으로 사용되고 있는 근막피부유리피판은 요골전완유리피판(radial forearm free flap), 부견갑피판(parascapular flap), 족배동맥피판(dorsalis pedis artery flap) 및 외측상완피판(lateral upper arm flap, LUAF) 등이 있다.

외측상완피판은 1982년 Song 등[1]에 의해 사지 결손부에 적용한 증례를 처음으로 보고되었으며, 이후 Kartaros 등[2]에 의해서 해부학적인 내용과 임상 적용이 보고되었다. 두경부 영역에서는 혈관경의 직경이 작고 길이가 짧아서 제한적으로 적용되었는데, Sullivan 등은 1992년 두경부 재건에서 외측상완피판을 사용한 것에 초점을 맞추어 6증례를 보고하였다.[3] 두경부 영역에서는 구강,[4-7] 인두(pharynx),[8] 외측 측두골 결손(lateral temporal bone defects),[9] 외측 구개저 결손,[10] 이하선절제술(parotidectomy) 후 발생한 결손부[11] 등에 사용되었음이 보고되어 왔다. Marques Faria 등[12]은 두경부 영역에서의 외측상완피판을 사용하여 재건한 210증례에 관하여 보고하였는데, 53증례의 혀 재건, 42증례의 후구치부와 편도 부위 재건, 34증례의 경구개 및 연구개 재건 등과 같이 다양한 구강 내 부위에서 효과적으로 사용할 수 있음을 보고하였다.

외측상완피판은 안면부 종양의 제거와 동시에 거상할 수 있고, 공여부의 일차 봉합이 가능하며 구강악안면 수혜부의 조직과 양호한 조직 적합을 보여 심미적인 장점을 가지고 있으나, 혈관경의 길이가 비교적 짧고, 크기가 제한되어 있으며 다양한

표 3.1 Korean translational language of anatomical muscles, vessels and nerves in the lateral upper arm region

English	Korean
Anterior branch of radial collateral artery (anterior radial collateral artery, ARCA)	요측측부동맥 전지(전요측측부동맥)
Biceps brachii muscle	이두근
Brachial artery	상완동맥
Brachialis muscle	상완근
Brachioradialis muscle	상완요골근
Cephalic vein	요측피정맥
Deep brachial artery (profunda brachii artery)	심상완동맥
Deltoid muscle	삼각근
Extensor carpi radialis longus muscle	장요측수근신근
Lateral cutaneous nerve of arm	외측상완피신경
Lateral epicondyle	외측상과
Lateral intermuscular septum	외측상완근간중격
Middle collateral artery	중측부동맥
Posterior branch of radial collateral artery (posterior radial collateral artery, PRCA)	요측측부동맥 후지(후요측측부동맥)
Posterior cutaneous nerve of arm (lower lateral cutaneous nerve of arm, upper branch of posterior antebrachial cutaneous nerve, PCNA)	후상완피신경
Posterior cutaneous nerve of forearm (posterior antebrachial nerve, PCNF)	후전완피신경
Radial collateral artery	요측측부동맥
Radial nerve	요골신경
Triceps brachii muscle	삼두근

조직의 두께를 가지고 있기 때문에 요골전완유리피판, 족배동맥피판 및 부견갑피판에 비하여 제한적으로 사용되어 왔다.[13] 외측상완피판은 손, 전완, 팔꿈치, 발과 하지 결손부뿐만 아니라 두경부에서 구강 내 결손부, 인두식도 분절(pharyngoesophageal segment)의 재건을 위한 좋은 선택이 될 수 있으며, 동시에 근막피부(fasciocutaneous)와 중격피부(septocutaneous) 혈류 공급을 지니고 있어서 두께가 얇고 유연한 피판으로 활용하여 어느 정도 크기의 결손부를 재건하는 데 적합할 수 있다.

이에 외측상완피판의 해부학적 지식을 알리고 특히 국가전문의 과정에 있는 구강악안면외과 전공의들의 유리피판 이식술의 술기에 도움이 되고자 이 장을 준비하였다. 이 장은 모두 2종류의 해부학 아틀라스와 6종류의 최신 피판 관련 저서 및 20여 종류의 국내외 논문들을 정리하여 꼭 필요한 해부학적 내용에 대해 동맥 및 정맥, 근육, 신경 및 채취 방법 등의 순서로 국문으로 기재하여 독자들로 하여금 체계적인 이해를 돕고자 하였다(표 3.1).

I. 상완부의 동맥 및 정맥

심상완동맥(deep brachial artery)은 광배근건(latissimus dorsi muscle tendon)의 하연 부위인 팔의 높은 지점인 어깨 부위에서 상완동맥(brachial artery)의 근심부에서 분지하는데, 심상완동맥이 원심부로 주행하면서, 상완골의 요골신경구(groove of the radial nerve)에서 뒤쪽으로 감아서 삼두근으로 들어간다(그림 3.1). 심상완동맥은 삼두근의 장두(long head)와 외측두(lateral head)의 아래로 지나간다. 견봉(acromion)과 외측상과의 중간 지점에서 심상완동맥은 삼두근의 외측두의 아래에서 나타나 전방으로 삼각근의 정지부와 후방으로는 삼두근 사이에 있는 외측 근육간 중격으로 들어간다. 삼각근의 정지부에서 심상완동맥은 2개의 종말 가지(terminal branch)인 중측부동맥(middle collateral artery)과 요측측부동맥(radial collateral artery)으로 나누어진다.

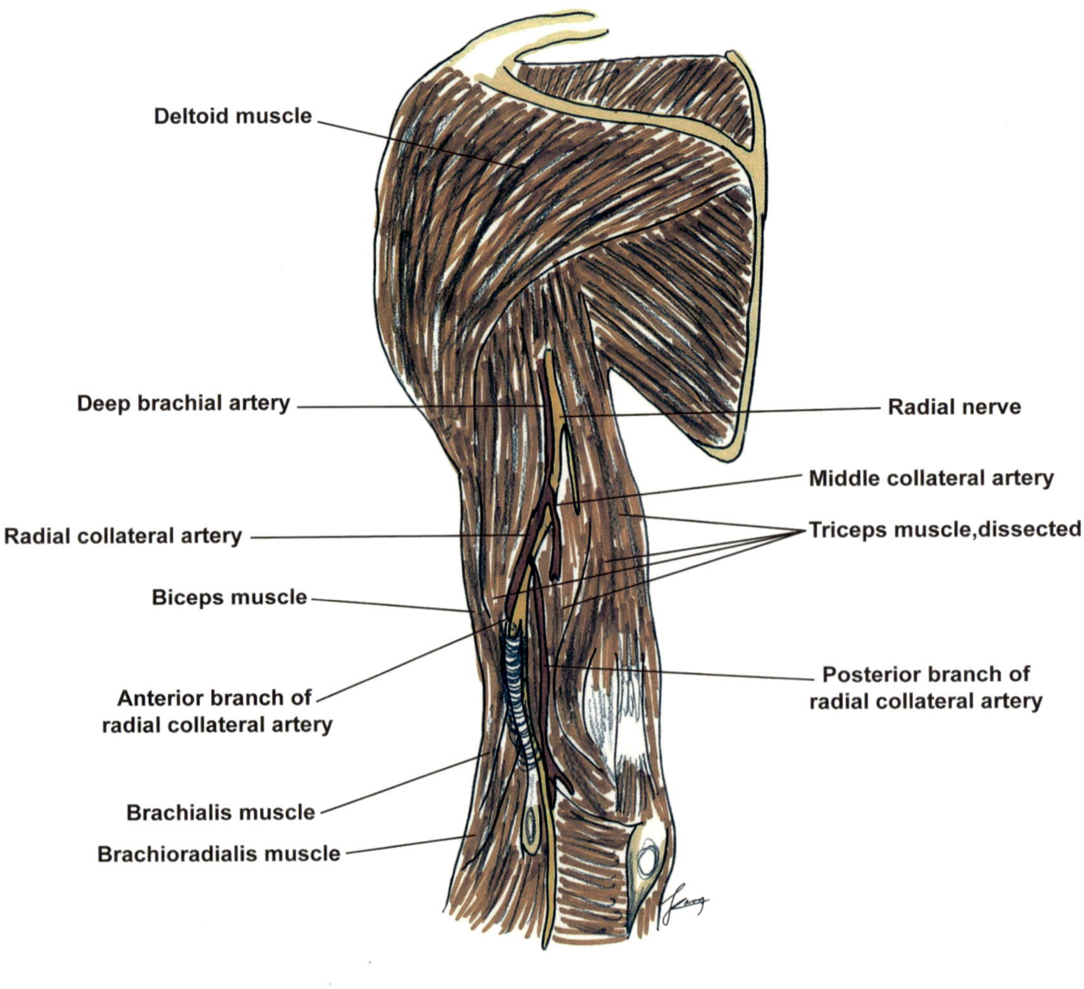

그림 3.1 Schematic drawing of the lateral upper arm muscles, lateral view

중측부동맥은 삼두근의 내측두(medial head)의 기질 내로 내려가고, 요측측부동맥은 전완부 외측에서 2-3개의 근막피부가지(fasciocutaneous branch)를 내고, 상완골의 외측상과 이후의 외측 전완부 피부에 영양 공급을 하기 위해 분지하는데, 삼두근의 전외측 부위에서 전지(anterior branch)와 후지(posterior branch)로 나뉘고 이 중 요측측부동맥의 후지는 요골신경과 함께 주행한다.[14] 이러한 삼두근 전외측의 이분점은 외측상과의 융기점에서 평균 10.2cm(7.5-11.4cm) 근심측에 위치하며, 외측상완근간중격의 후

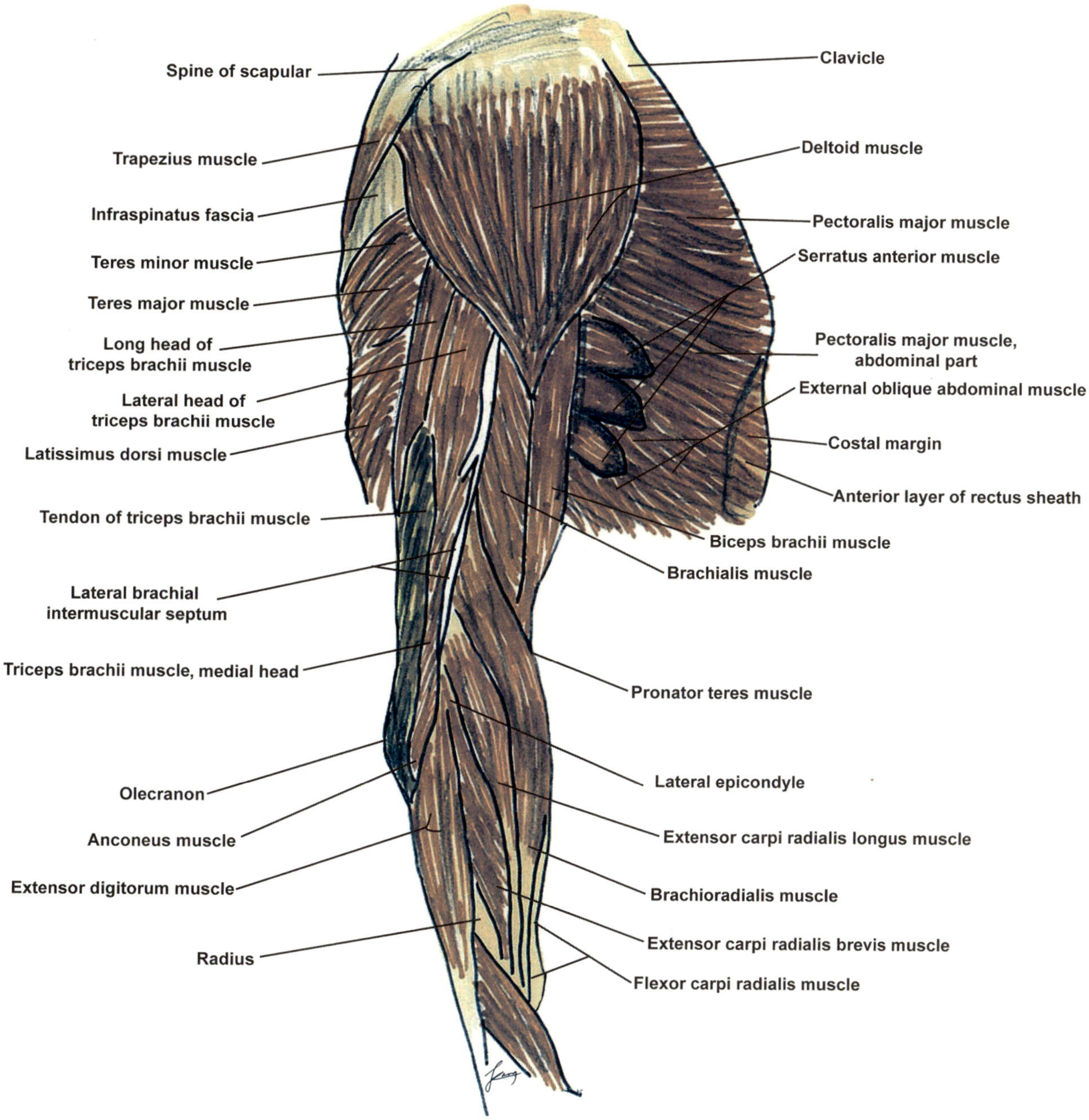

그림 3.2 Schematic drawing of lateral upper arm muscles and arteries, frontal view with dissected triceps muscle

면에 근접하여 위치한다.[6] 전지는 요골신경과 함께 상완근과 상완요골근 사이에서 심부로 주행하고, 후지는 상완요골근과 삼두근 사이의 외측상완근간중격으로 들어가서 외측상과에서 5cm 근심부에서 심부근막을 뚫고 주행하며, 최종적으로 외측상과를 향하여 주행하게 된다(그림 3.2).

요측측부동맥의 전지(anterior branch of radial collateral artery)는 전요측측부동맥(anterior radial collateral artery)이라 하여 ARCA로 약칭하여 불리며 상완근과 상완요골근 사이에서 분지를 내며 전완부로 주행하게 된다. 반면에 요측측부동맥의 후지(posterior branch of radial collateral artery)는 후요측측부동맥(posterior radial collateral artery)으로도 불리며 PRCA로 약칭하게 된다.

PRCA의 직경은 1-2mm로 평균 1.5mm이며, 원심부로 향하면서 외측상완근간중격을 지나면서 4-7개의 천공지를 내고, 반회골간동맥(interosseous recurrent artery)과 만나는데 일반적인 혈관경은 7-8cm의 길이를 가진다. 상완요골근의 후방에서 외측상완근간중격을 따라 원심 쪽으로 주행하고, 외측상완 피부에 혈류 공급을 담당하는 본 외측상완피판의 주 혈류 공급을 담당하는 주된 동맥의 역할을 한다. 종말부에서는 외측상과의 원심측에서 가늘게 분지를 이루면서 주행하면서 더욱 표층으로 위치하여 피부의 직하방에서 위치하게 된다.

길이 7cm 이상으로 혈관경을 연장하고자 할 때는 삼두근의 외측두와 장두를 분리시켜 외측두의 하방으로 터널링하여 상완동맥까지 박리할 수 있는데, 심상완동맥이 상완동맥으로부터 기시하는 분지점까지 박리하면, 평균 11.1cm인 10-13cm의 긴 혈관경으로 연장하여 얻을 수 있으며 직경 1.7mm인 심상완동맥과 직경 2.0mm인 심상완정맥을 활용하여 약간 넓은 직경의 동정맥문합을 시도할 수 있다.

외측상안피판의 정맥 분포에서 75%의 환자에서는 2개의 동반정맥(venae comitantes)을 지니나 25%에서는 하나의 동반정맥을 지니며 표층의 요측피정맥(cephalic vein)에 의해서도 정맥배류(drainage)가 이루어지는 것으로 알려졌다. 동반정맥이 2개인 경우 직경은 1.5-2.5mm로서 평균 1.9mm이며 요측피정맥은 직경 3.2mm 정도로 상대적으로 두꺼운 직경을 지닌다.

II. 상완부의 근육 및 신경

외측상완피판은 앞쪽으로 상완근(brachialis muscle), 상완요골근(brachioradialis muscle)과 장요측수근신근(extensor carpi radialis longus), 뒤쪽으로는 삼두근(triceps brachii muscle) 사

이에 놓인 외측상완근간중격(lateral intermuscular septum)에 분포하는 주 혈관인 요측측부동맥의 후지(posterior brance of radial collateral artery)로부터 혈행을 공급받는 피판이다.

외측상완근간중격은 두엽(two-leaved)의 근막(fascial envelope)으로 되어 있는데, 후엽(posterior leaf)은 삼두근의 근막이고, 전엽(anterior leaf)은 이두근(biceps brachii muscle), 상완근, 상완요골근의 근막이 합쳐져서 이루어진다. 표층 근막(superficial investing fascia)은 삼각근(deltoid muscle)의 정지부에서 상완골(humerus)의 외측상과(lateral epicondyle)에 정지하며 심부로 들어가서 상완골에 정지한다. 이 중격 내에서 요측측부동맥의 후지가 4-7개의 근막 또는 근막근육분지를 외측상과의 근심부 1-15cm까지 공급하게 된다(그림 3.3).[15]

외측상완피판이 처음 보고된 이후로 일관성을 지니는 동정맥 분포와 채취방법의 유용성 및 적절한 크기와 길이를 가진 혈관경으로 최근 구강악안면재건을 위한 하나의 치료 피판으로 알려지게 되었다. 이 피판은 상완의 외측 근육간 중격에 있는 요측측부동맥에 바탕을 둔 중격근막피부피판(septofasciocutaneous flap)으로 피판의 피부 특징은 보통 얇고 탄력적이며 남자에서는 털이 자라는 경향도 있으며 피부 신경을 통하여 감각 이식도 도모할 수 있다.

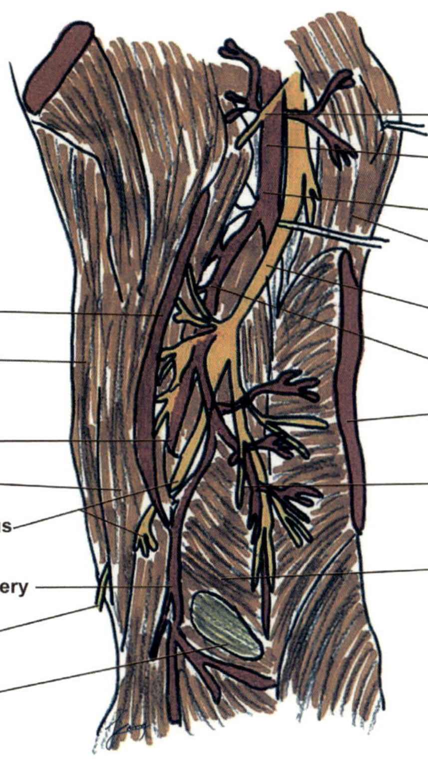

그림 3.3 Schematic drawing of brachial and its branches

후상완피신경(posterior cutaneous nerve of arm)은 PCNA로 불리며 하외측상완피신경(lower lateral cutaneous nerve of the arm)으로 알려진 요골신경의 가지로서 삼각근(deltoid)의 정지부 직후방에서 삼두근의 외측두를 뚫고 주행하며, 팔꿈치의 전면을 지나서 요측피정맥에 근접하여 주행하고, 상완의 하외측 피부의 감각을 담당한다. 후상완피신경은 외측의 상완근간 중격을 따라 후요측측부동맥과 함께 주행하므로 절단하거나 또는 외측상완피판과 같이 채취하여 신경 미세재건을 위해 사용될 수 있다.

후전완피신경(posterior cutaneous nerve of forearm)은 PCNF로 불리며 역시 요골신경에서 분지되는 감각신경 분지로서 PCNF는 전완부 측면의 감각을 담당한다. 후상완피신경과 달리 후전완피신경은 절단되게 되면 전완부 측면에 감각소실 등을 초래할 수 있으므로 이 신경을 손상시키지 않도록 주의해야 한다.

임상적으로 외측상완피판은 두경부 재건 및 수부의 표면 재건에 사용됐으며 신경감각 근막피부피판으로서 공여부는 근막 단독 또는 1.5cm 폭경의 삼두근건의 중앙부 스트립을 가진 건근막피부 패턴(tendofasciocutaneous pattern)으로도 이식이 가능한 장점을 지닌다.

피부 영역(territory)은 적절히 크며(최대 14×20cm), 상완골의 외측상과의 원심부 약 10cm, 전완의 외측까지 연장할 수 있다. 그러나 피판의 폭경은 6cm 미만에서, 공여부의 결손은 일차 봉합이 가능하다. 심미적으로 공여부는 눈에 띄기 쉬우며, 특히 부분층 두께의 피부 이식을 결손부에 사용하는 경우에는 더욱 그러하다. 일반적으로 공여부 이환율은 최소한이지만, 전완의 외측 감각 일부를 손상시킬 수 있다.

III. 채취 방법 및 요약

외측상완피판을 디자인하기 위해서는 먼저 삼각근의 정지부에서 외측상과까지 피판의 중앙 기본축(axis)으로 사용될 가상선을 그리고 이 가상선을 중심으로 활용할 피판을 디자인하게 된다(그림 3.4). 외측상완근간중격은 이 가상선에서 1cm 하방에 위치하므로 이 가상선을 중심으로 전후 및 근원심으로 약 6×8cm 정도의 크기로 피부 외형을 디자인하게 된다. 피판을 원심부로 연장할 경우에는 외측상과를 지나서 약 8cm 이상 연장할 수도 있는데, 이때 피판의 영역은 상완 외측의 원심부 절반과 전완의 근심부 1/3을 포함하게 된다. 피판의 최대 크기는 20×14cm 정도 알려졌으나 공여부의 일차 봉합이 가능하기 위한 피판의 폭경은 6cm 이하의 크기가 일반적이라 할 수 있다. 원심부는 근심부보다 피판의 두께가 얇아서 유동성이 필요한 구강 기저부나 혀의

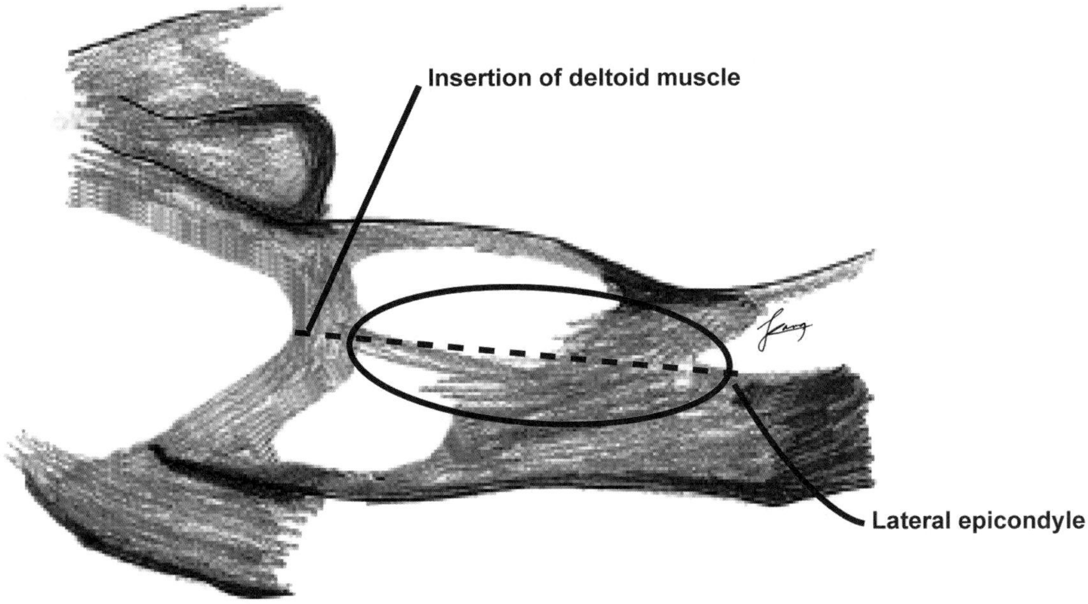

그림 3.4 Schematic drawing of basic design for the lateral upper arm flap harvesting procedure

재건에 유용하게 사용될 수 있으며 피판의 근심부는 보다 두터운 조직의 재건에 활용할 수 있다. 외측상완피판은 일반적으로 근막피부피판으로 거상하지만, 삼두근의 일부와 함께 상완골 분절도 함께 채취할 수 있으며, 후상완피신경을 사용하여 감각피판으로도 채취할 수 있다.

외측상완피판의 적용 부위에 따라 다양한 피판의 변형이 가능한데, 많은 천공지들이 혈관경으로부터 삼두근으로 들어가며, 특히 요측구(radial groove)의 원심측 직후방에 있는 상부에서 보다 많은 천공지들이 들어가기 때문에 혀의 2/3 이상 제거된 경우와 같이 보다 큰 부피의 구강악안면재건이 필요한 경우 근육띠(muscle cuff)를 함께 채취할 수 있다. 또한, 혈관화된 근막(vascularized fascia)이 필요한 경우 1/3 정도의 삼두근건도 함께 채취할 수 있으며 8-10cm 정도의 근막을 활용할 수 있다. 또한, 직접 상완골로 들어가는 천공지를 사용함으로써 5mm 정도의 근육띠를 함께 붙여서 조심스레 골삭제를 시행할 경우 상완골도 함께 채취할 수 있음이 보고된 바 있다.[16]

외측상완피판을 채취하기 위한 접근 방법은 크게 후요측측부동맥 혈관경을 채취하는 접근 방법에 따라 후방 접근(posterior approach to vascular bundle)과 전방 접근(anterior approach)으로 나뉜다. 후방 접근법은 상완의 후연부에서 혈관경부터 확인하는 방법으로 삼두근으로부터 피판의 후방부를 하방의 심부 근막과 함께 거상한다. 외측 근육간 중격을 만나면 중격으로부터 삼두근으로 향하는 분지들을 결찰하고, 삼두근을 후방으로 견인하면 요측측부동맥의 후지와 후전완피신경이 중격에서 노출된다.

피판의 후방 근심측 변연부에서는 후상완피신경을 관찰할 수 있으며 피판과 함께 채취할 수 있다(그림 3.5).

혈관경에 대한 전방 접근법은 채취할 피부피판을 먼저 디자인하여 하부 근육부로부터 이를 거상하면서 혈관경을 따라 상완부 상방으로 진행하는 접근법으로 보다 일반적인 방법이라 할 수 있다. 피판의 전방부를 근막하방부에서 거상하면서 외측 근육간 중격을 향하여 거상하고, 후요측측부동맥이 양측에서 관찰되면, 원심부에서부터 중격을 상완골에서 분리시킨다(그림 3.6). 후전완피신경은 보통 희생시키며 전요측측부동맥은 결찰하게 된다. 혈관경을 분리시키기 위해서 근심부로 박리하며 진행되고 전요측측부동맥을 결찰한 후에 더 길고 직경이 큰 혈관경을 얻기 위해 후요측측부혈관을 박리하여 진행하게 된다. 혈관경 길이는 피판의 디자인에 따라서 다양할 수 있으며 짧게는 4cm 거상하고 보통 8-9cm 정도 거상시키게 된다.

구강악안면재건을 위한 외측상완피판은 다른 근육피판에 비해 상대적으로 얇고 유연하여 구강 내 결손부 재건에 유리할 수 있으며 근심 및 원심부의 피판 두께 차이를 이용하여 구강 내 점막부 이장을 효과적으로 재건할 수 있으나, 근막피판의 대표격인 요골전완유리피판에 비해서는 혈관의 직경이 작고 혈관경도 상대적으로 짧아서 이를 고려한 선택이 이루어져야 한다. 특히, 후전완피신경의 손상으로 전완부의 지각이 손상될 수 있으므로 세심한 박리와 보존이 필수적이다. 그러나, 요골전완유리피판에 비하여 외측상완피판을 채취 후의 공여부를 피부 이식 없이 직접 봉합할 수 있으며 넓게 떼어 내서 피부 이식이 필요하다 할지라도 근육 위에 바로 이식할 수 있어서 생착률을 높일 수 있는 장점이 있다. 이러한 일차 봉합을 위해서는 상완부 둘레의 1/3 이상을 초과하지 않아야 하고 전체 폭경도 6-7cm 이내여야 한다. 공여부의 봉합을 위해 피부 이식은 선호되어야 하는데, 이는 피부 이식을 하지 않기 위해 과도한 장력으로 봉합할 경우 상완부의 움직임 제한, 관절부 수축(joint contraction)의 약화 및 심할 경우 요골신경 장애(radial paralysis)를 일으킬 수 있으므로 주의해야 한다.[17]

전통적인 외측상완피판은 상완골 외측상과부 직상방의 측면 원심부 1/2을 포함하는 근막피부피판으로 근막, 피하 조직 및 피부로 이루어진다. Song 등[4]이 구강악안면 결손부의 외측상완피판을 사용한 16명의 환자를 대상으로 한 연구에서 남자의 동맥은 평균 직경 1.3mm, 정맥 평균 직경은 1.4mm였으며, 여자의 동맥은 0.8mm, 정맥은 1.0mm였으며, 혈관경의 길이는 7-9cm였다. 수술 후 치유는 잘 이루어졌으나 팔꿈치와 전완부의 감각 저하가 나타났고, 공여부에 16-21cm 정도의 수술 후 반흔이 생겼음을 보고한 바 있었다.

일반적으로 외측상완피판의 두께는 성별, 나이 및 체중에 따라 다양하게 나타날 수 있는데 평균적인 두께는 0.7-1.5cm 정도로 알려졌다. Gehrking 등[18]은 평균 13mm, Sieg 등[19]은 평균 11.3mm 정도임을 보고한 바 있었으며, 대부분의 고령 환자

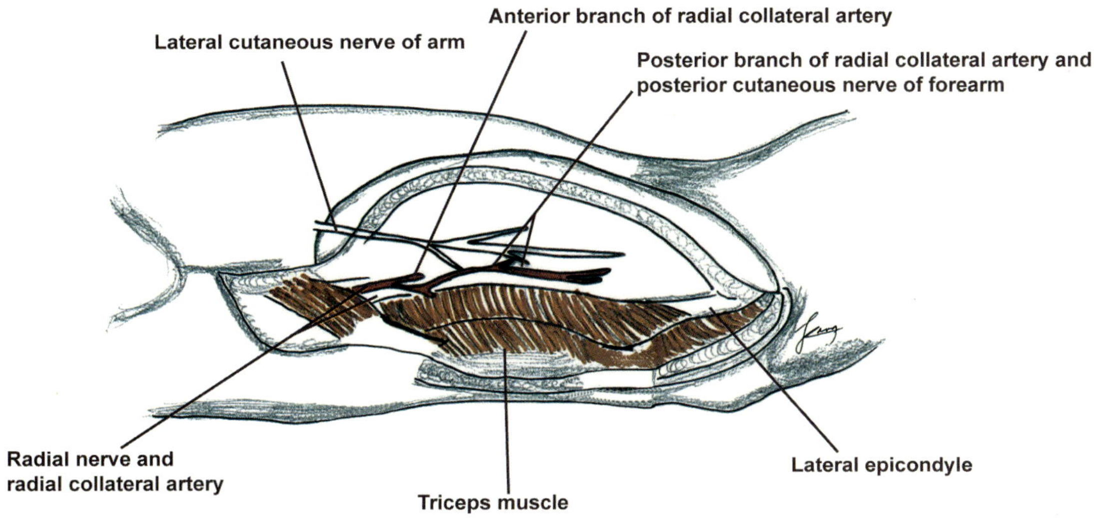

그림 3.5 Schematic drawing of lateral upper arm flap harvesting procedure, posterior approach to the vascular bundles

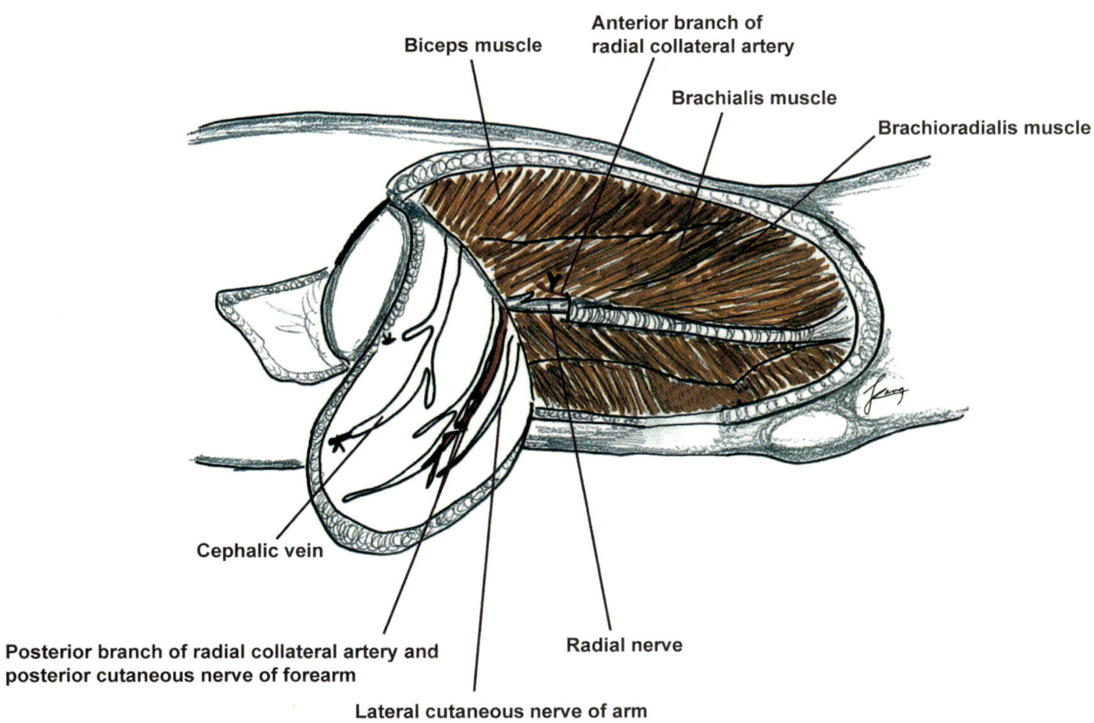

그림 3.6 Schematic drawing of lateral upper arm flap harvesting procedure, anterior approach to the vascular bundles

에서는 피판 피부가 얇고 유연하며 털이 거의 없으며, 남자 환자의 경우 피하지방이 적고 여자 환자보다 구강 내외의 점막 및 피부와 색상 조화에서는 상대적으로 떨어지는 경향이 있다. 젊은 환자는 피하지방이 고령 환자에 비하여 많다.

외측상완피판은 요골전완피판의 대안으로서 구강악안면부의 중등도 크기(moderate-sized)의 결손부를 재건하는 데 유용하다. 결손부가 큰 경우에는 공여부는 일차 봉합이 어렵고, 피부 이식을 필요로 한다. 그러나, Hamedi 등[20]은 25×7cm 크기의 피판으로 상지 결손부를 성공적으로 재건한 증례를 보고한 바 있는데, 이와 같이 외측상완피판은 외측상과의 원심부로 15cm 연장이 가능하나 너무 과도하게 원심부로 연장시키는 것은 수술 후 반흔을 두드러지게 할 수 있으므로 결손부의 크기를 고려할 때 가능한 공여부의 심미적인 관점도 같이 고려하여 중등도 크기 이상의 큰 결손부의 재건에는 외측대퇴피판(lateral thigh flap)이나 견갑피판(scapular flap)을 고려해야 한다.

공여부인 상완부의 기능적인 결손은 대개 발생하지 않으나 삼두근의 두부(head)가 절단될 경우에는 상완부 관절의 강도가 감소되고, 신전운동도 제한될 수 있다. Gellrich 등[21]은 61.4%에서 감각 이상이 흔히 발생하는 공여부 합병증이라고 하였으며, Marques Faia 등[12]은 210명 중 14명에서 비후성 반흔(hypertrophic scar)이 발생하였고, 9명의 환자에서는 손목이나 팔꿈치의 약화(weakness)가 발생했음을 보고하였다.

References

1. Song R, Song Y, Yu Y. The upper arm free flap. Clin Plast Surg 1982;9:27-35.
2. Katsaros J, Schusterman M, Beppu M *et al.* The lateral upper arm flap. Anatomy and clinical applications. Ann Plast Surg 1984;12:489-500.
3. Sullivan MJ, Carrol WR, Duriloff DB. Lateral arm free flap in head and neck reconstruction. Arch Otolaryngol Head Neck Surg 1992;118:1095-101.
4. Song XM, Yuan Y, Tao ZJ *et al.*, Application of lateral arm free flap in oral and maxillofacial reconstruction following tumor surgery. Med Princ Pract 2007;16:394-8.
5. Reinert S. The free revascularized lateral upper arm flap in maxillofacial reconstruction following ablative tumour surgery. J Craniomaxillofac Surg 2000;28:69-73.
6. Gellrich NC, Kwon TG, Lauer G *et al.*, The lateral upper arm free flap for intraoral reconstruction. Int J Oral Maxillofac Surg 2000;29:104-11.
7. Vico PG, Coessens BC. The distally based lateral arm flap for intraoral soft tissue reconstruction. Head Neck 1997;19:33-6.
8. Alcalde Navarrete J, Pastor MJ *et al.* Oropharyngeal defect`s reconstruction by lateral arm flap. Acta Otorrinolaringologica Espanola 2001;52:39-44.
9. Moncrieff MD, Hamilton SA, Lamberty GH *et al.* Reconstructive options after temporal bone resection for squamous cell carcinoma. J Plast Reconstr Aesthet Surg 2007;60:607-14.
10. Malatacm, Tehrani H, Kumiponjera D *et al.* Use of anterolateral thigh and lateral arm fasciocutanous free flaps in lateral skull base reconstruction. Ann Plast Surg 2006;57:169-75.
11. Teknos TN, Nussenbaum B, Bradford CR *et al.* Reconstruction of complex parotidectomy defects using the lateral arm free tissue transfer. Otolaryngol Head Neck Surg 2003;129:183-91.
12. Marques Faria JC, Rodriguesm L, Scopel GP *et al.* The versability of the free lateral flap in head and neck soft tissue reconstruction: clinical experience of 210 cases. J Plast Reconstr Aesthet Surg 2008;61:172-9.
13. Nahabedian MY, Deune EG, Manson PN. Utility of the lateral arm flap in head and neck reconstruction. Ann Plast Surg 2001;46:501-5.
14. Hennerbichler A, Etzer C, Gruber S *et al.* Lateral arm flap: analysis of its anatomy and modification using a vascularized fragment of the distal humerus. Clin Anat 2003;16:204-14.
15. Summers AN, Sanger JR, Matloub HS. Lateral arm fascial flap: microarterial anatomy and potential clinical application. J Reconstr Microsurg 2000;16:279-86.
16. Clivantos FJ Jr, Burkley B, Lu FL *et al.* Lateral arm microvascular flap in head and neck reconstruction. Arch Otolaryngol Head Neck 1997;123:830-6.
17. Depner C, Erba P, Rieger UM *et al.* Donor-site morbidity of the sensate extended lateral arm flap. J

Reconstr Microsurg 2012;28:133-8.
18. Gehrking E, Remmert S Majocco A. Topographic and anatomic study of lateral upper arm transplants. Ann Anat 1998;180:275-80.
19. Sieg P, Hakim SG, Bierwolf S *et al*. Subcutaneous fat layer in different donor regions used for harvesting microvascular soft tissue flaps in slender and adipose patients. Int J Oral Maxillofac Surg 2003;32:544-7.
20. Hamedi M, Lauduyt K, Blondeel P. The use of a free and pedicled lateral arm flap for coverage of an extensive degloving injury of the upper extremity. Eur J Plast Surg 2004;27:86-9.
21. Gellrich NC, Schramm A, Hara I *et al*. Versatility and donor site morbidity of the lateral upper arm flap in intraoral reconstruction. Otolaryngol Head Neck Surg 2001;124:549-55.

4

족배동맥피판

Dorsalis pedis artery flap

족배동맥피판(dorsalis pedis artery flap, DPAF)은 족부의 족배동맥(dorsalis pedis artery, 발등동맥)과 제1배측중족골동맥(first dorsal metatarsal artery, 첫째 등쪽발허리동맥, FDMA)을 주된 혈류공급 혈관경으로 하는 족배부(dorsum of foot), 제1지간부(first web space) 및 발가락의 골 및 관절부 등에서 다양한 크기와 형태로 유리피판을 설계할 수 있는 조직 피판으로서, 중족골(metatarsal bone)이나 절골(phalanges) 등을 포함하여 피판을 거상할 경우 골근막피판(osteocutaneous flap)으로도 사용될 수 있음이 여러 문헌에서 보고되어 왔다.[1-7] 구강악안면 또는 턱얼굴 재건을 위한 목적으로는 구강암 및 외상 등에 의한 후천적 결손부에 대해 요골유리전완피판(radial forearm free flap), 상완측방피판(lateral upper arm flap) 및 전외측대퇴피판(anterolateral thigh flap) 등과 같이 많이 활용될 수 있는 유용한 근막피판(fasciocutaneous flap)이다.

족배동맥피판의 가능성은 1973년 O'Brien, Shanmugan 등에 의한 여러 종류의 복합유리피판 이식 실험을 통해 족배조직의 거상이 처음으로 제시되었고,[1, 2] 1975년 McCraw, Furlow 등에 의해 유경족배피판(dorsalis pedis arterialized lap)으로 하지를 재건한 증례가 보고되면서 비교적 일찍 개발되었다.[1, 3] 주로 신경을 포함한 피판이나 중족골을 포함한 골피판으로 채취되어 상하지 재건에 이용되었으며, 피판은 얇고 유연성이 좋으므로 구강 내 종양절제 후 점막 결손부 재건에 이용되기도 하였다. 그러나, 족배동맥의 해부학적 구조가 일정하지 않고, 피판의 박리가 어려워서 전완유리피판 등과 같은 다른 조직판이 많이 개발된 이후부터는 그렇게 많이 사용되어 오지는 못했다.[1, 4-7]

이 장에서는 사람마다 많은 다양함을 보이는 족배동맥의 해부학적 구조를 동맥, 근육과 골, 정맥 및 신경으로 나누어서 국내에서 처음으로 영문이 아닌 국문으로 이를 재해석함으로써 족배동맥피판의 이용에 도움이 되고자 정리하였다. 특히, 구강악안면 영역의 재건술을 위한 족배동맥피판의 선택에서 혈관들의 크기와 분지들의 개인적인 차이가 크기 때문에 주저하거나 어려워하는 임상가들을 위해 일관적인 형태에 대해 이해하고, 특이한 해부학적인 형태를 여러모로 정리함으로써 구강악안면외과학 및 다른 관련 임상의학을 전공하는 여러 전공의에게도 좋은 지침이 되도록 저자들의 경험을 바탕으로 35여 개의 문헌과 아틀라스를 정리하였다.

I. 족배부의 주요 동맥

족배동맥피판을 거상하기 위해 고려되어야 할 중요 동맥으로는 족배동맥, 제1배측중족동맥, 제1척측중족동맥(first plantar metatarsal artery, FPMA), 지동맥(digital artery), 교통동맥(communicating artery), 족근동맥(tarsal artery), 궁상동맥(arcuate artery) 및 비골동맥 관

표 4.1 Korean translational language of anatomical muscles, vessels and nerves in the dorsal foot lesion

Abductor digiti minimi muscle	소지외전근	Deep branch of lateral plantar nerve	외측족저신경 심지
Abductor hallucis muscle	무지외전근	Deep peroneal nerve	심비골신경
Adductor hallucis muscle	무지내전근	Deep plantar branch	심족저지
Adductor hallucis muscle, oblique head	무지내전근 사두	Deep transverse metatarsal ligament	심부가로중족인대
Anterior lateral malleolar artery	전외과동맥	Dorsal artery of foot	족배측동맥
Anterior medial malleolar artery	전내과동맥	Dorsal pedis artery	족배동맥
Anterior tibial artery	전경골동맥	Dorsal digital artery	배측지동맥
Arcuate artery	궁상동맥	Dorsal digital aponeurosis	배측지건막
Articular branches of deep peroneal nerve	심비골신경관절지	Dorsal digital cutaneous nerve	족배지피신경
Calcaneocuboidal joint	종입방관절	Dorsal digital nerve of foot	배측지신경
Common plantar digital nerve	총족측지신경	Dorsal digital vein of foot	배측지정맥
Communicating vein	교통정맥	Dorsal fascia of foot	족배근막
Cuboideonavicular ligament	입방주인대	Dorsal interosseous muscle	배측골간근
Cutaneous branches of lateral plantar nerve	외측족저신경 피지	Dorsal metatarsal artery	배측중족동맥
Cutaneous branches of medial plantar nerve	내측족저신경 피지	Dorsal metatarsal vein of foot	배측중족정맥
Distal communication artery	원심교통동맥	Dorsal vein of foot	족배측정맥
Extensor digitorum brevis muscle	단지신근	Perforating branch of peroneal artery	비골동맥 관통지
Extensor digitorum longus muscle	장지신근	Peroneus tertius muscle	제3비골근
Extensor hallucis brevis muscle	단모지신근	Plantar aponeurosis	척측건막

표 4.1 (계속)

Extensor hallucis longus muscle	장모지신근	Plantar digital arteries	척측지동맥
External marginal vein	외연정맥	Plantar fascia	척측근막
First dorsal metatarsal artery	제1배측중족동맥	Plantar interosseous muscle	척측골간근
First plantar interosseous muscle	제1척측골간근	Plantar metatarsal artery	척측중족동맥
First plantar metatarsal artery	제1척측중족동맥	Plantar metatarsal vein	척측중족정맥
Flexor digiti minimi brevis muscle	단소지굴근	Posterior tibial artery	후경골동맥
Flexor digitorum brevis muscle	단지굴근	Proper digital plantar artery	고유족저지동맥
Flexor hallucis brevis muscle	단모지굴근	Proper plantar digital nerve	고유족저지신경
Flexor retinaculum	굴근지대	Quadratus plantae muscle	족저방형근
Greater saphenous vein	대복재정맥	Saphenous nerve	복재신경
Head of talus	거골두	Small saphenous vein	소복재정맥
Inferior extensor retinaculum	하신근지대	Superficial branch of lateral plantar nerve	외측족저신경 천지
Inferior peroneal retinaculum	하비골근지대	Superficial lamina	천엽
Intermediate dorsal cutaneous nerve	중족배피신경	Superficial peroneal nerve	표재비골신경
Lateral dorsal cutaneous nerve	외배측피신경	Synovial sheath	활막건초
Lateral malleolus	외과	Talocalcaveonavicular joint	거종주관절
Lateral mallolar network	외과동맥망	Talonavicular ligament	거주인대
Lateral plantar nerve	외측족저신경	Tendon of flexor digitorum brevis muscle	단지굴근건
Lateral tarsal artery	외측족근동맥	Tendon of flexor digitorum longus muscle	장지굴근건
Lateral marginal vein	외측연정맥	Tendon of flexor hallucis longus muscle	장모지굴근
Long plantar ligament	장족저인대	Tendon of peroneus longus muscle	장비골근건
Lumbrical muscle	충양근	Tendon sheath of peroneus longus muscle	장비골근건초
Medial calcaneal branch	내측종골지	Tendon, extensor hallucis brevis muscle	단모지신근건
Medial dorsal cutanenous nerve	내배측피신경	Tendon, extensor hallucis longus muscle	장모지신근건
Medial malleolar network	내과동맥망	Tendon, peroneus brevis muscle	단비골근건
Medial malleolus	내과	Tendon, peroneus tertius muscle	제3비골근건
Medial plantar nerve	내척측신경	Tendon, tibialis anterior muscle	전경골근건
Medial sural cutaneous nerve	내측비복피신경	Tendon of extensor digitorum longus muscle	장지신근건
Medial tarsal artery	내측족근동맥	Tendon of tibialis posterior muscle	후경골근건
Medial marginal vein	내측연정맥	Tendon, extensor digitorum brevis muscle	단지신근건
Muscular branches of deep peroneal nerve	심비골신경근지	Tendon, extensor digitorum longus muscle	장지신근건
Navicular bone	주상골	Transverse metatarsal ligament	가로중족인대
Opponens digiti minimi muscle	소지대립근	Venous arch of dorsum of foot	족배측정맥궁
Perforator	천공지		

통지(perforating branch of peroneal artery) 등이 있다(표 4.1). 이중 피판 거상을 위해서는 족배동맥과 제1배측중족 골동맥의 주행 방향과 경향을 파악하는 것이 제일 중요하며, 특히 구강 내 재건에 활용될 수 있는 다른 피판과 달리 이들만의 특이한 변이 형태를 이해하는 것이 매우 중요하다.

족배동맥은 전경골동맥(anterior tibial artery)이 아래로 주행하여 발 쪽으로 연결되는 동맥의 가지로서 발목 관절(ankle joint) 부분에서 시작되는 것으로 정의된다. 시작되는 관절 부위에서 바로 내측 및 외측 과부 가지들(medial and lateral malleolar branches)을 분지시키고, 장모지신근(extensor hallucis longus muscle)의 내측으로 주행하다 내측 및 외측 과부(malleolus) 사이 중간부분에서 하신근지대(inferior extensor retinaculum)의 아래쪽으로 주행하면서 장무지신근 하방으로 주행하여 장모지신근건(extensor hallucis longus muscle tendon)의 외측으로 계속 주행하게 된다. 주행 중 신근지대 하부에서 내측족근동맥(medial tarsal artery)과 외측족근동맥(lateral tarsal artery)을 분지시키기 시작하고, 단모지신근(extensor hallucis brevis muscle)과 단모지신근건(extensor hallucis brevis muscle tendon) 하방이면서 족골(tarsal bone)의 상방으로 주행하여 제1, 2중족골(first and second metatarsals) 사이의 공간으로 계속 주행하게 된다(그림 4.1).

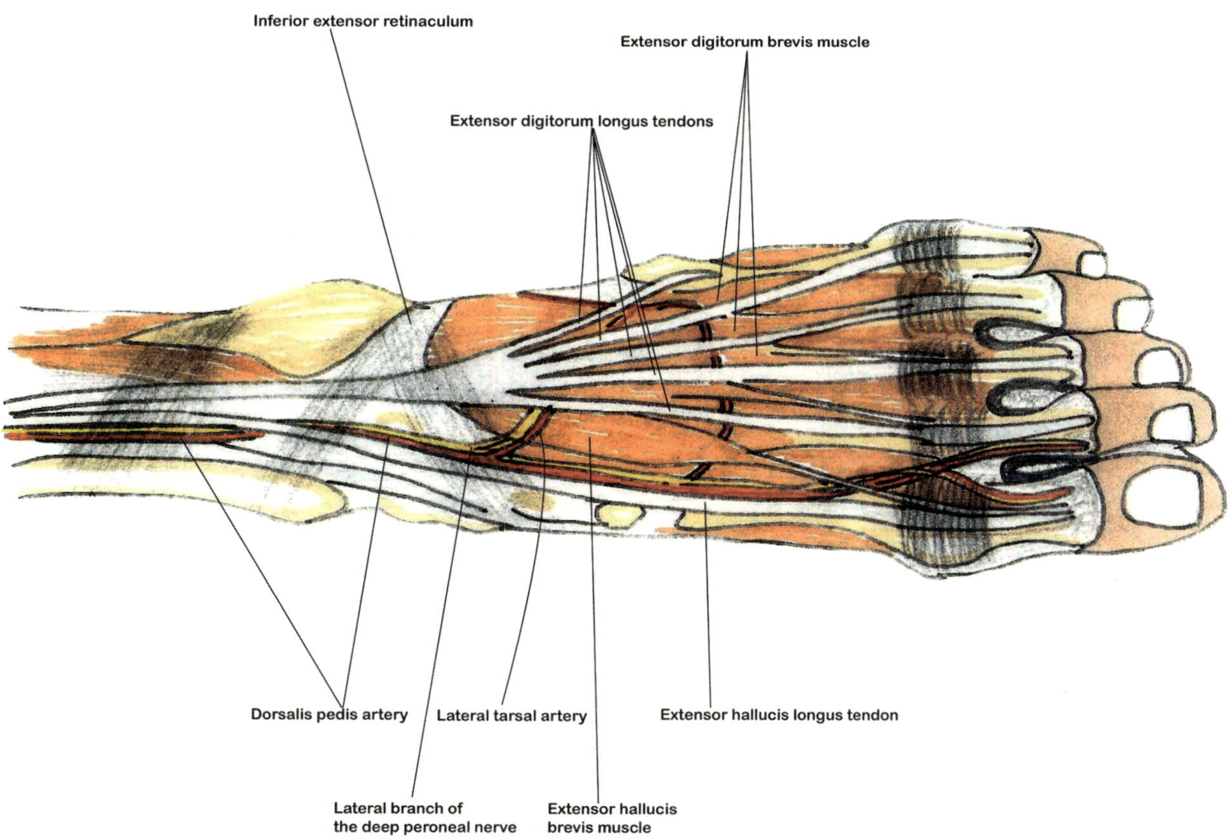

그림 4.1 Basic anatomy of the arteries and muscles of the dorsalis pedis artery flap

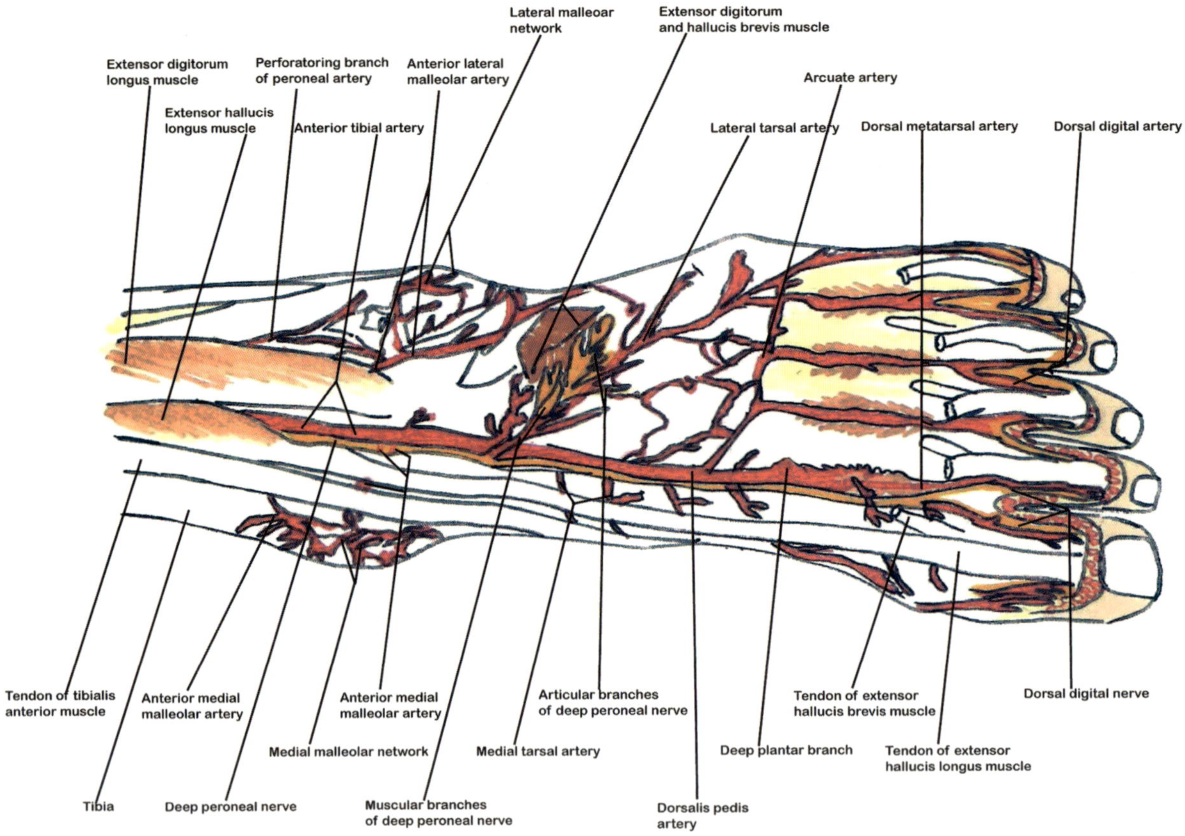

그림 4.2 Aterial systems of the dor-sum of left foot

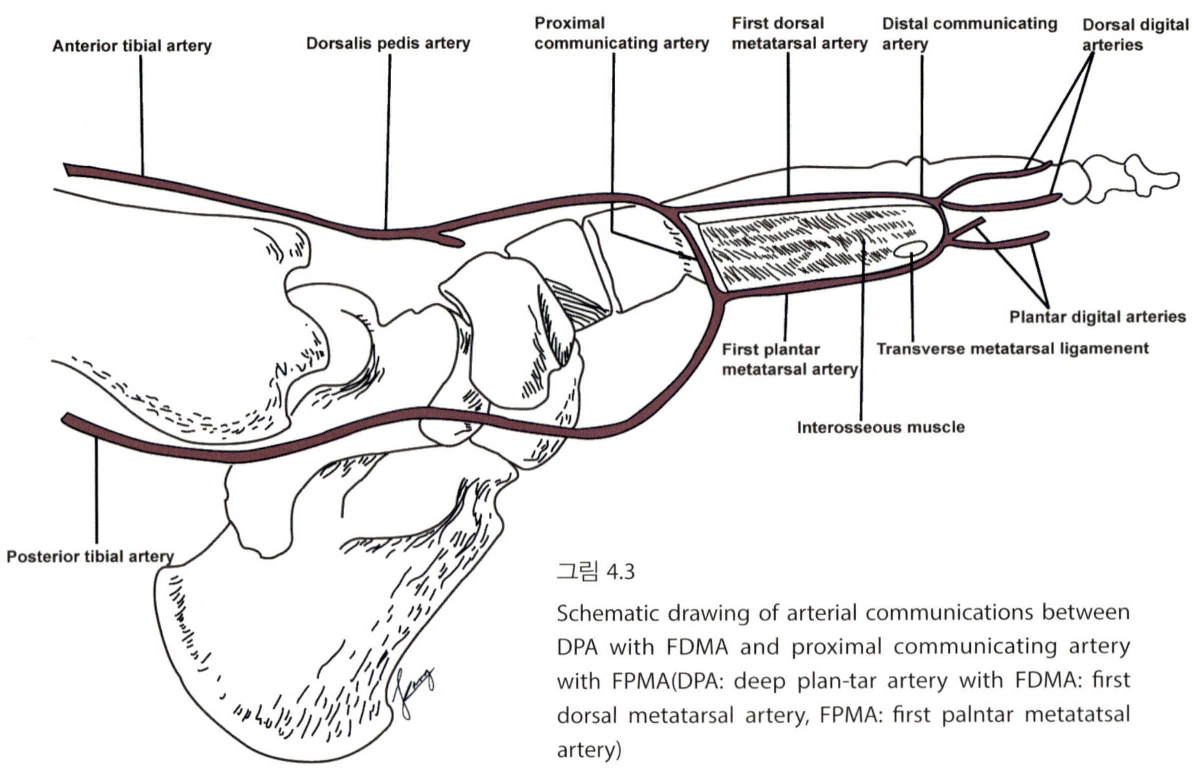

그림 4.3

Schematic drawing of arterial communications between DPA with FDMA and proximal communicating artery with FPMA(DPA: deep plan-tar artery with FDMA: first dorsal metatarsal artery, FPMA: first palntar metatatsal artery)

이러한 주행은 제1배측골간근(first dorsal interosseous muscle, FDIM)의 2개 근육부가 만나는 부위에서 발바닥의 척측동맥궁(plantar arterial arch)을 형성하는 심척측동맥(deep plantar artery)과 만나게 되며, 이 부위 바로 전방에서 외측으로 궁상동맥 가지를 분지시키게 된다. 궁상동맥은 족배동맥이나 외측족근동맥에서 기시하여 외측으로 주행하면서 제2, 3, 4배측중족동맥을 분지시킴으로써 배측동맥궁(dorsal arterial arch)을 형성한다. 이후 족배동맥은 계속 주행하여 제1배측중족동맥이 되어 족부 끝의 표층 및 심부로 주행하여 제1배측골간근으로 들어가거나 배측지동맥(dorsal digital artery)이 되어 엄지 및 검지 발가락의 혈행을 담당하게 된다. 즉, 족골인대(tarsal ligament)와 골막의 바로 위에 위치함으로써 깊은 부위의 주행 경로를 가지고, 거골(tallus), 주상골(navicular bone) 및 설상골(cuneiform bone) 등의 윗부분으로 주행하여 제1설상골(first cuneiform bone)과 제2중족골의 기저부(base of second metatarsal bone) 사이의 구(groove)를 따라 주행하며, 이때 단무지신근과 비스듬히 교차하여 혈관 내측으로 심비골신경(deep peroneal nerve)이 같이 주행하게 된다. 이렇게 족배동맥은 제1배측중족골동맥으로 연결되어 최종적으로 발바닥 쪽으로 가는 연결지(communicating branch)를 분지시켜서 이 연결지가 제1, 2중족골 사이를 주행하여 아래로 연결되어 척측동맥궁을 형성하게 된다.[8-10]

제1척측중족동맥은 족배동맥의 척측연결지에서 기시하거나 척측동맥궁에서 기시하는데 일반적으로 제1배측중족골동맥보다 크기가 작은 동맥인데, 해부학적으로 제1배측종족동맥이 결손을 보이거나 작게 주행하는 경우에는 보상적으로 제1척측중족동맥이 더 크게 주행하게 된다. 이 동맥은 단무지굴근(flexor hallucis brevis muscle)과 무지내전근(adductor hallucis muscle)의 척측부를 따라 원심부로 주행하여 비스듬히 가지를 만들고, 이 가지는 장무지굴근(flexor hallucis longus muscle)의 심부를 통과하여 제1중족골의 내측을 따라 원심 쪽으로 가서 엄지발가락의 내측지동맥(medial digital artery)으로 주행한다. 이처럼 제1척측중족동맥은 여러 개의 작은 근육지(muscular branches)를 분지시키고, 가로중족인대(transverse metatarsal ligament)의 아래쪽을 통과해서 제1배측중족동맥에서 온 원심부 연결지와 만남으로서 척측지동맥(plantar digital artery)을 형성하게 된다.[11-13]

족배동맥이 제1배측중족골동맥으로 계속 주행하는 경우에 같은 주행 깊이이거나 또는 약간 낮게 원심부로 주행하다가 제1중족골두와 제2중족골 경부를 가로 방향으로 연결하는 심부가로중족인대(deep transverse metatarsal ligament)의 상방을 통과하게 된다. 이 동맥에서부터 중요한 혈관 분지들이 다양하게 분지되며, 우선 시작되는 부위와 끝나는 부위에서 상방의 피부로 분지되는 작은 혈관들이 있고, 중족골 사이의 근육으로 가는 가지들은 근육을 통과한 후 중족골에 분포하여 혈액을 공급하게 된다. 심부가로중족인대는 근심부에 하방의 척측중족동맥(plantar metatarsal artery)과 연결되

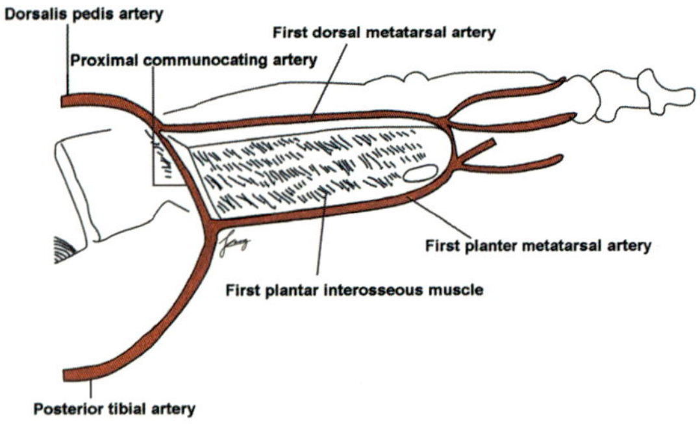

Type I-A

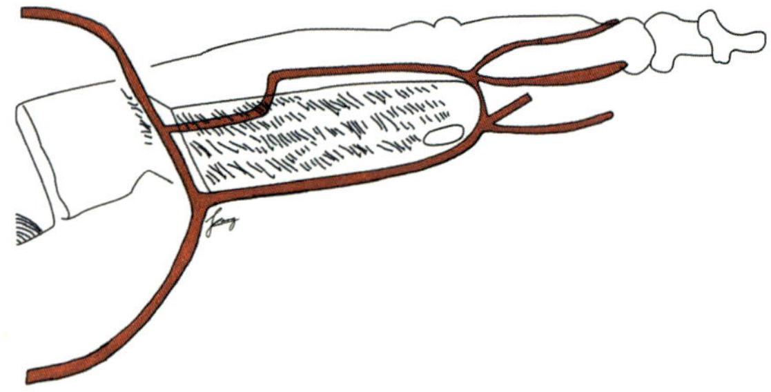

Type I-B

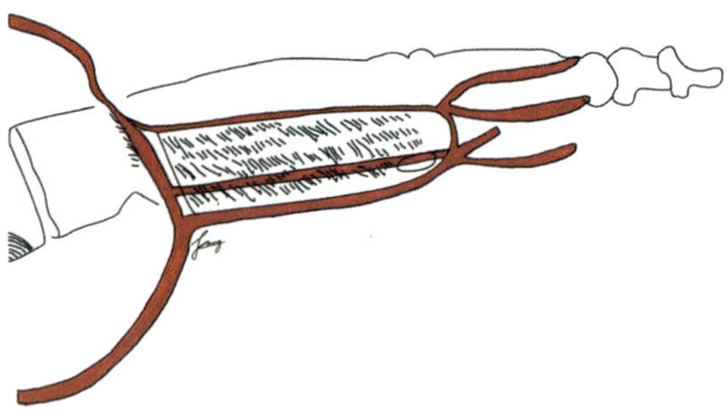

Type II-A

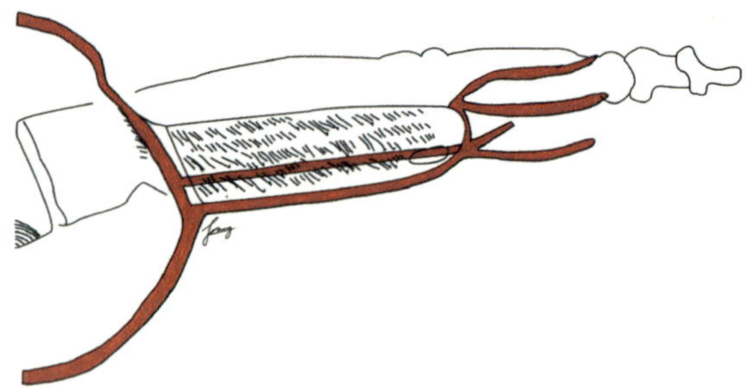

Type II-B

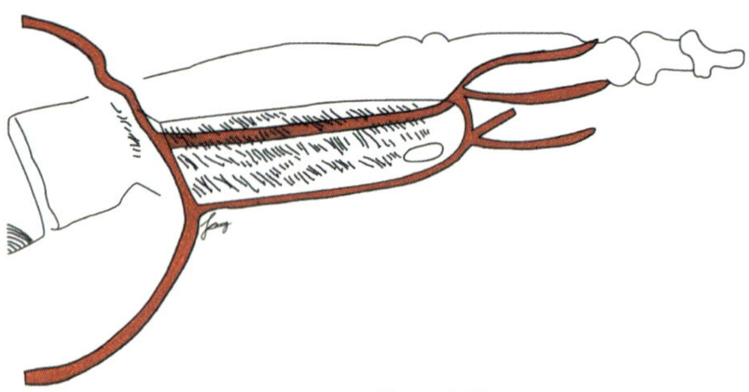

Type I-C

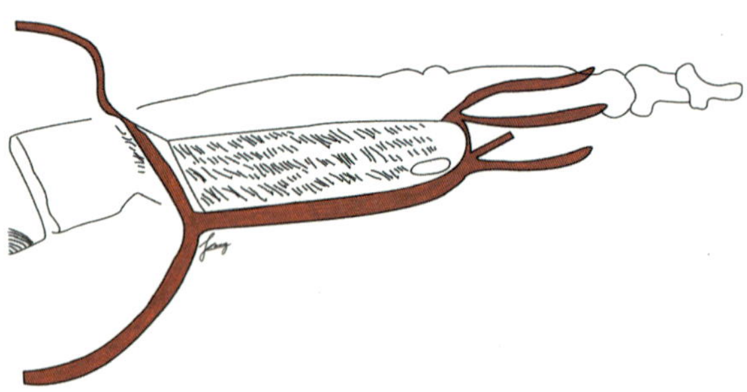

Type II-C

그림 4.4

Schematic drawings of various patterns of the FDMA according to the positional relationship between the FDMA and the FDIM. Type I-A: the FDMA is superficial to the FDIM, Type I-B: the FDMA begins at the bottom of the FDIM and penetrates muscle with ascending up the FDIM, and then running on the surface, Type I-C: the FDMA penetrates the FDIM, and then runs into the muscle, Type II-A: large FDMA runs under the FDIM, and small FDMA runs on the FDIM: Type II-B: there is the same disposition of the artery as type II-A, but there is no superficial branch, Type III: there is the FDMA on or inside of the FDIM, but the artery is not so large as to use as a free flap pedicle(FDMA: first dorsal metatarsal artery, FDIM: first dorsal interosseous muscle

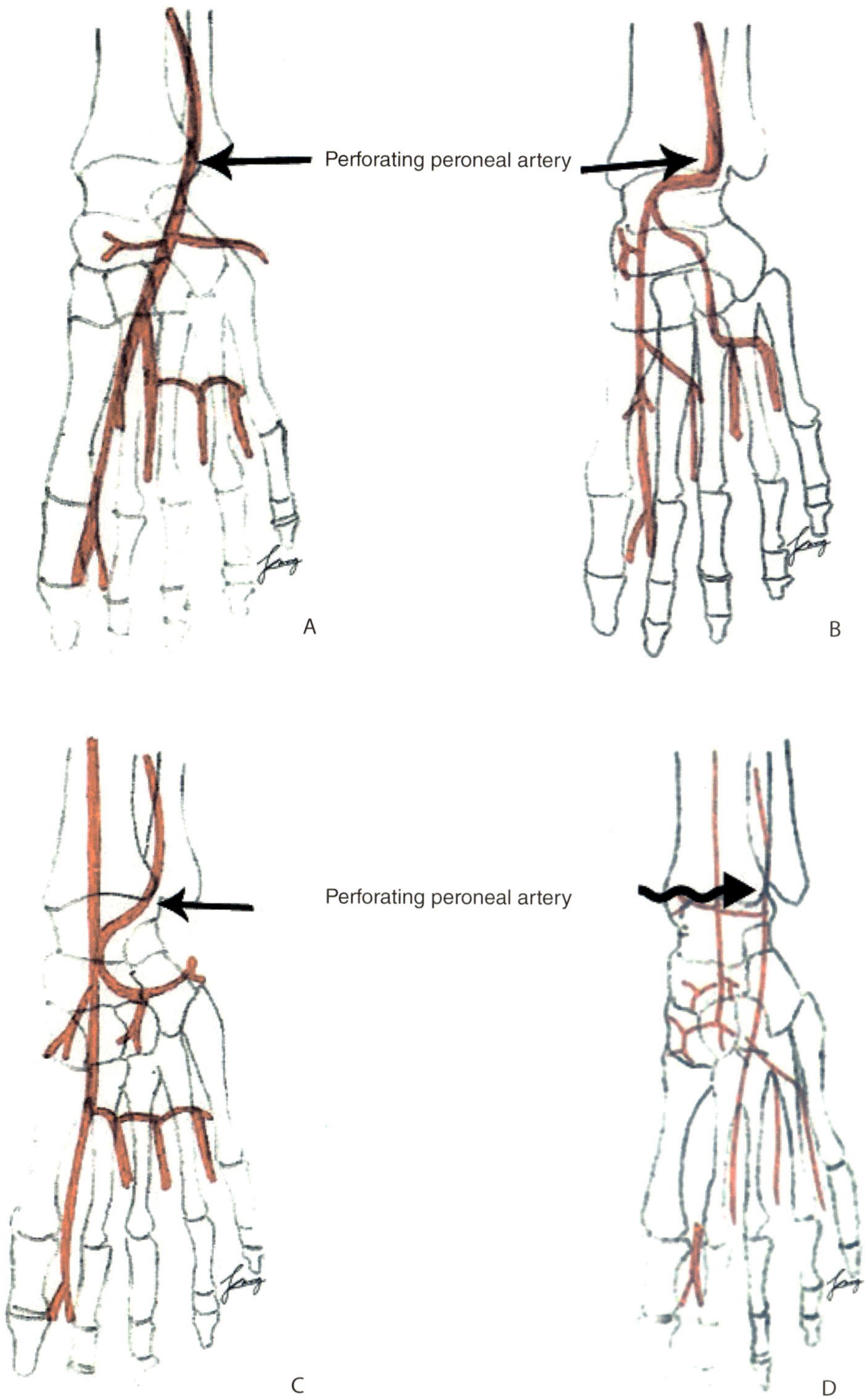

그림 4.5 Schematic drawings of variation patterns of the DPA. A: about 3 % cases of DPA begins as a continuation of the perforating peroneal artery, B: the lower end of the anterior tibial artery is in the position of the perforating peroneal artery in about 1.5 % of cases of DPA, C: about 0.5 % cases of DPA can arise equally from the anterior tibial and perforating peroneal arteries, D: about 12 % cases of DPA are almost absent or reduced in size

는 가지를 분지시킨 후 원심부로 계속 주행하여 제1, 2족배지동맥(first and second dorsal digital artery)과 제1척측중족동맥이 연결되는 연결지를 분지시킴으로써 종말지가 된다(그림 4.2, 4.3). 이러한 작은 혈관 가지들은 위치와 크기, 그리고 기시부가 매우 다양하여 조직판 형성이 어렵고, 또한 직경도 1-1.5mm 정도 이하여서 이러한 혈관만을 이용해서는 미세혈관문합수술에 의한 재건술이 매우 어렵게 된다.

제1배측중족골동맥은 제1척측중족동맥과 함께 족배동맥으로부터 갈라져 나오는데 워낙 다양한 변이를 보이며, 이러한 변이를 잘 이해하고 피판을 거상할 때 여러 변이에 대해 정확하고 확실하게 내용을 이해하는 것이 피판의 성공을 위해 가장 필수적이라 할 수 있다. 대개는 제1배측골간근 상방이나 상방에 치우쳐서 근육 내부로 주행하는 1형(Type I)의 분포를 보이나, 약 1/3의 일부 변이에서는 근육의 하방으로 주행하는 2형(Type II)을 보이거나, 심지어 3형(Type III)과 같이 완전한 결손을 보이면서 제1척측중족동맥의 직경이 크게 주행하는 경우도 있다(그림 4.4). 여러 문헌에서 해부학적 변이를 설명하고 있으며 전체 72%의 1형은 다시 제1배측골간근 내에 주행하는 형태에 따라 A, B, C형으로 나눌 수 있으며 각각 28%, 24% 및 20%의 비율로 보고되어 왔다. 또한, 피판거상이 매우 어렵고 실제로 불가능한 것으로 판단되는 2형 및 3형은 각각 22%, 6% 정도로 보고되고 있으며, 22%의 2형은 각각 10% 내외의 A, B형으로 구분할 수 있는데, 제1배측종족동맥이 존재하지 않는 심부에 제1척측종족동맥과 거의 비슷하게 주행하는 2-B형과 하나로 모여서 두껍게 주행하는 3형에서는 원칙적으로 피판 거상이 어렵다고 할 수 있다(그림 4.4).[9, 11]

족배동맥의 직경은 대개 2-3mm로 미세혈관 문합술을 위해서는 적절한 두께의 혈관을 지닌다. 그러나 3-12%에서는 족배동맥이 아예 존재하지 않는 경우가 있고, 또한 3-7%에서는 심비골동맥(deep peroneal artery)의 분지로 나타나는 경우도 있으므로 족배동맥의 피판 거상시 반드시 염두에 두고 시술전 검사 및 시술을 진행해야 한다(그림 4.5).[9, 11-14]

II. 족배부 근육과 종족골

족배동맥피판을 채취할 때 주변 근육을 동반하여 거상하는 경우는 많지 않으나 족배동맥을 따라 피판 거상시 주행방향 및 기능을 알고 있어야 할 근육으로는 단지신근(extensor digitorum brevis muscle), 장지신근(extensor digitorum longus muscle), 단모지신근, 장모지신근, 제1배측골간근, 제1척측골간근 등을 들 수 있다. 주된 족배동맥의 주행방향에 따른 동맥 분포 이외에 하신근지대와 장모지신근건을 통과하여 근심측 피부에 혈액을 공급하는 작은 가지들이 있음을 고려할 때, 하신근지대 및 장모지신근건을 피판에 포함하여 거상하는 것이 가능할 수 있으나, 구강 내의 연조직 재건에서 작은 근막 및 근육 일부를 같이 포함하는 것의 유용성을 충분히 고려하여 진행하는 것이 바람직하다.

단지신근은 단모지신근의 외측에서 종골 및 배면의 외측면에서 기시하여 장지신근 하방에서 통상 3개의 건으로 나뉘어지고, 2지에서 4지의 지배건막 및 장지신근건(extensor digitorum longus muscle tendon)에서 정지하는 제2지에서 5지를 신전하는 역할을 한다. 단지신근은 사다리꼴 모양으로 길이는 5-6cm, 폭은 4-5cm^2, 무게는 약 3.6g 정도로 알려졌는데, 종골(calcaneus)의 상외측면과 외거종인대(lateral talocalcaneal ligament)에서 기시하여 종족지절관절(metatarsophalangeal joint) 부위에서 제2-5장지신근건의 외측에 부착함으로써 3-4개의 건을 가지며, 건의 길이는 7cm로 충분히 길어서 신경을 포함한 단지신근을 이식함으로써 턱얼굴의 근육부 재건에 활용할 수 있다. 이러한 단지신근은 기시부에서 부착부까지 장지신근건의 밑에서 비스듬히 외측에서 내측 방향으로 주행하며, 단모지신근은 단지신근보다 약간 내측에서 기시하여 장모지신근건에 부착한다.[15] 단지신근은 나하이(Nahai) 분류상 하나의 주된 혈관에 의해 혈류를 공급받는 1급 근육으로서 위에서 언급된 바와 같이 족배동맥에서 기시된 외측족근동맥에 의해 주된 혈행을 받으며, 그외 입방골(cuboid)과 주상골(navicular bone) 사이의 족배동맥 분지에 의해 일부 혈행을 받는다. 정맥환류는 족배동맥 및 외측족근동맥과 같이 주행하는 2개의 동반정맥에 의해 주로 이루어진다.[16]

제1종족골 및 제2종족골 사이에 있는 제1배측골간근은 비골장근건(peroneus longus muscle tendon)이 비골건막(peroneal sheath)을 뚫고 나와 기시하며 대개는 제1종족골 상부에 약하게 삽입되어 있다. 제1척측골간근은 상대적으로 크기가 큰 근육으로 제3중족골의 근심에서부터 부분적으로 기시하며 많은 부분은 연조직에서 기시하는 것으로 알려져 있으며 제2골간부 및 제3골간부 쪽으로 근육부착을 이루고 있다(그림 4.3).[12, 13, 17]

족부, 발은 26개의 골로 이루어져 있으며 각각 비골 및 경골과 연접하여 발의 형태를 하나의 궁(arches) 형태로 유지하게 된다. 26개의 골들은 각각 종골, 거골(talus), 주상골, 입방골(cuboid), 근심, 중간 및 원심부 설상골 등으로 이루어진 7개의 족골과 5개의 중족골 및 14개의 절골로서 서로 연결되어 종골과 중족골 두부(metatarsal heads) 사이의 근원심의 장궁형(longitudinal arches)을 이루게 된다(그림 4.6, 4.7).[12, 13, 18]

족배골근막피판(dorsalis pedis osteocutaneous flap)은 족배동맥과 제1배측중족골동맥이 상방의 피부는 물론 하방의 골과 골막과도 연결성을 유지한 상태로 족배피판에 제2중족골을 포함시킨 골근막 조직판이다. 피판을 제2중족골의 내측 및 외측까지 박리

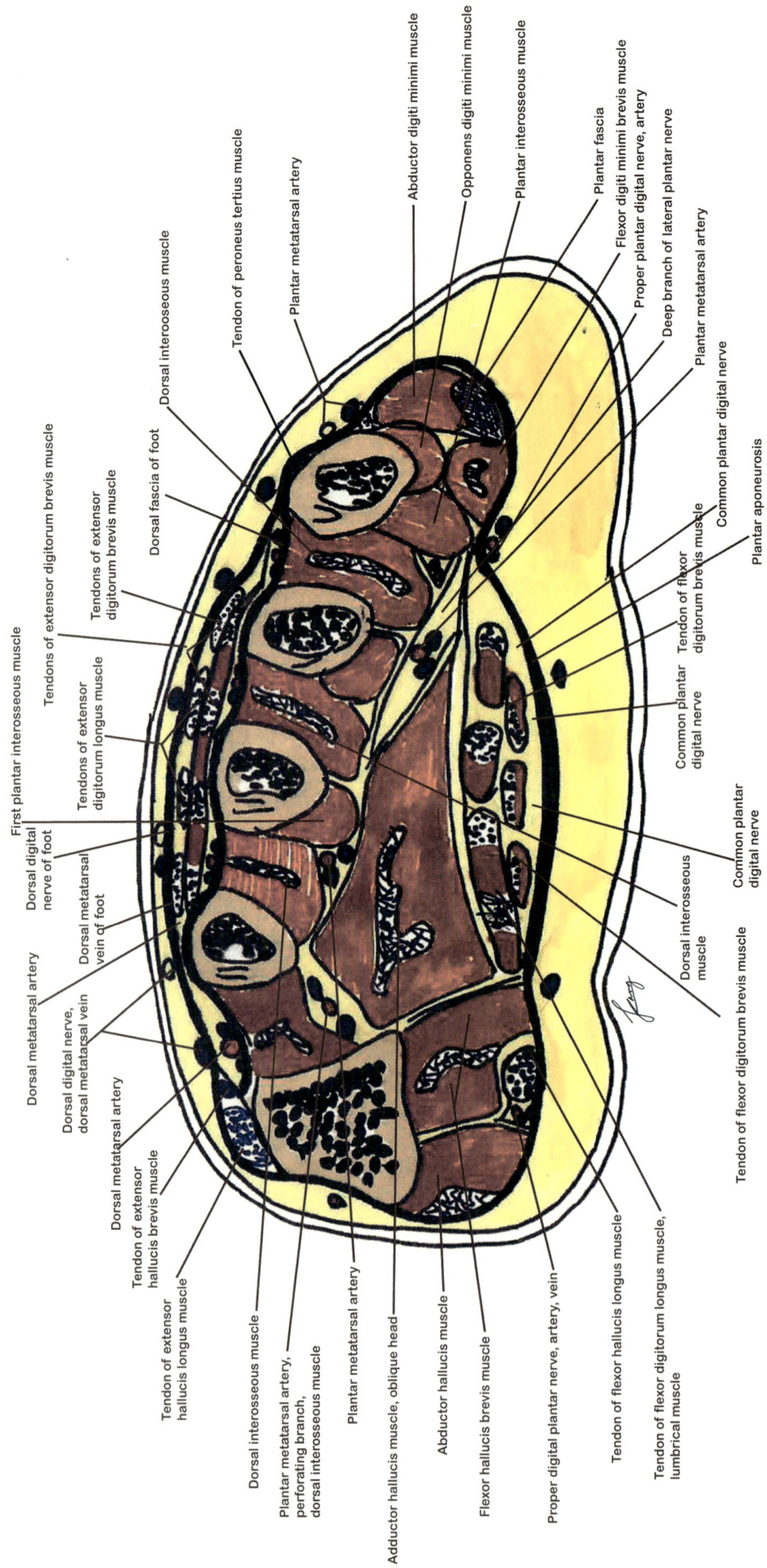

그림 4.6 Cross sectional view through the left metatarsus

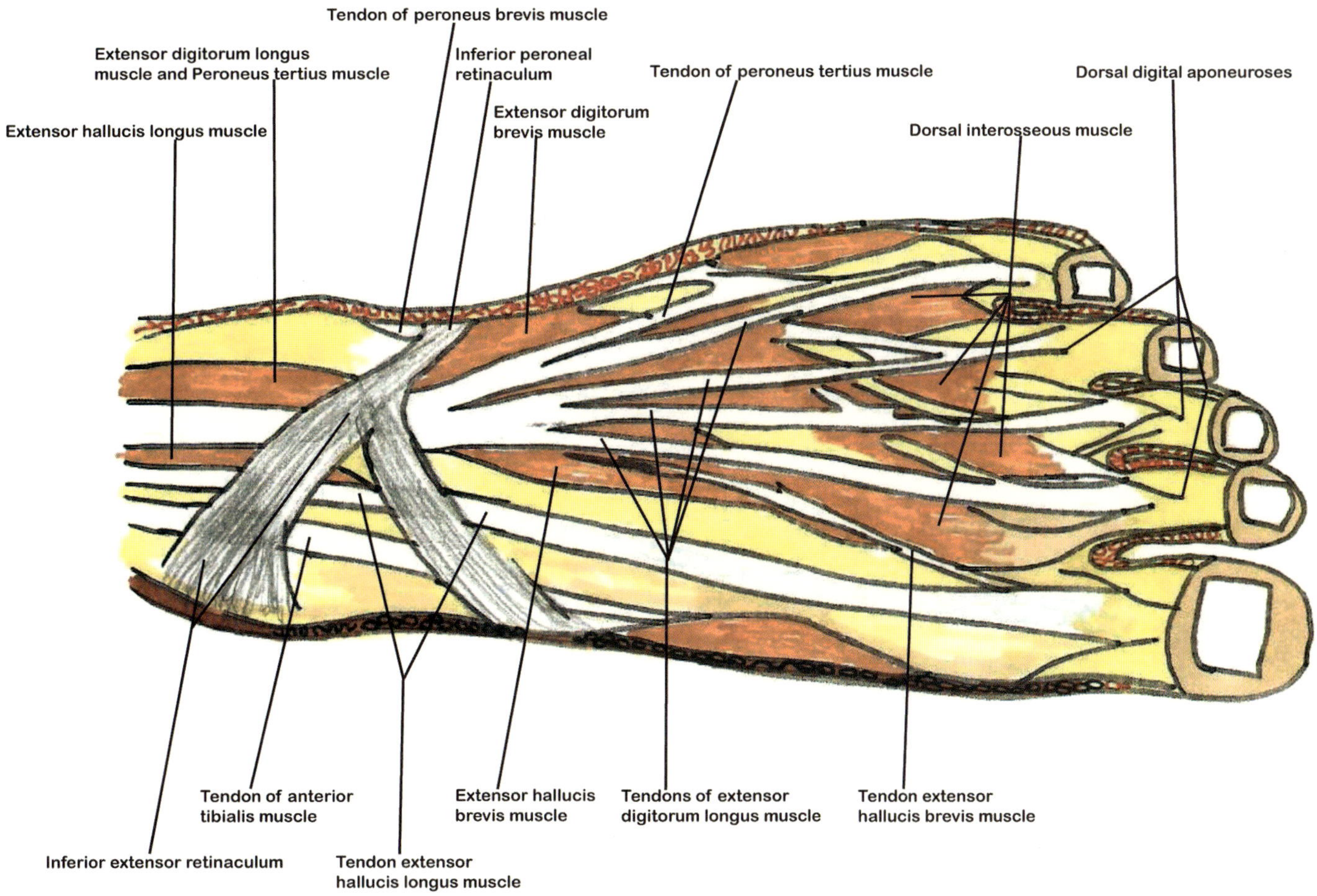

그림 4.7 Muscles and tendons of the dorsum of foot

하고 족배동맥을 중족골과 설상골 경계부까지 박리한 다음 중족골 하방으로 박리하게 되며, 이때 골피판에 중족지절관절을 포함시킬 필요가 없으면 이 관절은 원심 쪽으로 남기고 중족골두를 주변 관절낭으로부터 분리시키게 된다. 내측 및 외측 발가락 사이를 통해 골간근육을 박리하며 이때 영양공급혈관이 다치지 않도록 주의하고, 족배동맥을 박리하여 충분한 간격을 만든 후 중족골과 설상골 사이의 인대들을 절단함으로써 척측의 발바닥과 연결되는 혈관들을 절단하여 골피판을 채취하게 된다. 이때 중족지절관절을 모두 포함시킬 필요가 있을 때는 두 번째 발가락 전부를 채취한 다음 불필요한 원심부를 절단하게 된다.[11, 16]

조직판의 채취가 끝나면 공여부의 지혈을 확실히 하고, 손상받은 건주변 조직을 미세한 흡수성 봉합사로 봉합한 후에 조직판 채취시 절단했던 신근지대를 봉합하게 된다. 실제로 조직판을 거상할 때 절단되는 근육부와 신근지대를 표시하기 위해 나일

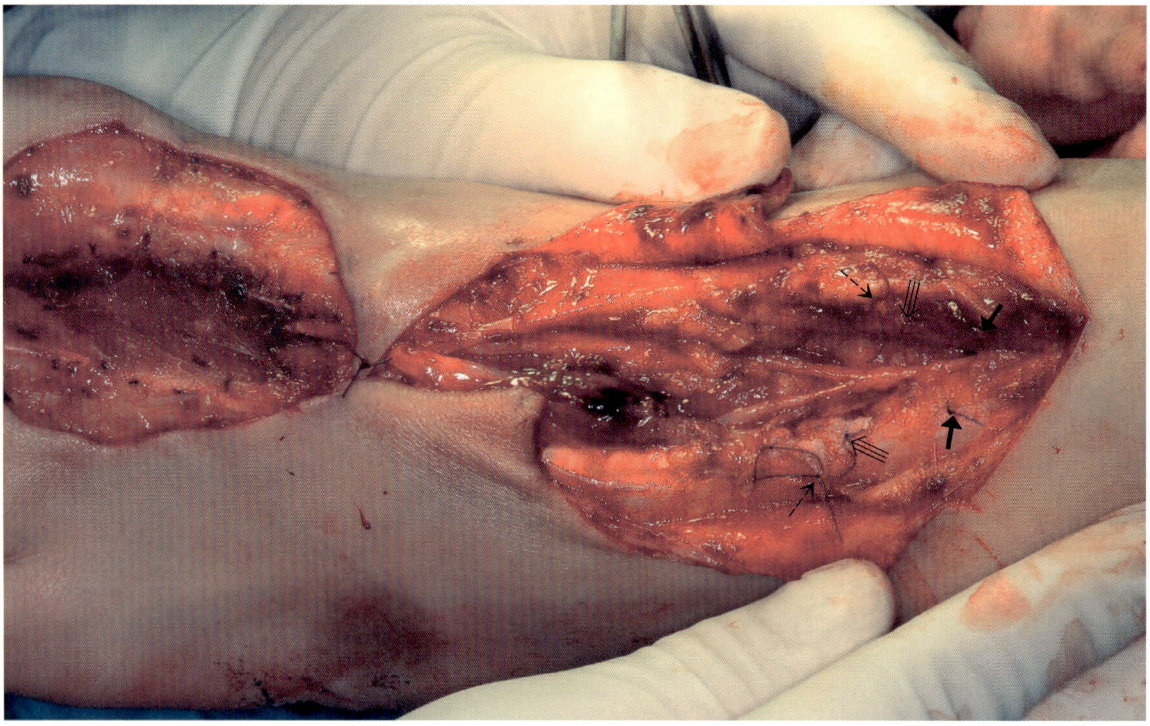

그림 4.8 Muscle and tendon marking with different suture materials

론, 바이크릴 등의 서로 다른 종류의 봉합사를 절단부 양측에 표시해둠으로써 피판을 거상한 후에 봉합시 정확한 절단면끼리 봉합하도록 해주는 방법이 유용하다(그림 4.8). 부분층 피부 이식(split thickness skin graft)으로 공여부를 덮어주고 공여부 변연부를 봉합한 다음, 그 위로 거즈 뭉치와 자가중합형 레진을 올림으로써 타이오버 드레싱(tie over dressing)을 완료하게 된다. 부목(splint) 유지는 가능한 발목과 발 전체가 움직이지 않도록 하며 최대한 발을 위쪽으로 올린 상태로 7일에서 10일 동안 유지한 후 부목을 제거하며, 이후에는 탄력 붕대를 활용하여 서서히 운동을 시작함으로써 피판 거상 후 근육 및 골 결손 부위가 충분히 적응되는 기간을 거치게 한다.

III. 족배부의 주요 정맥 및 신경

족배동맥피판에서 고려되어야 할 정맥들은 표재정맥계(superficial venous system)에서의 표재족배정맥(superficial dorsalis pedis vein)과 심부정맥계(deep venous system)로서 동반정맥(반행정맥, venae comitantes)으로 크게 나누어 생각할 수 있다.

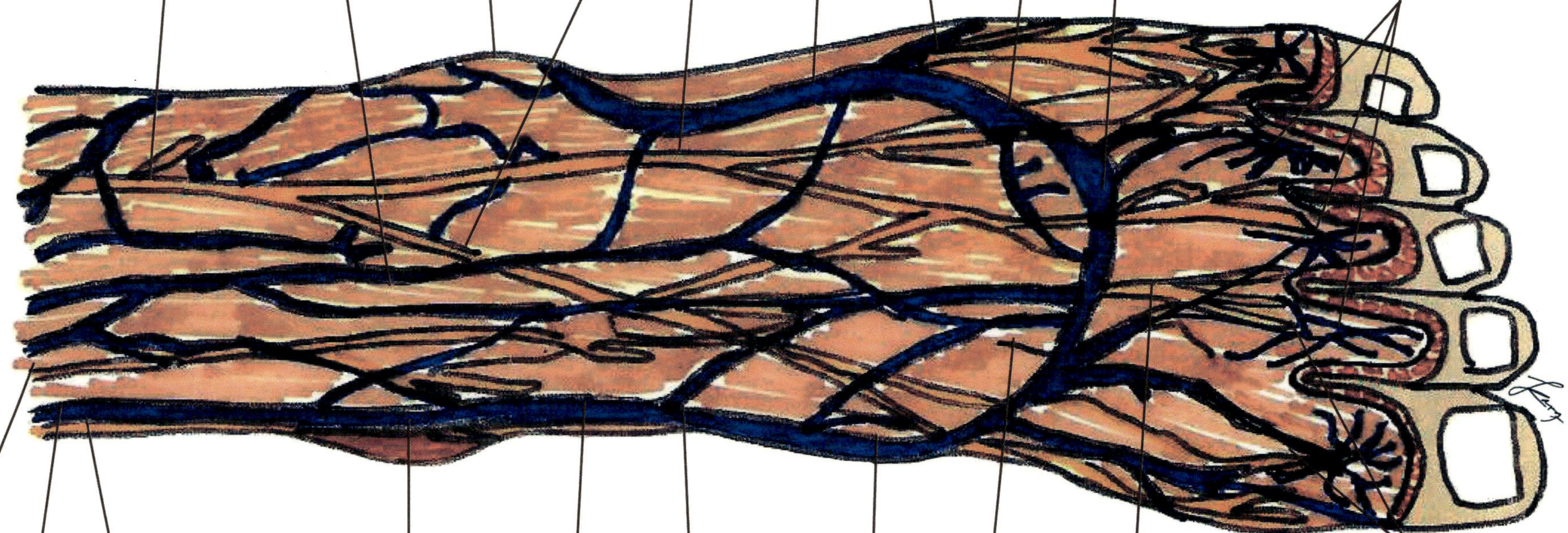

그림 4.9 Cutaneous nerves and veins of the dorsum of left foot

족배동맥피판을 위해서는 대부분 표재정맥계만을 이용할 정도로 주된 정맥 환류계를 표층에서 얻을 수 있다. 표재족배정맥은 각각의 발가락 배면에서의 작은 정맥으로 피하조직 내에 위치하며 이 정맥이 모여서 배측중족정맥(dorsal metatarsal vein)이 되고, 다시 중족골의 근심부에서 족배정맥궁(dorsal venous arch)을 형성한다. 이 족배정맥궁은 내측으로 내과 전방으로 주행하는 내측 정맥인 대복재정맥(greater saphenous vein)으로 연결되고, 외측으로는 외측 정맥인 소복재정맥(lesser saphenous vein)으로 연결되어 이 정맥은 외과의 후방으로 주행하게 된다. 족배정맥궁의 근심부로는 불규칙적인 정맥망(irregular venous network)이 형성되어 있어서 여러 피하정맥이 주행하며, 이 중 내배측정맥(median dorsal vein)은 발등을 비스듬히 주행하여 발목관절 상방에서 대복재정맥과 만나서 환류하게 된다(그림 4.9).[19, 20]

심부정맥들은 항상 동맥과 같이 주행하고 있는데, 이들은 대부분 척측피하정맥총(plantar subcutaneous plexus)을 이루는 표재정맥들과 잘 연결되어 있어서 족배동맥피판을 채취해도 남아 있는 조직의 정맥 환류(venous drainage)는 대부분 안정적으로 유지된다. 족배동맥과 같이 주행하는 동반정맥만으로도 족배동맥피판을 거상하고 이식하는 데에 큰 문제는 없는 것으로 보고되어 왔으며, 족배정맥은 족배정맥궁에서 최소한 0.27-0.98cm 원심부에서 제1종족골정맥과 연결되므로 피판 거상시 족배정맥궁에서 최소한 1.0cm 이상을 띄워야만 확실한 정맥환류를 얻을 수 있다.[10, 11]

족배부의 신경공급은 비골신경의 종지(terminal branch of peroneal nerve)와 심비골신경(deep peroneal nerve)으로부터 받는데, 비골신경의 종지인 표재비골신경(superficial peroneal nerve)은 하지 하방 1/3 부위이자 발목관절 상방에서 심부 근막을 뚫고 표층으로 나오며, 내배측피신경(medial dorsal cutaneous nerve) 및 외배측피신경(lateral dorsal cutaneous nerve)으로 나뉘어서 첫 번째 발가락 사이와 발의 외측면을 제외한 모든 발등 전체와 발목관절 전방 및 외측면인 족배 피부 근심 2/3의 감각을 담당한다.[11-13]

심비골신경은 전경골동맥의 외측면을 따라 주행하여 발목관절 전방부에서 외측 및 내측 종지로 나뉘게 되고, 이 중 외측종지는 외측종족동맥과 같이 심부로 주행하여 단무지신근과 단지신근을 지배하고, 내측종지는 족배동맥 및 제1배측종족동맥과 같이 주행하여 발등의 원심 1/3과 종족골의 첫 번째 발가락 사이의 피부감각을 담당한다(그림 4.9). 단지굴근(flexor digitorum brevis muscle)의 운동신경도 심비골신경으로부터 연결되는데, 족배동맥피판에 포함시키는 신경은 주로 근심부를 담당하는 신경을 많이 이용하게 된다.

실제로 족배동맥피판을 거상할 경우 먼저 조직 결손부의 형태와 크기를 계측하고 제2중족골을 중심축으로 하여 발등의 족배동맥과 표재정맥을 촉지하여 표시하여 피판 거상을 시작하게 되는데, 천층에서 제일 먼저 접하는 것이 표재정맥과 천신경 가지들이므로 이들에 대해 명확한 표면해부학 지식을 활용하는 것이 필수적이라 할 수 있다. 발등의 족배동맥 및 정맥을 표시할 경우 표재비골신경이 있을 것으로 예상되는 부위로 주행 방향을 그리고 시작하게 된다. 근막 피판의 변연부 피부를 절개할 때, 피하정맥들은 절단되지 않도록 주의하고 처음 계획한 피판의 크기와 위치를 고려하며 동시에 수여부의 정맥 위치 등을 고려하여 공여부 정맥 중 적절한 것을 선택하여 박리하게 된다. 근심부 절개시에는 비골신경의 천지를 확인할 수 있으며 최소한 2개 이상의 가지가 피판의 근심가장자리 외측에서 피판으로 들어가는 것이 확인되는데, 이 경우 감각신경이 재생을 도모하기 위해 이 신경은 절단하지 않고 보존하여 피판과 같이 채취하게 된다.

피판의 원심부까지 절개하여 표층 및 심부로부터 올라오는 정맥을 확인하고 절단한 후 피판의 내측과 외측을 신건주위조직(paratenon of the extensor tendons)의 바로 위층을 따라 박리하게 되며, 내측으로는 장무지신근의 내측까지, 외측으로는 장지신근까지 박리하고, 건주위조직이 건조하지 않도록 젖은 거즈로 덮어주면서 정맥 및 신경 박리를 완성하게 된다. 이때 신건주위조직이 건조해지지 않도록 유지하는 것이 수술 후 기능적인 면에서 유리하며, 이를 위해 건주위조직의 건조가 빨라지는 것을 예방하기 위해 토니켓(tourniquet)을 풀고 거상하는 것이 추천되기도 한다.

IV. 요약

족배동맥피판은 일찍이 상지 및 손 재건에 많이 사용됐는데, 1973년 O'Brien, Shanmugan 등이 해부학적 기초를 제시하고, 1975년 McCraw와 Furlow가 국소전이피판(local transposition flap)의 적용을 제시한 후, 1976년 Ohmori와 Harii에 의해 유리피판으로 활용되고 이어 1976년 Robinson, 1978년 Kamal MS 등, 1979년 Caffee HH와 Hoefflin SM등에 의해 하지 재건에 활용한 증례가 문헌에 보고되었다.[1-4, 21] 1982년 Morrison, Macleod 등은 처음으로 제2중족골을 포함한 골근막 족배동맥피판을 보고하였으며 1983년 Takami H도 손을 재건한 증례를 보고하였다.[5] 즉, 근육과 건막을 동시에 채취하여 손의 신근건(extensor tendon)의 운동을 회복시켜주고 피부도 같이 재건할 수 있으며, 피판에 신경을 포함시켜서 손의 감각을 회복시켜줄 수도 있고, 발가락을 같이 채취하여 이식함으로써 손가락도 재건해줄 수 있는 장점을 지닌다.

피판의 두께가 얇아서 구강 내 점막 및 혀의 결손부 재건에도 유용하게 활용할 수 있는데, 주로 구강저, 편도주위, 인두부 및 구개 결손부 등에도 유용하게 활용할 수 있다. 그외 안면부 외면에서는 입술, 코, 안와 부위의 결손부 재건에도 이용할 수 있으나, 피부의 색깔이 잘 맞지 않을 수 있는 단점도 보고되었다. 두경부 재건에는 1977년 Leeb DC 등, 1978년 Mazzarella LA 등, 1980년 Ben-hur가 족배동맥 피판으로 구강저를 재건한 증례를 각각 발표하였고,[22] 1978년 Acland와 Flynn 등은 구강저, 편도 주위 및 인두부의 악성종양 절제 후의 조직 결손부를 재건한 증례를 발표하였으며,[23] 1979년 Ohmori 등은 역시 제2중족골을 포함시킨 골근막 족배동맥피판으로 완전결손된 코를 재건한 증례를 발표하였다.[24] 또한, 1980년 Bell과 Barron, 1982년 Macleod와 Robinson 등은 피부와 중족골 또는 하나 이상의 여러 절골(phalanges)을 포함한 골피판으로 하악골과 연조직 결손부를 재건한 증례를 발표한 바 있었다.[25, 26]

또한, 1983년 Rheiner는 신경을 포함한 족배동맥피판으로 음낭재건(scrotal reconstruction)의 증례를 보고하였고,[27] Ismail은 족배근막피판(dorsalis pedis myofascial flap)을 개발하여 발목 부위 결손부를 재건한 증례를 보고하였는데, 이 조직피판에는 혈액 공급을 원활히 하기 위해 단무지신근을 포함시켰고, 결손부가 큰 경우는 부피가 큰 단지신근을 채취할 수 있음을 보고한 바 있었다.[28]

구강저를 위한 재건술에서도 족배동맥피판은 넓게 구강저를 덮을 수 있고 연하고 가동적이며 지방층이 얇아 감염에 대해 덜 취약하며, 정맥환류를 위한 여러 정맥 중에서 오직 하나만 성공해도 가능할 만큼 혈행을 잘 유지할 수 있는 등의 여러 장점이 보고되어 왔다. 그 밖에 긴 혈관을 가지 피판으로 형성이 가능하고, 여기에 건막, 신경, 근육, 골조직, 발가락 관절 전체 등을 포함시킨 복합 조직판(composite flap)으로 형성하여 재건이 가능하다고 보고되어 왔다.[21-23] 피판에 제2중족골을 포함시키면 하악골 일부와 피부 또는 구강 내 점막을 동시에 재건할 수 있는데, 제2중족골은 길이가 짧고 단단하므로 하악골 정중부와 골체부를 재건하는 목적으로만 활용이 가능하게 된다. 또한, 이 조직판은 골부분을 콧대로 사용하고 그 위를 족배 피부로 덮어줌으로써 코가 결손된 환자에게서도 활용하였으며, 중족골과 발가락 관절을 같이 채취하여 전체 악관절도 재건할 수 있어서 이때에는 중족골을 하악골의 상행지(ascending ramus)로 활용하는 것이 가능하며, 전술한 바와 같이 관절 자체를 이식할 경우 손에서 많이 이용해 왔는데 심한 손상을 받았거나 선천적으로 손가락 관절이 결손된 환자에서 활용될 수 있음이 보고되어 왔다.[29, 30] 제2중족골이나 두 번째 발가락을 모두 채취했을 경우 심미적으로 크게 문제는 없을 수 있으나, 수술 직후 다리를 절뚝거리거나 하지부의 감각 이상을 호소하는 경우가 있게 된다. 대부분 시간이 지나면서 회복되며, 꾸준한 재활치료의 도움으로 수술 전과 기능적으로도 어려움이 없도록 해야 한다.

일반적으로 감각피판이 가져야 할 이상적인 조건으로 피판이 얇아야 하고, 피판으로 주행하는 신경과 혈관의 해부학적 구조가 믿을 만해야 하며, 혈관의 직경이 크고 길이가 길어야 하며, 두점식별(two-point discrimination)이 4-10mm 정도의 가능성을 지녀야 한다는 것으로 알려져 있다. 또한, 운동기능의 복원을 위해서는 건, 골 등을 포함한 유리복합조직피판(free composite tissue flap)으로도 활용이 가능한 것이 이상적인 조건으로 여겨왔다.[10] 족배동맥피판은 발등에서 얇게 근막피판으로서 거상할 수 있는데, 대부분 털이 없고 긴 혈관을 지닌 피판으로 거상할 수 있는 장점을 지닌다. 또한, 동맥혈관의 직경도 2.57±0.09mm 정도로서 미세동맥 문합을 위해 적당하고, 색깔을 맞추기가 용이하며 유연성을 지니는 기능적 장점을 지녀서 특히, 구각부(oral commissure)를 비롯한 구순 주변의 전층피부가 필요한 재건에 용이한 장점도 지니는 것으로 보고되어 왔다.[31, 32]

족배동맥피판 거상 후 발생할 수 있는 대표적인 합병증으로는 공여부의 창상 치유가 늦어지고 발가락 및 발바닥 부위의 혈액 공급이 원활하지 않아 발생하는 족부허혈(foot ischemia)이 있을 수 있는 점으로, 특히, 나이가 많고 말초혈관 질환이 있거나 조절되지 않는 당뇨병이 있는 환자에서는 이러한 피판을 거상할 경우 신중에 신중을 기해야만 하고, 무엇보다 수술 전에 전경골동맥 및 후경골동맥들이 잘 연결되어 있어서 조직판 채취 후에도 발에 혈액 공급이 잘 될 수 있는지를 명확하게 확인해야 한다. 이를 위해 족배동맥피판을 이용한 성공적인 구강 내 재건을 위해서는 수술 전에 족배동맥과 제1배측중족골동맥의 존재 유무와 주행 위치를 최대한 정확히 예측하고, 동시에 족배동맥피판 거상 후 남게 되는 후경골동맥과 비골동맥이 온전하게 혈액 공급을 유지할 수 있는지 검사하는 것이 무엇보다 중요하다.

우선 임상적인 검사법으로 수술 전에 발등 중간에 족배동맥이 만져지는지를 확인하고, 알렌검사를 시행하여 족배동맥과 후경골동맥을 차례대로 차단하여 족척부 혈관에 의해 발등 쪽도 혈액 공급이 되는지를 확인해야 한다. 혈류가 확인되면 도플러 초음파(Doppler sonography) 검사를 이용해서 제1배측중족골동맥의 주행방향과 깊이를 찾게 된다. 그러나 요골유리전완피판에서의 알렌 검사와 달리 동맥을 차례로 차단하기가 임상적으로 쉽지 않기 때문에 대개는 도플러 검사에 의존하게 되며, 이러한 임상적인 검사법의 한계점 때문에 방사선 영상검사를 진행하게 된다. 수술 전의 방사선 검사를 활용하기 위해서는 하지부의 동맥촬영술(arteriography)을 시행하여 전후 영상(antero-posterior view)을 통한 제1배측중족골동맥의 유무와 측방영상(lateral view)을 통해 깊이를 가늠하는 기본적인 방법을 활용해왔다. 또한, 혈관질환 환자에서 해부학적 정보를 보다 정확히 얻을 수 있는 디지털감산 혈관조영술(digital subtraction angiography)을 많이 적용하기도 하였으나 침습적이고 요오드화합물 조영제의 부작용, 전리방사선 노출 및 좁은 촬영영역 등의 단점으로 최근에는 3차원 자기공명 혈관조영술(magnetic resonance angiography)을 주로 시행하게 된다.[33, 34]

자기공명 혈관조영술은 유체속도(time of flight) 강조기법이나 위상차(phase contrast) 강조기법 등의 개발로 신체 내 여러 혈관을 검사하는 데 유용하게 활용할 수 있으며, 특히 하지 및 족부에서 장골동맥(iliac artery) 및 하지동맥의 폐쇄성 질환의 연축현상 없이 느린 혈류에 민감하고 매우 정확한 민감도와 특이도를 지녀서 원위부 동맥의 평가에 많은 도움을 주는 것으로 보고되어 왔다.[35, 36] 이에 자기공명 혈관조영술은 심한 근위부 폐쇄를 지닌 환자에서뿐만 아니라, 족배동맥 및 제1배측종족골동맥의 다양한 분포를 미리 확인하여 정확한 혈류분포를 파악함으로써 피판의 성공률을 높이기 위해서 가능한 수술 전에 미리 시행하는 것이 바람직할 것으로 사료된다.

피판 박리시 가장 중요한 것은 제1배측중족골동맥을 피판에 포함시키는 과정인데, 이 동맥은 기시부부터 원심부로 주행하는 동안 종족골간 근육 속에 위치하므로 박리가 쉽지 않고, 또한 제1배측중족골동맥이 기시되는 부위를 박리하는 것이 매우 어렵기 때문이다. 우선 첫 번째와 두 번째 발가락 사이에서 동맥 박동을 이용해서 찾아보고, 찾기가 어려운 경우 찾아질 때까지 근육을 박리하면서 이 동맥과 족배동맥, 척측연결지가 완전히 정맥과 같이 박리되어 육안으로 확인이 가능할 때까지 박리해야 한다. 찾게 되면 먼저 동맥과 정맥의 척측 연결지를 결찰하고 절단함으로써 피판이 제1, 2 중족골 사이에서 근심 쪽 혈관만 연결된 채로 남게 되므로, 동맥끝을 피판 가장자리에 봉합하는 것이 중요하다(그림 4.3, 4.4). 이 동맥의 끝이 계속 심장박동에 의해 움직이므로 피판거상을 진행하면서 지속해서 참고할 수 있으며, 동맥 심부를 박리함으로써 제1, 2신근건 사이와 동맥의 천층에 있는 연조직을 모두 피판에 포함시킬 수 있고, 동맥으로부터 분지되어 피부에 혈액을 공급하는 혈관들이 이 연조직 속에 포함되어 있음을 이용하여 같이 피판을 거상시키게 된다. 박리는 원심부에서 근심부 쪽으로 진행하며, 혈관이 단무지신근 하방을 통과하므로 이 근육의 양쪽을 미리 표시(그림 4.8)하고 절단하면서 근심 쪽으로 거상을 진행하도록 한다. 발목관절부에서는 선택한 정맥과 족배동맥을 노출시키기 위해 피판의 근심부에서 발목 쪽으로 피부를 절개하고 하신근지대를 역시 미리 표시한 후에 절단하게 된다.

족배부 근심부에서 족배동맥을 박리하여 찾은 다음 원심부로 박리해가면서 내과동맥 및 외과동맥 그리고, 내측 및 외측족근동맥, 궁상동맥과 동반정맥을 찾아서 각각 결찰함으로써 피판을 모두 거상하면 완전히 박리되어 족배동맥에 의해서만 피판이 연결되어 있게 된다. 피판을 발등의 원래 위치로 재위치시켜서 혈액순환이 안정되도록 최소한 10여 분 이상을 피판의 색깔, 혈액순환, 진피층의 출혈 등을 관찰한 후에 족배동맥을 결찰하도록 하며, 반대로 피부에 혈액 공급이 더디거나 박동이 느껴지지 않으면 혈관에 경련이 발생하거나 다른 미세한 혈관 손상을 받았을 가능성이 있으므로 혈관에 혈관 확장제를 도포하거나 수술현미경으로 동맥을 검사해서 수축이 되거나 손상을 받은 부위에 대해 재차 확인 후 피판을 떼도록 해야 한다.

다른 합병증으로 건주변 조직의 손상, 피부 이식된 부위 하방으로 지혈이 부적절하거나 연조직 봉합이 제 위치에서 이루어지지 않을 경우 지속적인 합병증이 생길 수 있으므로 특히, 주의해야 하며, 그림 4.4, 4.5에서 보여주는 바와 같이 족배동맥 및 제1배측중족골동맥의 다양한 변이를 항상 염두에 두고 근본적으로 족배동맥피판을 이용할 수 없는 경우가 있음을 반드시 명심하는 자세가 필요하다고 생각된다.

References

1. Azevedo LFL, Zenha H, Rios L, Cunha C, Costa H. Dorsalis pedis free flap in oromandibular reconstruction. Eur J Plast Surg 2010;33:355-9.
2. O'Brien BM, Shanmugan N. Experimental transfer of composite free flaps with microvascular anastomoses. Aust N Z J Surg 1973;43:285-8.
3. McCraw JB, Furlow LT. The dorsalis pedis artierialized flap: a clinical study. Plast Reconstr Surg 1975;55:177-85.
4. Ohmori K, Harii K. Free dorsalis pedis sensory flap to the hand with microvascular anastomoses. Plast Reconstr Surg 1976;58:546-51.
5. Morrison WA, O'Brien BM, Macleod AM. The foot as a donor site in reconstructive microsurgery. World J Surg 1979;11:43-52.
6. Choi TH, Son DG, Han KH. Classification and reconstructive strategies of first web space contracture. J Korean Soc Plast Reoconstr 2001;28:522-30.
7. Son DG, Kim HJ, Kim JH, Han KH. Dorsalis pedis free flap for hand reconstruction: a technique to minimize donor deformity. Kor J Microsurg 2004;13:43-50.
8. Alagoz MS, Orbay H, Uysal AC, Comert A, Tuccar E. Vascular anatomy of the metatarsal bones and the interosseous muscles of the foot. J Plast Reconstr Aest Surg 2009;62:1227-32.
9. Kim JK, Chung IH, Lee HY, Yoon KH, Kil YC. Morphological study on the dorsalis pedis and first dorsal metatarsal arteries in Koreans. The Korean J Anat 2001;34:65-73.
10. Li FZ, Yi XG, L HS, Wang YX, Wang YK. The blood vessels and nerves of the dorsalis pedis flap. Clinical Anatomy 1989;2:9-16.
11. Strauch B, Yu HL. Atlas of microvascular surgery;anatomy and operative approaches. 2nd ed. New York, Stuttgart: Thieme;2006: 372-87.
12. Putz R, Pabst R. Sobotta atlas of human anatomy, 14th ed. Munich: Elsevier, Urban & Fischer, 2006.
13. Standring S, ed. Gray's anatomy: the anatomical basis of clinical practice, 39th ed. New York: Elsevier Churchill Livingstone, 2005.
14. Lee JH, Dauber W. Anatomic study of the dorsalis pedis-first dorsal metatarsal artery. Ann Plast Surg 1997;38:50-5.
15. Choi SJ, Jun BH. The extensor digitorum brevis muscle island flap for soft tissue loss around the ankle and distal foot. Kor J Microsurg 2005;14:131-7.
16. Serafin D. The extensor digitorum brevis flap. In: Serafin ed. Atlas of microsurgical composite tissue transplantation. 1st ed. Philadelphia: WB Saunders;1996: 311-20.
17. Kalin PJ, Hirsch BE. The origins and function of the interosseous muscles of the foot. J Anat 1987;152:83-91.

18. Riegger CL. Anatomy of the ankle and foot. Physical Therapy 1988;68:1802-14.
19. Taylor GI, Caddycm, Watterson PA, Crock JG. The venous territories(venosome) of the human body: experimental study and clinical implications. Plast Reconstr Surg 1990;86:185-213.
20. Imanishi N, Kish K, Chang H, Nakajima H, Aiso S. Anatomical study of cutaneous venous flow of the sole. Plast Reconstr Surg 2007;120:1906-10.
21. Robinson DW. Microsurgical transfer of the dorsalis pedis neurovascular island flap. Br J Plast Surg 1976;29:209-13.
22. Ben-hur N. Reconstruction of the floor of the mouth by a free dorsalis pedis flap with microvascular anastomosis. J MaxFac Surg 1980;8:73-7.
23. Acland RD, Flynn MB. Immediate reconstruction of oral cavity and oropharyngeal defects using microvascular free flaps. Am J Surg 1978;136:419-23.
24. Ohmori K, Sekiguchi J, Ohmori S. Total rhinoplasty with a free osteocutaneous flap. Plast Reconstr Surg 1979;63:387-94.
25. Bell MS, Barron PT. A new method or oral reconstruction using a free composite foot flap. Ann Plast Sung 1980;5:281-7.
26. MacLeod AM, Robinson DW. Reconstruction of defects involving the mandible and floor of mouth by free osteo-cutaneous flaps derived from the foot. Br J Plast Surg 1982;35:239-46.
27. Rheiner P. Reconstruction of scrotum with a free flap-late results. Handchir Mikrochir Plast Chir 1983;15:261-4.
28. Ismail TI. The dorslis pedis myofascial flap. Plast Reconstr Surg 1990;86:573-6.
29. Banis JC Jr. Thin cutaneous flap for intraoral reconstruction: the dorsalis pedis free flap revisited. Microsurgery 1988;9:132-40.
30. Zuker RM, Manktelow RT. The dorsalis pedis free flap: technique of elevation, foot closure, and flap application. Plast Reconstr Surg 1986;77:93-104.
31. Naasan A, Quaba AA. Reconstruction of the oral commissure by vascularized toe web transfer. Br J Plast Surg 1990;43:376-8.
32. Koshima I, Inagawa K, Urushibara K, Moriguchi T. Combined submental flap with toe web for reconstruction of the lip with oral commissure. Br J Plast Surg 2000;53:616-31.
33. Oser RF, Picus D, Hicks ME, Darcy MD, Hovsepian DM. Accuracy of DSA in the evaluation of patency of infrapopliteal vessels. J Vasc Interv Radiol 1995;6:589-94.
34. Carpenter JP, Owen RS, Holland GA, Baum RA, Barker CF, Perloff LJ *et al.* Magnetic resonance angiography of the aorta, iliac, and femoral arteries. Surgery 1994;116:17-23.
35. Lee HM, Wang Y, Sostman HD, Schwartz LH, Khilnani NM, Trost DW *et al.* Distal lower extremity arteries: evaluation with two-dimensional MR digital subtraction angiography. Radiology 1998;207:505-12.
36. Lee JM, Kang SG, Byun JN, Kim YC, Choi JY, Kim DH *et al.* Evaluation of the pedal artery: Comparison of three-dimensional gadolinium-enhanced MR angiography with digital subtraction angiography. J Korean Radiol Soc 2002;47:21-6.
37. 대한의사협회 의학용어실무위원. 의학용어집 제5판. 대한의사협회, 2008.

5

견갑 및 부견갑피판

Scapular & parascapula flap

견갑피판(scapular flap)은 1978년 일본의 Saijo[1] 등이 시체 해부를 통해 견갑회선동맥(circumflex scapular artery)과 흉배동맥(thoracodorsal artery)이 혈류 공급을 하는 영역을 확인하고 견갑회선동맥의 횡근막피부지(transverse septocutaneous branch)에 의한 지방피부피판(lipocutaneous flap)으로 처음 기술하면서 알려지게 되었다. 1982년에 Gilbert 등,[2] Hamilton 등,[3] Barwick 등[4] 및 Urbaniak 등[5]이 연달아 견갑피판의 유용성을 보고하였는데, 1984년 Dos Santos[6]가 35구의 사체에서 70개의 견갑회선동맥의 분포 및 혈관영역이 일정함을 확인하고 이를 바탕으로 1979년에 화상에 의한 하지부 반흔수축 환자의 재건에 처음으로 견갑유리피판을 시술하였음을 보고하였다. 견갑피판이라 하면 일반적으로 견갑골(scapular bone)을 채취하는 골피부피판으로 이해하기 쉬우나, 처음부터 문헌에서 기술되어 온 견갑피판 및 부견갑피판(parascapular flap)은 인체 내 여러 결손부 및 구강악안면부의 연조직 결손부를 일차적으로 재건하기 위해 사용된 근막피부피판으로 이해되어 왔다.

부견갑피판은 견갑회선동맥의 또 다른 피부가지인 하행지(descending branch)를 주 영양혈관으로 하는 근막피부피판으로서 1982년 Nassif 등[7]이 이러한 분포를 확인하고 상지에 발생한 조직 결손부 재건에 응용함을 처음으로 보고한 이후, 1984년 Fissette 등[8]이 손바닥 재건에 활용함을 보고하였고, 1984년 Rowsell 등[9]은 100구의 사체 해부를 통해 견갑하동맥(subscapular artery)과 흉배동맥의 혈관해부를 보고하였다. 1985년 Kim 등[10]은 어깨와 상지의 연조직 재건에 유경부견갑피판(pedicled parascapular flap)을 이용했음을 보고하였으며, 1987년 Hallock 등[11]은 액와부 화상에 의한 수축된 반흔을 개선하는 데 이용했음을 각각 보고하였고, 1988년 Kon[12]은 부견갑피판을 안면부 재건에 이용했음을 보고하면서 널리 알려지게 되었다.

그리고 이러한 피판에 견갑골의 일부를 포함시킨 견갑골피판(scapular osteocutaneous flap)은 1985년 Silverberg 등[13]이 10명의 악성종양 및 심한 외상에 의한

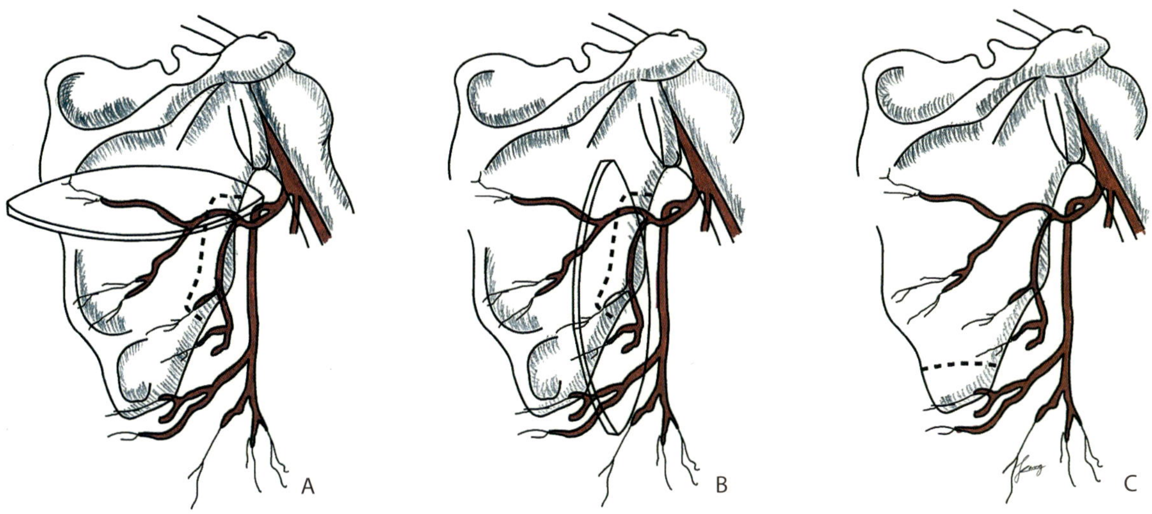

그림 5.1 The scapular skin paddle results in a flap orientation where the vascular pedicle is positioned posteriorly and the skin paddle lies perpendicular to the bone graft(A), the parascapular skin paddle results in a flap orientation where the vascular pedicle is positioned posteriorly and the skin paddle lies paeallel to the bone graft(B), the scapular tip is based on the angular branch of the thoracodorsal artery(C).

하악골 결손 환자에서 처음으로 견갑골의 일부를 포함시킨 견갑골피판을 이용함을 보고한 이후, 1986년 Swartz 등[14]은 상하악골 동시재건에 활용한 예를, Granick 등[15]은 하안면부의 광범위한 복합결손부의 재건에 활용했음을 보고하였고, 1988년 Baker 등[16]은 하악골재건을 절제와 동시에 진행했음을 보고하였다. 또한, 1990년 Laitung 등[17]은 미리 조직확장술을 통해 견갑피판을 다양하게 적용할 수 있음을 보고하였고, 1991년 Coleman 등[18]은 흉배동맥의 가지에 의한 견갑골의 하각(inferior angle)부를 같이 채취함으로써 골피판과 근막피부피판의 거리를 충분히 가지는 피판으로서 유용함을 보고하였다(그림 5.1).

국내에서도 다른 유리피판에 비해 상대적으로 많이 활용되지는 못하였는데 1995년 Lee 등[19]은 서양인 사체 15구에서 채취한 23개의 견갑골의 형태를 분석하여 치과용 임플란트 식립과 관련하여 견갑골의 외형 및 피질골과 망상골의 양에 대한 형태계측학적 분석을 시도한 바 있었다.

이처럼 견갑골피부피판은 골과 연조직을 다양한 크기로 동시에 얻을 수 있는 장점을 가지고 있어 상하악의 동시 재건이나 골과 연조직을 동시에 포함하는 광범위한 악안면 결손부에 유용하게 고려될 수 있다. 특히, 견갑골은 두께가 얇은 부분을 이용하여 안와, 두개저, 상악골 일부 및 구개부의 재건에 활용[20, 21]될 수 있으며 특히, 구개상악골 복합결손부에 응용할 수 있음이 최근에 보고되어 왔으며,[22] 다른 피판에 비해 혈관경의 길이가 상대적으로 길고 직경도 비교적 커서 혈관문합에 유리한 장점도 지니며, 골과 연조직의 거리를 두면서 삼차원적인 재건이 가능하여 기능적인 악안면부의 재건도 고려할 수 있는 장점이 알려져 있다. 그러나 채취를 위해서는 수술 중 환자의 위치를 반드시 바꾸어야 하는 단점은 다른 여러 우수한 장점에도 불구하고 견갑 및 부견갑피판을 선택하는 데 주저함을 가져오는 것은 사실이며, 구강악안면부의 수술과 동시에 앙와위(supine position)에서 얻을 수 있는 여러 피판에 대한 고려 이후에 차선책으로 선택되어 온 것도 사실이었다.

이에 5장에서는 비록 차선책으로 활용될 수 있는 피판임에도 불구하고 다른 피판에 비하여 견갑 및 부견갑피판이 가진 장점 및 특징에 대해 중점적으로 알아보고, 이를 통해 언제든 자신 있게 선택할 수 있는 구강악안면 재건용 피판으로서 활용할 수 있도록 저자 등의 경험을 바탕으로 36종의 문헌과 5종의 아틀라스 및 6종의 피판 관련 외국서적을 총괄하여 정리하였다.

I. 견갑골과 견관절

견갑, 부견갑피판 및 견갑골피판을 총체적으로 이해하기 위해서는 먼저 견갑골 및 주변 견관절(shoulder joint)의 생역학을 고려해야 하는데, 어깨를 움직이는 견관절은 견갑관절 또는 어깨관절로서 하나의 독립된 관절이 아니라, 여러 개의 관절이 복합되어 만들어진 복합 관절로 견부복합체(shoulder complex)로 불리며 넓은 운동범위를 지니는 활액관절로 알려져 있다. 견갑골은 견관절을 통해 어깨의 기본적인 세 종류의 회전운동과 전후방의 운동 등을 담당하는데, 견관절은 상완골과 견갑골 사이에 이루어지는 상완와관절(glenohumeral joint), 견갑골과 쇄골 사이의 견봉쇄골관절(acromioclavicular joint) 및 쇄골과 흉골 사이의 흉쇄관절(sternoclavicular joint)을 모두 포함하는 의미이며, 이 주에 견갑골과 흉벽은 인대와 근육으로 연결된 일종의 섬유관절로서 견갑흉곽관절(scapulothoracic joint)로서 표현되고, 견갑골과 관련된 어깨 운동은 이러한 3개의 활액관절과 1개의 섬유관절로 이루어진다.[23, 24]

견갑골은 날개뼈, 어깨뼈 또는 어깨날(shoulder blade)이라고 불리는 역삼각형 모양의 납작하고 편평한 골이며, 흉곽의 후방 외측 상부에 대략 제2늑골과 제7늑골 사이에 위치한다. 전체적으로 본체(body), 경부(neck) 및 관절부(glenoid)로 나뉘어 특징적인 구조를 지닌다. 견갑골 본체는 전방 및 후방의 두 면과 상부, 내측 및 외측 경계면의 세 가장자리 및 부속돌기들로 구성되어 있으며, 상부, 하부 및 외측각의 3개의 각을 지닌 역삼각형 모양의 얇은 골로서 전상방에는 견갑극이 상측방으로 주행하고 그

측방 끝에는 상완골(humerus)이 견갑골의 관절와(glenoid fossa)와 합쳐져서 상완와관절을 이루게 된다. 또한, 본체는 내변, 외변 및 상변의 세 변과 전방 및 후방의 두 면, 그리고 부속돌기들로 구성된 체부는 척추에 평행한 세로 수직선을 이루는 내측 경계면과, 비교적 바깥쪽을 향해 내변과 70-80도 각도로 가로로 약간 하방을 향하여 수평하게 놓인 상부 경계면 및 내면과 약 30-40도의 각도를 이루면서 바깥쪽 상부로 진행하는 액와면(axillary border)이라고도 부르며 위로 올라갈수록 척추에서 멀어지는 외측 경계면으로 구성된다. 외변은 내변과 하방에서 만나서 대략 제6-7 흉추 높이에서 하각을 형성하고, 내변과 상변은 상각(superior angle)을 형성하며, 외변과 상변이 만나는 외각(lateral angle)에는 와부 또는 관절와가 있게 된다.[25, 26]

약간 오목한 견갑하와(subscapular fossa)로 되어 있는 전면에서 견갑하근이 기시하며, 후면은 견갑극(scapular spine)에 의해 극상와(supraspinatus fossa)와 극하와(infraspinatus fossa)로 나누어지고, 각각 극상근과 극하근이 기시한다. 내변의 상부 1/3 지점의 후방에서 시작하여 내변과 거의 90도를 이루면서 견갑골의 후면을 가로질러 견갑와에서 약간 떨어진 지점에까지 이르는 견갑극의 기시부에서 가시 모양의 골이 후방으로 튀어나와서 그 끝부분이 외측으로 돌출되어 견봉(acromion)이 된다. 견갑골 상방의 견갑극은 하방과 달리 횡경동맥(transverse cervical artery)과 승모근(trapezius muscle)으로부터 혈액 공급을 받기 때문에 이를 이용하면 승모근 골피부근막피판(trapezius osteomyocutaneous flap)을 채취할 수 있다.[27]

내측 및 외측 가장자리와 하부각은 2-3cm 정도의 폭과 1-1.5cm 정도의 두께를 가진 치밀해면골(corticocancellous bone)로 구성되어 있고, 내측으로 갈수록 1-2mm 정도의 두께를 지닌 얇은 치밀골로 구성된다. Lee 등[19]은 코카서스 15인의 견갑골을 분석한 결과로서 외측 가장자리는 7.86 ± 0.97mm의 폭경, 19.6 ± 2.86mm의 높이 및 12 ± 1.78cm의 길이를 지닌다고 보고하였으며, 또한, 피질골의 두께는 평균 외측 0.46 ± 1.48mm, 내측 1.78 ± 1.34mm, 후면 1.54 ± 1.11mm 및 전면 1.35 ± 0.87mm로 측정됨을 보고하였는데, 이를 바탕으로 견갑골의 외측가장자리는 골근막 견갑골피판 또는 혈행화된 골피판으로 채취가능하며 구강 내 치과용 보철물 제작을 위한 임플란트 식립이 가능함을 보고한 바 있다.[28] 즉, 얇은 견갑골의 중간 부분은 안와저(orbital floor) 및 구개부를 재건하는 데 적절하므로 미리 전층피부 이식을 통해 견갑골의 한쪽 면을 상피화시킨 후에 추후 견갑골과 이식된 피부편을 동시에 상악골 재건에 활용한 것으로, 견갑골의 얇은 익골 부위인 견갑익(scapular wing) 부분은 구개부를 형성하고 상부에 부착된 얇은 근육층에 피부 이식을 시행함으로써 비강과 구강 내 점막을 동시에 재건할 수 있음을 보고하였는데, 견갑골의 얇은 중앙부의 층판 구조와 측방의 두꺼운 골격구조를 동시에 지니고 있어서 얇은 경구개와 두꺼운 상악치조제를 동시에 재건하는 것이 가능함을 확인하였다.

또한, 하악골 재건시에는 내측 및 외측 가장자리의 두꺼운 부분을 보통 남자는 14cm, 여자는 10cm 정도의 길이로 채취하게 되는데, 견갑골의 하부 끝부분을 포함시키면 3-4cm 정도 더 길게 채취할 수 있는 것으로 보고되고 있다.[25, 26, 29]

II. 견갑부 근육 및 신경

견갑부의 근육들은 크게 승모근, 삼각근(deltoid muscle), 광배근(latissimus dorsi muscle) 및 대흉근(pectoralis major muscle)으로 이루어지는 표층 근육과 전거근(serratus anterior muscle)과 견갑하근(subscapularis muscle)의 심층 근육으로 나뉘며, 이외의 다른 근육은 중간층의 근육으로 분류된다. 견갑쇄골단위(scapuloclavicular unit)란 견갑골과 쇄골이 한 단위로 움직이기 때문에 붙여진 명칭으로 견갑쇄골단위와 척추를 연결하는 근육으로 승모근, 능형근(rhomboid muscle) 및 견갑거근(levator scapulae muscle)이 있으며, 반면에 견갑쇄골단위와 흉벽을 연결하는 근육으로는 전거근, 쇄골하근(subclavius muscle) 및 소흉근(pectoralis minor muscle)이 있다.[23, 24]

상완골과 견갑쇄골단위를 연결하여 상완와관절을 움직이는 근육들로는 삼각근, 대흉근, 광배근, 견갑하근, 극상근(supraspinatus muscle), 극하근(infraspinatus muscle), 소원근(teres minor muscle), 대원근(teres major muscle) 및 오훼완근(coracobrachialis muscle) 등이 있다. 이 근육들은 시작부는 대흉근, 삼각근 및 광배근 등의 표층근육과 나머지 다른 심층근육의 두 층을 이루어 상완와관절 운동에 관여하는데, 상완이두근(biceps brachii muscle)과 오훼완근 그리고 상완삼두근(triceps brachii muscle)의 장두는 기시부가 와상완관절의 바로 내측에 있어서 관절을 굴곡 및 신전시키는 기능을 담당하며, 특히 상완이두근은 외전운동, 상완삼두근은 내전운동을 담당한다. 그 밖에 상완골을 몸통에 연결하는 흉곽상완 근육들로는 대흉근의 흉골 부분과 대부분의 광배근이 있는데, 이 근육들은 와상완 관절과 견갑흉곽 관절을 함께 움직이는 기능을 지니며 이들 근육을 피판으로 채취한 이후에 근육들이 소실되어도 일상 생활에 필요한 견관절의 기능에는 큰 장애를 일으키지 않음이 보고되어 있다(그림 5.2).[23, 24]

견갑골 부위의 신경은 상지의 신경으로 대부분 상완신경총(brachial plexus)에서 시작되고, 그 밖에 11번 뇌신경인 부신경, 경부신경총의 분지인 여러 쇄골상신경(supraclavicular nerve), 제2흉추 신경의 분지인 늑간상완신경(intercostobrachial nerve), 횡격막을 지배하는 횡격막신경(phrenic nerve), 견갑거근으로 가는 신경, 능형근을 지배하는 견갑배신경(dorsal scapular nerve), 쇄골하근으로 가는 신경, 대흉근 및 소흉근을 부분적

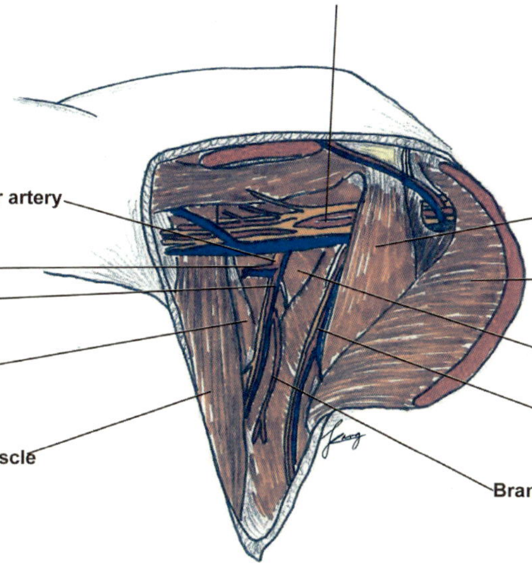

그림 5.2 Muscular anatomy related to subscapular artery and its branches

으로 지배하는 내외측흉근신경(medial and lateral pectoral nerve), 견갑하근과 대원근으로 가는 상하 견갑하신경(subscapular nerve), 광배근의 흉배신경(thoracodorsal nerve) 및 여러 피부신경 가지 등이 있다.

이 중 견갑상신경(suprascapular nerve)은 경추 5번과 6번 신경근이 합쳐져서 만들어진 상완신경총의 상부총(upper trunk) 위쪽에서 나오는데, 경부의 후삼각(posterior triangle)의 아래쪽을 주행하여 쇄골의 직상부에서 평행하게 외측으로 주행한다. 이후 견갑상절흔(supraclavicular notch)을 통과하여 후방으로 주행하여 극상근을 지배하고, 연속하여 견갑골의 경부 후방 위쪽을 지나 극하근도 지배한다. 견갑골을 채취할 때 견갑상절흔을 지나는 부분을 압박하여 일시적으로 마비 현상이 생길 수 있으므로 주의해야 한다. 또한, 쇄골하신경(subclavian nerve)은 상부총의 앞쪽에서 나와서 상완신경총과 큰 혈관의 앞쪽에서 외측 하방으로 주행하여 쇄골하근을 지배하는 가는 신경으로 피판을 채취할 때 직접 손상이 가는 경우는 없으나 팔을 장시간 들고 있는 과정에서 일시적인 마비 현상이 있을 수 있으므로 피판을 채취할 때 팔을 거상시키면서 한쪽 부위만 누르지 않도록 잡는 부위를 번갈아주는 것이 필요하다.

액와신경(axillary nerve)은 상완신경총의 후신경속(posterior cord)에서 시작하여 후방으로 진행하면서 대원근, 소원근, 삼두근의 장두와 상완골 경부의 내측으로 만들어지는 사각공간(quadriangular space)을 통과하여 후상완회선혈관(posterior humeral circumflex vessel)과 동반하여 후방으로 나오게 된다. 이후 소원근으로 가는 분지와 피부분지를 내고 270도 꺾여 앞으로 진행하면서 삼각근의 내면을 지나면서 지배하게 된다. 따라서, 견갑피판 채취시 후신경속 기시하는 부위나 사각공간에서 손상을 받는 경우가 있을 수 있으므로 주의해야 한다. 대부분 일시적인 압박에 의한 불완전 마비가 보고되고 있으나 역시 단시간 내에 회복된다.[23, 24, 30]

III. 견갑부의 동맥, 정맥 및 림프계

견갑골 부위의 혈관은 제2늑골의 후방 우측에서 대동맥궁(aortic arch)을 형성하는 상행대동맥(ascending aorta)에서 시작된다. 주로 기관(trachea)의 전방에 위치한 대동맥궁은 제4흉추의 좌측을 향해 후방 및 약간 좌측으로 주행하면서 그 첨부에서 차례로 무명동맥(innominate artery)과 좌측 총경동맥(common carotid artery), 그리고 좌측 쇄골하동맥(subclavian artery)을 분지하고 후하방으로 돌아서 내려간다. 무명동맥은 우측 흉쇄관절의 바로 후방에서 우측의 총경동맥과 우측의 쇄골하동맥으로 나뉘게 되고, 쇄골하동맥은 제1늑골의 외측 경계를 지나면서 이름이 액와동맥(axillary artery)으로 바뀌게 되며, 액와동맥은 어깨로 가는 여러 분지를 내면서 주행하여 대원근의 종지부 아래에서 상완동맥(brachial artery)으로 바뀌게 된다.[31, 32]

쇄골하동맥은 표현대로 쇄골하방의 동맥으로 좌측은 대동맥궁에서 직접 시작하고 우측은 무명동맥에서 시작하여 제1늑골의 외측에서 액와동맥이 되면서 끝나는 비교적 짧은 동맥이다. 짧은 주행 동안에 전사각근의 후방과 중앙사각근의 전방을 통과하면서 전사각근을 기준으로 세 부분으로 나뉘어 주요 동맥을 분지한다. 전사각근의 내측에서는 3개의 가지가 나와서 척추동맥(vertebral artery)과 갑상경동맥(thyrocervical trunk)이 위쪽에서 나오고, 아래쪽에서는 내흉동맥(internal thoracic artery)이라고도 불리는 내유동맥(internal mammary artery)이 시작된다. 전사각근부에서는 견갑골에 혈액을 공급하는 횡경동맥(transverse cervical artery)과 견갑상동맥(suprascapular artery)이 나오며, 하갑상선동맥(inferior thyroidal artery)도 나온다. 그리고, 전사각근을 지나서는 약 70% 정도에서만 존재하는 늑경동맥(costocervical trunk)을 내는데, 횡경동맥이 이 늑경총의 분지로 나오는 경우도 있다.[24-26]

쇄골하동맥의 연장으로서 제1늑골의 외측에서부터 대원근의 하방까지 약 15cm 정도의 길이를 가지고 있는 액와동맥은 제1늑골과 쇄골의 중앙부 및 견갑골의 상연으로 구성된 삼각형의 내부인 흉곽출구(thoracic outlet)의 안쪽으로 처음 주행하다가 액와부로 들어와서 이두근의 단두와 오훼완근의 내측을 향하여 주행하면서 전거근, 견갑하근, 광배근 및 대원근의 종지부들 전방으로 차례로 주행한다. 액와동맥의 외측으로는 오훼돌기와 오훼완근이 있으며 내측으로는 액와의 느슨한 지방 조직이 있게 되고, 쇄골의 하방을 지나면서 액와동맥은 상완신경총에 의해 둘러싸이기 시작하고, 진행방향에서 액와정맥(axillary vein)은 동맥의 전방에 위치하게 된다. 액와동맥은 소흉근을 기준으로 근위부, 후방 및 원위부로 나뉘어 세 부분으로 생각할 수 있는데, 근위부인 첫 부분에서 상흉동맥(superior thoracic artery)이 분지되고, 후방부에서는 흉견봉동맥(thoracoacromial artery)과 외측흉동맥(lateral thoracic artery)이 시작되며, 원위부에서는 견갑하동맥과 전방 및 후방 상완회선동맥이 분지하게 된다(그림 5.3).

이중 액와동맥의 가장 큰 분지로서 견갑하근 하방에서 시작되는 견갑하동맥(subscapular artery)은 상완신경총의 최종분지인 요골신경과 액와신경보다 앞쪽에서 시작하는데, 시작하자마자 흉배동맥과 견갑회선동맥(circumflex scapular artery)으로 나뉘게 된다. 흉배동맥은 액와의 후벽을 따라 처음 아래로 내려가면서 견갑골 외측부 중앙부위에 이르면 다시 광배근유리피판의 주 영양혈관이 되는 광배근 하방의 근막을 따라 주행하는 것과 흉곽의 외측을 향하여 늑간공간(intercostal space)과 전거근으로 주행하는 두 가지로 분지하게 된다(그림 5.4). 즉, 흉배동맥은 흉부의 뒷면이라는 명칭과 같이 처음에는 광배근의 심부에서 견갑하근의 하연을 하방으로 주행하면서 액와 뒷면의 근육들에 혈행을 공급하며, 동시에 흉곽으로 건너간 분지는 흉벽의 전거근 외측에서 전거근에 분포하는 신경과 같이 더 하방으로 주행한다. 흉배동맥은 결국 견갑하각부분에서 후견갑동맥과 만나서 견갑교통(scapular anastomosis)을 지니게 된다(그림 5.5). 따라서, 이론적으로는 견갑하동맥 상에서 혈관을 채취함으로써 견갑 및 부견갑피판 그리고, 광배근유리피판 및 전거근 골피판 등을 모두 포함하는 큰 복합 조직판을 형성할 수 있게 된다(그림 5.3).[29, 33, 34]

견갑 및 부견갑피판의 주 영양혈관인 견갑회선동맥은 견갑하동맥에서 분지되자마자 후방으로 주행하여 상완골의 소 조면 약 2.5cm 아래에서 견갑하근과 소원근 및 대원근 등에 의해 형성된 삼각공간(triangular space)을 통과하여 어깨 부위로 주행한다. 직경 약 2.5-3.5mm 정도의 견갑회선동맥은 같은 삼각공간으로 들어가는 액와신경보다 약 1-1.5cm 후방에서 들어가게 되며, 어깨 후방에서 소원근과 대원근 및 삼두근 장두로 형성된 삼각공간으로 나오게 된다. 이 삼각공간은 삼두근 장두의 하방에 있는데, 전술한 사각공간은 장두의 위쪽에 위치하게 되며, 따라서, 혈관이 후방으로 지나가는 지점은, 삼두근 장두의 하방 내측에 위치하게 된다. 후방에 도달하면 견갑회선동맥은 견갑골 외변의 후방을 따라 아래로 내려가면서 견갑골의 외측 연(lateral border)으로 몇 개의 가지를 내어 골막과 연결된 근육에 혈액 공급을 하고 계속 피부와 근막에 혈액을 공급하면서 직경 약 1.5-2.5mm 정도의 근막피부지(fasciocutaneous branch)가 되며, 이 근막피부지는 다시 횡지(transverse branch)와 하행지로 갈라져서 각각 견갑 및 부견갑피판의 주된 영양혈관이 된다. 이때 견갑하동맥의 기시부에서 견갑골 외측 가

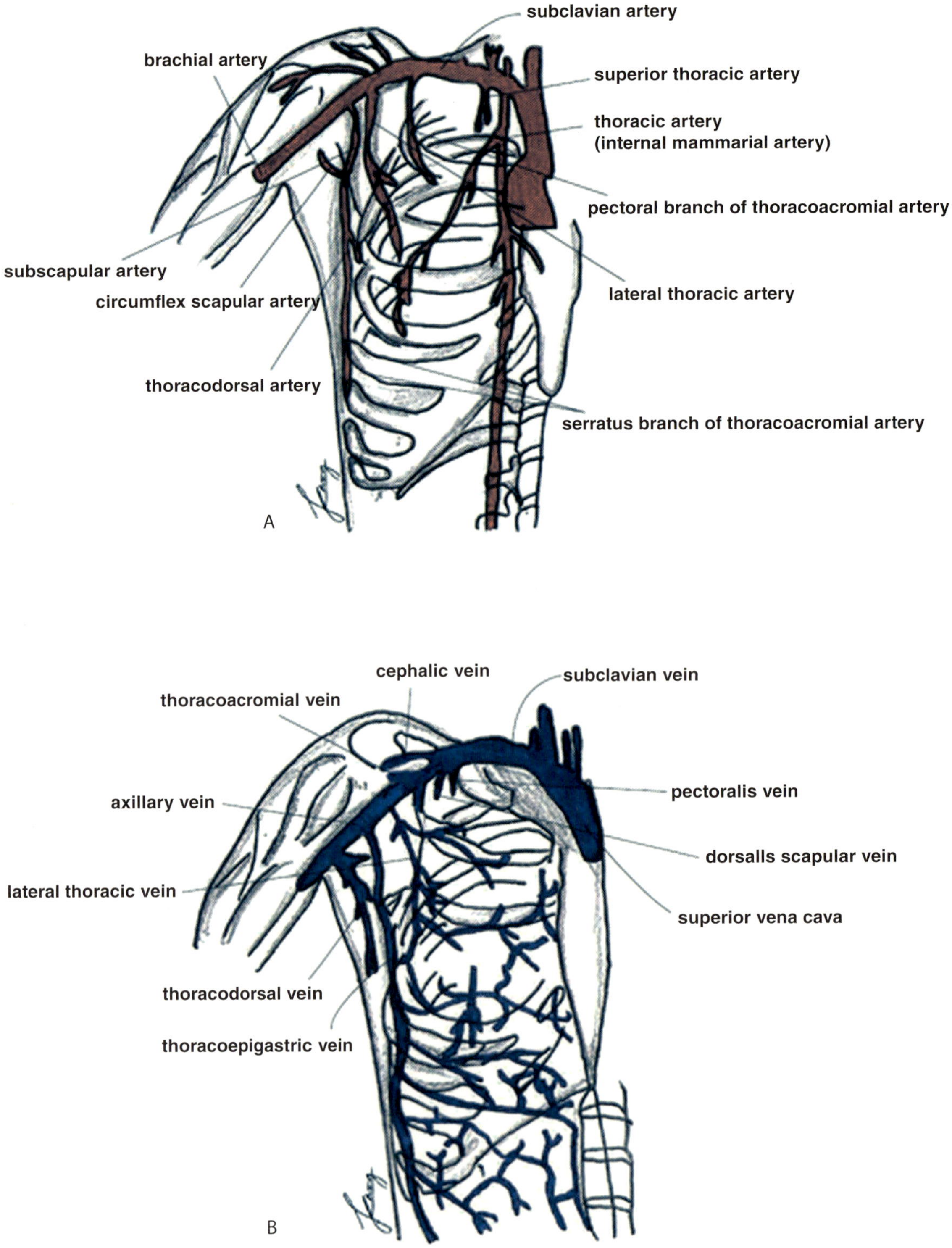

그림 5.3 Schematic drawing of subclavian artery and its branches(A), and subclavian vein and its branches(B)

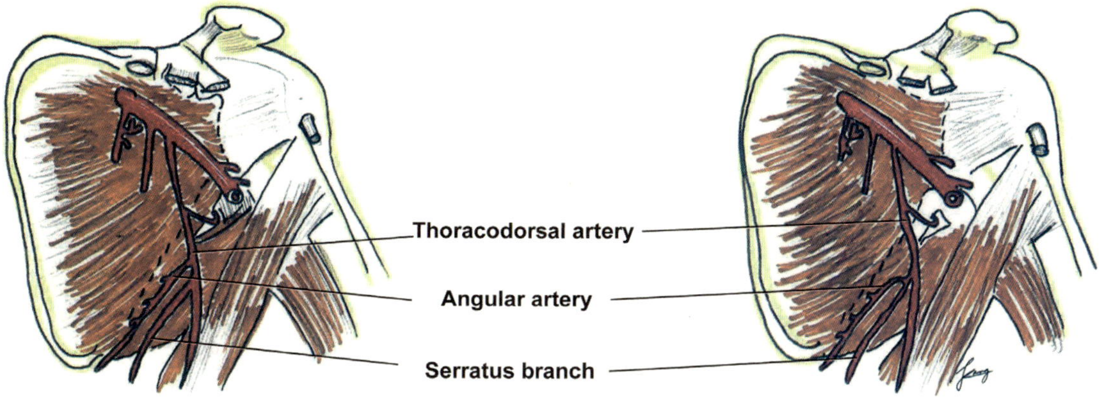

그림 5.4 Schematic drawings of the angular artery and serratus branch from the thoracodorsal artery

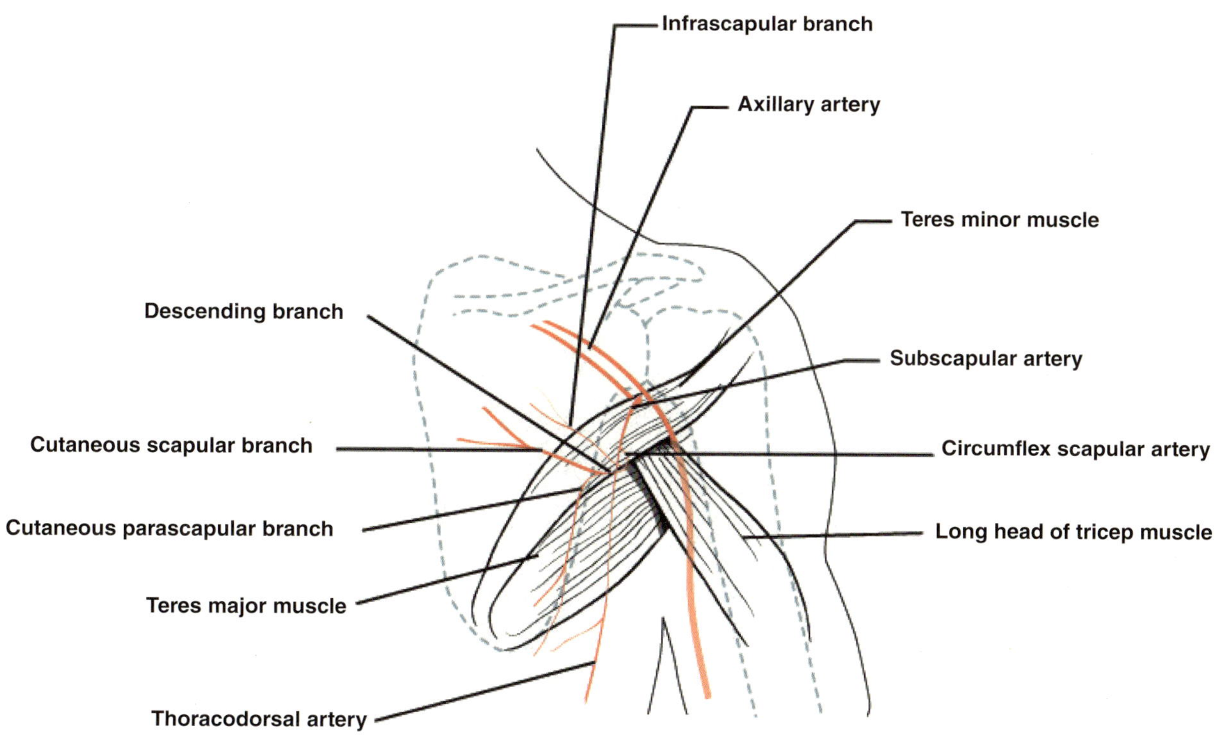

그림 5.5 Subscapular system and related muscles

장자리까지 혈관의 길이는 4-6cm, 견갑골에서 상방 피부까지는 2-3cm 정도로 파악되고 있다(그림 5.5).

견갑골 주위에서는 어깨 부분의 모든 혈관들이 견갑교통을 이루어 풍부한 혈관 내 교통을 이루고 있어서 견갑하동맥 및 견갑회선동맥에 의한 피판 채취 후에도 잔존하는 근막, 견갑골 및 근육은 모두 혈행이 유지되는 유리함을 지닌다. 반면에 액와동맥 이상에서는 혈관 결찰을 주의해야 하며 수술시에도 혈관 손상이 없도록 해야 하는데, 액와동맥이 만성질환에 의해 서서히 막히는 경우 손목 및 손가락의 괴사는 발생하지 않으나 대신 한냉 민감성 등이 발생하는 것으로 알려졌으며, 만약 액와동맥을 갑자기 결찰하게 되면 약 50% 정도에서 손목 이하 또는 손가락 일부가 괴사되는 것으로 알려졌다.[20, 35]

견갑 부위의 대부분 동맥은 2개의 동반정맥을 지니는데 쇄골하정맥이나 액와정맥은 하나의 동반정맥만 주행한다. 또한, 독립적으로 주행하는 정맥은 상완이두근의 외측과 삼각흉구를 주행하여 소흉근의 내측에서 액와정맥에 합류하는 요골전완피판을 채취할 때 익숙한 요측피정맥(cephalic vein)이 있으며, 또한 상완이두근의 내측을 주행하다가 상완의 중앙 1/2 부위에서 깊이 들어가 상완정맥에 합류하는 척측피정맥(basilic vein)이 있다. 액와정맥은 대원근의 하부에서 상완동맥을 따라 주행하는 2개의 동반정맥과 기저정맥이 합쳐져서 주행하게 되며, 액와동맥보다 전방에서 주행하여 제1늑골에 이르러서 쇄골하정맥(subclavian vein)이 된다. 액와정맥은 액와동맥의 바로 전방에서 주행하나 팔을 외전시킨 상태에서는 서로 밀착되게 되어 이 부위에서 동정맥 누공(arteriovenous fistula)이 잘 발생한다. 쇄골하정맥도 동맥보다 전방에서 주행하는데 전사각근이 제1늑골에 붙는 부위에서는 쇄골하정맥은 이 근육의 전방을 지나며 동맥은 근육의 후방을 지나게 된다. 이 부위에서 다른 동맥의 동반정맥 및 외경정맥(external jugular vein)과 합쳐지고 이어서 내경정맥(internal jugular vein)과 합해져서 무명정맥(innominate vein)으로 주행한다(그림 5.3).[22, 23, 32]

견갑부의 림프계(lymphatic system)는 림프관의 구조를 지니며 대부분 정맥을 따라 주행하는데, 요측피정맥 따라 주행한 림프관은 삼각흉구의 림프선으로 들어가고, 척측피정맥이나 상완정맥과 같이 주행한 림프관은 여러 개의 액와림프선(axillary lympn node)으로 들어간다. 또한, 유방 및 흉곽에서 올라온 림프관들도 몇 개의 림프선을 통과하여 액와정맥 주변으로 모여든다. 이러한 여러 림프관은 제1늑골에 이르러 모두 합쳐져서 쇄골하총(subclavian trunk)을 형성한다.

림프관이 목의 기저부에서 정맥으로 주입되는 양상은 좌우가 서로 다른데 좌측에서는 쇄골하총이 얼굴이나 목에서 온 경총(jugular trunk)과 함께 흉관(thoracic duct)에 주입되어 식도를 따라 위로 올라온 후에 큰 혈관들의 후방으로 돌아서 혈관의 상부에서 전방으로 나오면서 쇄골하정맥으로 주입되고, 쇄골하정맥과 내경정맥이 합해져서 무명정맥이 되기 직전에 이루어진다.[22, 23, 30] 반면에 우측에서는 쇄골하총과 경총 및 내유방총(internal mammary trunk)이 합쳐지거나 또는 개별적으로 전술한 3개의 대형정맥의 연결부로 주입된다.

IV. 요약

견갑 및 부견갑피판을 채취할 때에는 구강악안면부의 결손부에 대한 계측 및 필요한 피판의 크기와 기능을 결정하고 환자를 재위치시켜야 한다. 측와위(lateral position) 또는 후위로 위치시키며 팔을 들어 올리거나 측방으로 벌려서 겨드랑이를 노출시킨다. 견갑골을 촉지하여 전체 형태 및 견갑극의 형태를 표시하고(그림 5.6), 미리 확인해 둔 삼각공간을 도플러로 확인하여 견갑회선동맥이 후방으로 빠져나오는 위치를 확인하고 혈관의 주행 방향을 수평과 수직으로 각각 표시한다. 구강악안면 결손부에 필요한 피부피판의 크기와 모양으로 견갑 및 부견갑피판의 모양에 기준하여 혈관의 주행방향이 디자인한 피판의 중앙부에 오도록 위치시키고 전체적인 혈관의 길이와 삼차원적인 형태를 고려한다.

견갑피판에서의 내측경계는 환자 등의 중심선이고, 외측경계는 견갑회선동맥이 삼각공간으로 나오는 도플러 소리가 가장 크게 들리는 점을 기준으로 1.5cm 내외로 하며, 상방은 견갑극을 넘지 않도록 함으로써 위, 아래 12cm 정도의 폭경으로 디자인하게 된다. 디자인한 절개선에 맞추어서 내측에서 외측으로 절개하면 하방의 견갑하근과 대원근의 천층근막(superficial fascia) 위로 주행하는 횡지와 하행지가 보이며 이러한 혈관을 포함하여 피판이 거상되도록 혈관이 없는 층을 따라서 박리하게 된다. 대원근과 소원근 사이의 삼각공간에 가까워지면 삼각근을 견인함으로써 측방에서 견갑하선동정맥이 주행하는 것이 확인된다. 액와 중앙부에서 박리하여 액와동맥 및 견갑하동맥을 확인하고(그림 5.7), 박리한 혈관과 삼각공간이 통하도록 손가락으로 무디게 박리하여 피판거상부와 터널을 형성하게 된다. 견갑회선동맥의 심부가지인 골막분지를 확인하고 견인하여 확인하며, 터널을 형성하지 않고 거상된 피판 하방으로 혈관을 따라 박리하여 피판을 움직임 있게 만들 수도 있는데, 견갑하동맥을 액와동맥까지 박리하고 흉배동맥에서 분지되어 나오는 부위를 확인하고 결찰할 준비를 완료한다. 최종적으로 피판은 혈관에 의해서만 연결되어 있는 상태가 되므로 필요한 혈관의 직경과 길이에 따라 충분한 길이로 가능한 혈관이 큰 부위에서 결찰하도록 한다.

부견갑피판도 하방으로 견갑하각을 넘지 않도록 혈관을 중심으로 좌우 폭경 12-14cm, 전체 길이 24cm 정도로 디자인함으로써 채취 후 공여 부위가 직접 봉합이 가능하도록 하는데, 무엇보다 견갑회선동맥 하행지의 주행방향을 잘 파악하여 디자인하며, 12cm 정도의 폭경을 고려하여 직접 봉합이 가능하게끔 한다. 견갑회선동맥의 하행지를 따라서 아래쪽으로 길게 타원형으로 설계하고 하방 끝에서부터 절개하여 위쪽으로 주혈관을 박리하여 올라가게 되는데, 미리 도플러로 확인한 삼각공간을 확인하여 액와부로 진행하게 된다. 피판이 하나만 필요한 경우에는 우선 견갑피판을

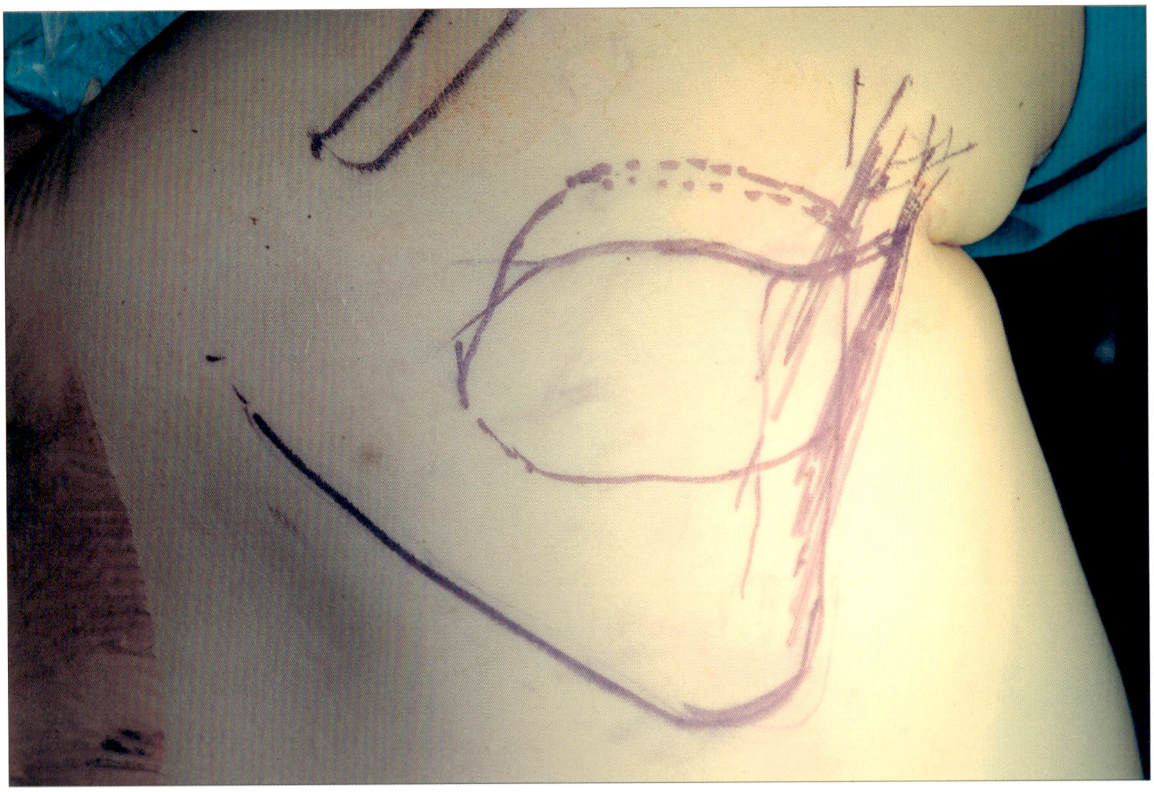

그림 5.6 Skin markings showing the scapular bone and scapular skin margins

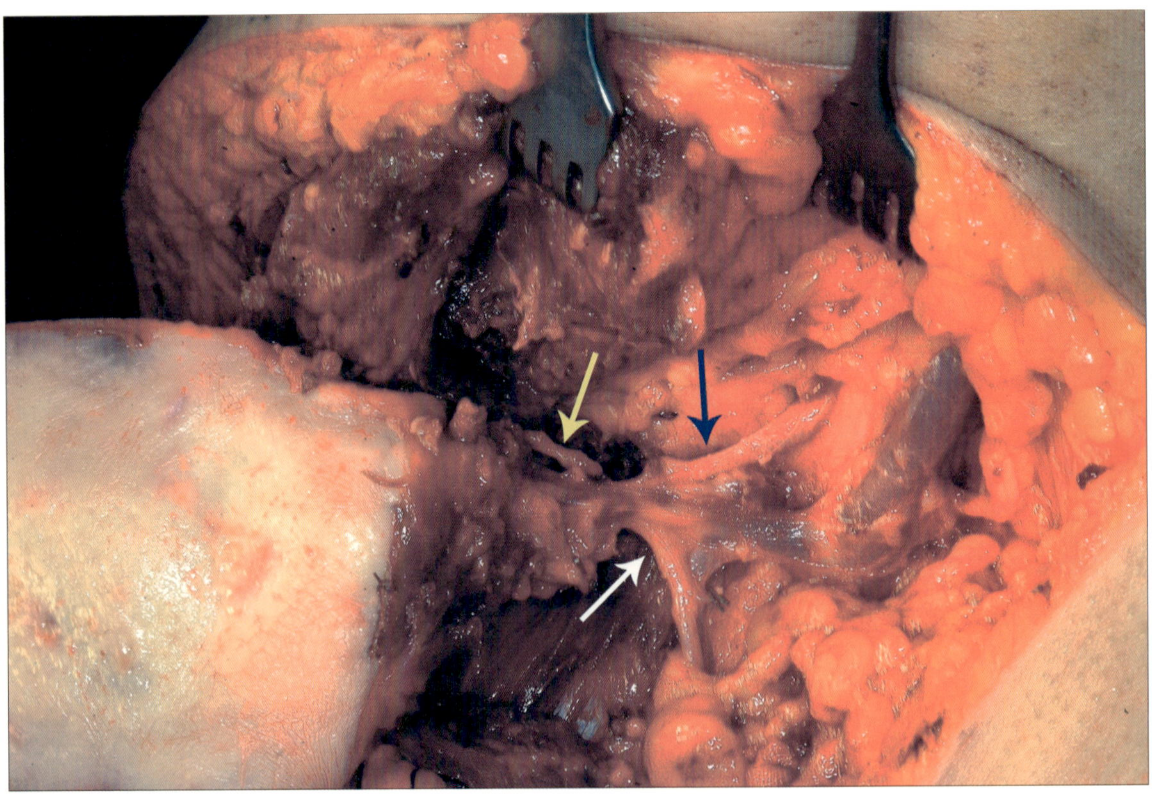

그림 5.7 Clinical view showing the circumflex scapular vessels and transverse branch

채취하고, 2개의 피판이 필요한 경우에 부견갑피판을 추가적으로 채취하게 되며, 근막의 포함 여부는 우선적으로 두께에 따라 달라지므로 상대적으로 얇은 피판이 필요한 경우 근막 위로 박리하게 된다.[28, 29]

견갑골피판을 거상할 때에는 추가적으로 견갑골의 외측연과 피판의 혈관을 분리하지 않은 상태에서 삼각근을 옆으로 박리하여 삼각공간을 노출시킴으로써 견갑골의 외측연에서 견갑회선동맥과 견갑골의 외측연으로 연결되는 골막분지 또는 심지를 찾게 된다. 대원근과 삼두근 장두를 젖히고 견갑회선동맥의 맥동성을 확인하여 혈관을 따라가서 견갑하동맥을 확인할 수도 있다. 이 과정에서 대원근과 견갑하근으로 가는 혈관 분지들은 세심히 결찰 또는 지혈하고 액와부에서 삼각공간 쪽으로 형성된 공간을 넓게 확장하여 혈관들이 명확하게 노출시켜야 한다. 견갑골 채취를 위해서 먼저 견갑골의 외측연을 손가락으로 눌러보고 내측으로 얇아지는 부위를 확인하고 골막이 다치지 않도록 주의하면서 대원근을 젖히고 극하근과 소원근을 절단해서 견갑골의 골막을 노출시킨다. 노출된 견갑골을 따라 두부 쪽으로 근육을 절제하면서 절제할 골의 크기만큼 확대시키며 동시에 견갑극 아래쪽을 박리하여 전술한 바와 같이 관절와 및 견관절 전체에 외상을 주지 않으면서 골조직을 필요한 만큼 절단한다. 이때 근육 일부를 같이 채취하기 위해서는 대원근을 거상, 박리하여 견갑하각에 붙어 있는 대원근을 일부 절제하여 골피판에 포함시키며 견갑하극부터 골을 절단하는데, 절단 시는 가능한 고정 후 진동톱(oscilating saw)을 사용하여 하부 골부착 근육부 및 주변 혈관에 손상을 최소화해야 한다. 견갑골을 움직여서 견갑골 내면에 부착되어 있는 전거근, 견갑하근 및 다른 근육들을 지혈하면서 절단하고 근육들을 따라 견갑회선동맥의 분지들을 확인하면서 외측연의 혈행 공급 부위는 손상주지 않도록 주의해야 한다. 견갑골피판이 주변 근육으로부터 완전히 떨어지게 되면 견갑회선동맥과 정맥들에만 의존하여 연결되게 되며 삼각공간과 액와 부위를 통한 혈관 전체의 길이를 확인하고 견갑하동맥 하방에서 혈관경을 얻게 된다(그림 5.8).

피판 채취 후 공여부는 배액관을 넣고 전거근 일부는 견갑골 하방 끝부분, 대원근은 견갑골의 외측연에 봉합하는 것과 같이 견갑골에서 절제 및 박리되었던 근육들을 재위치시키는 것으로 시작된다. 공여부에 대한 수술 후 처치는 보통 7일간 견갑관절을 움직이지 않도록 하고 이후부터 조금씩 스케줄에 따라 관절운동을 시키도록 하며, 배액관은 충분한 운동이 이루어짐을 확인하고 제거한다. 제거 후에 장액종이 발생하게 되면 추가로 배액관을 재삽입하는 것이 추천되는데, 이는 인체 내 다른 공여부와 달리 상대적으로 운동성이 많은 어깨관절 부위여서 압박보다는 지속적인 운동을 통해 해결하는 것이 나을 수 있기 때문이다.

장액종 외에도 견갑 및 부견갑피판 채취 후 발생할 수 있는 공여부의 합병증으로는 어깨기능 장애, 견갑골 골절 및 반흔형성 등을 들 수 있다. 견갑골의 일부를 같

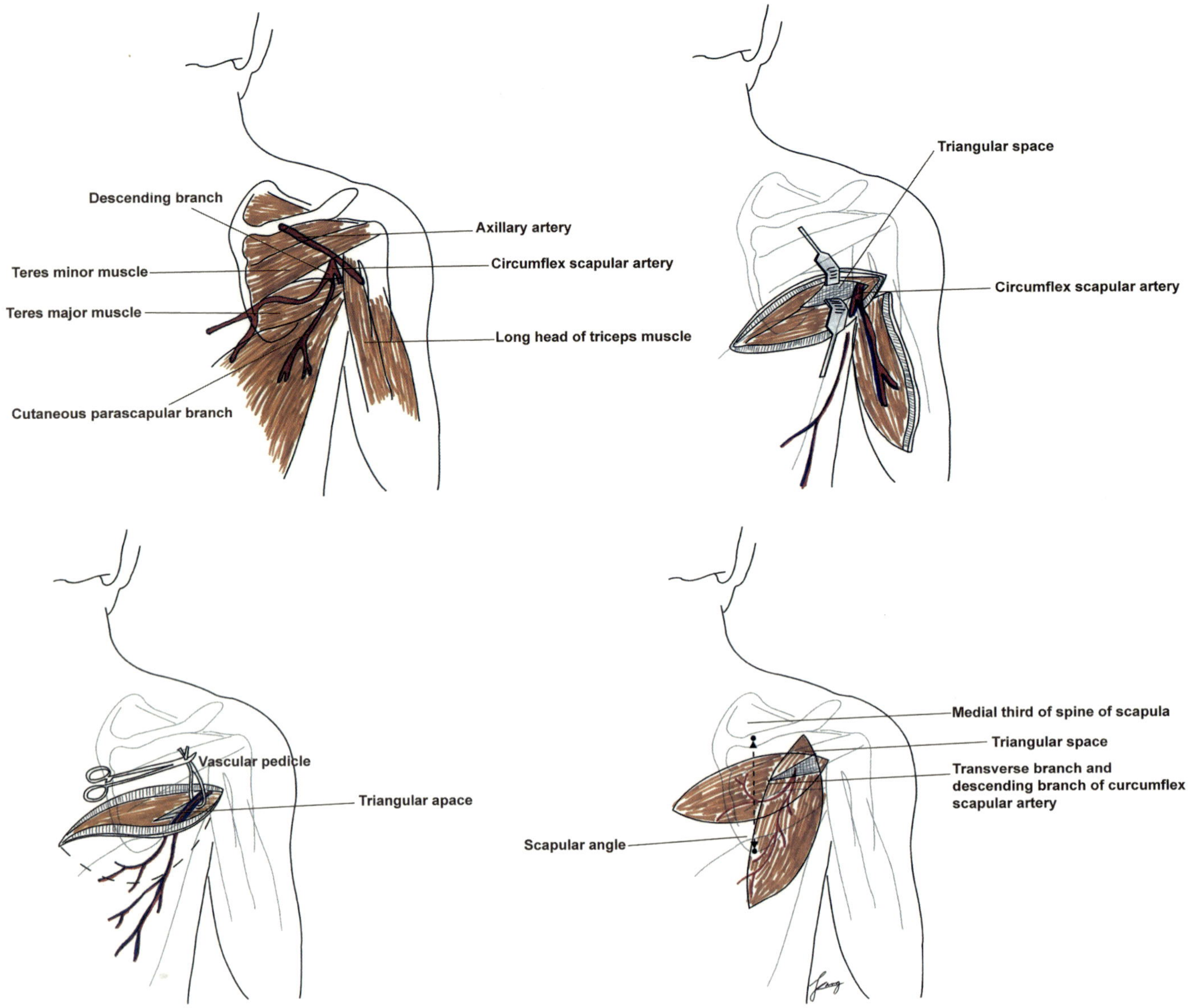

그림 5.8 Schematic drawings of triangular space and penetrating circumflex scapular artery with its transverse and descending branches

이 채취할 경우에는 재활의학과의 도움으로 수술 후 적절한 물리치료와 특히 스트레칭을 포함한 어깨운동을 지속시켜야 한다. 견갑골 자체가 골절되는 경우는 흔하지는 않으나, 지속적인 운동 부족으로 어깨관절의 변형이 생길 수 있고 움직임이 적어지면서 심하면 어깨를 전혀 움직이지 못할 경우도 발생할 수 있으므로 보통 수술 후 6개월 이상 꾸준하게 스트레칭을 동반한 물리치료를 추천하게 된다.[18, 19, 36] 그 밖에 젊은 환자에서 특히 문제될 수 있는 반흔형성은 심한 과증식성 반흔(hypertrophic scar)에 의한 것으로 어깨관절의 기능장애 등이 같이 유발될 수 있으므로, 창상이 벌어지는 단점을 해결하기 위해서도 피판 채취 후 봉합시 무리한 장력에 의한 봉합보다는 언제든지 전층피부 이식을 통해 창상의 변연부가 모두 포함될 수 있도록 장력이나 조직의 긴장감이 없도록 하는 것이 중요하고, 동시에 환자의 병력 및 가족력을 확인하여 유전적인 소인이 의심되면 스테로이드 제재를 같이 주사하면서 봉합하는 것이 필요하다.

견갑 및 부견갑피판은 처음에는 사지 및 복부 재건을 위해서 시도된 피판이나 이후 두경부 및 구강악안면부 재건에도 유용한 피판으로 알려졌다. 피부 하방의 지방층이 다른 근막유리피판에 비해 두꺼우나, 피부 색깔과 감촉이 안면부의 피부를 대신하기 유리한 장점이 있으며, 피판의 크기에서도 구강 내외 및 얼굴에 발생한 결손부를 충분히 재건할 수 있도록 크게 채취할 수 있는 장점을 가지며, 부견갑피판 또는 견갑골피판을 동시에 포함시켜서 채취하면 상악골의 일부 또는 하악골의 동시재건이 가능하고 이외에도 구강저, 인두, 협부 및 입술 주변의 연조직 결손부도 같이 재건할 수 있는 유용한 피판이라 할 수 있다. 또한, 견갑회선동맥은 환자에 따른 개체간 차이가 없이 항상 일정한 혈관분포를 지니므로 피판 거상 및 채취가 다른 피판에 비해 상대적으로 쉬운 장점도 지닌다. 비교적 쉽다.

그러나, 다른 근막피부피판과 달리 어깨 및 등의 피부 감각을 담당하는 신경은 늑간신경(intercostals nerve)의 배측지들(dorsal rami)이고, 견갑회선동맥과 같이 주행하는 신경이 없어서 채취한 조직피판에 감각재생을 도모하기에는 한계가 있으며, 무엇보다 수술시 환자의 위치를 바꾸는 것에 따른 술자의 부담감은 앙와위에서 채취할 수 있는 다른 여러 근막피부피판 및 천공지피판에 비해 우선적인 선택을 주저하게 하는 근본적인 제한점이 존재함을 기억해야 한다.

표 5.1 Korean translational language of anatomical muscles, vessels and nerves in the scapular region

Acromioclavicular joint	견봉쇄골관절	Latissimus dorsi muscle	광배근
Acromion	견봉	Levator scapulae muscle	견갑거근
Aortic arch	대동맥궁	Medial pectoral nerve	내측흉근신경
Ascending aorta	상행대동맥	Parascapular flap	부견갑피판
Axillary artery	액와동맥	Pectoralis major muscle	대흉근
Axillary nerve	액와신경	Pectoralis minor muscle	소흉근
Axillary vein	액와정맥	Phrenic nerve	횡격막신경
Basilic vein	척측피정맥	Posterior cord	후신경속
Biceps brachii muscle	상완이두근	Posterior humeral circumflex vessel	후상완회선혈관
Brachial artery	상완동맥	Rhomboid muscle	능형근
Brachial plexus	상완신경총	Scapular anastomosis	견갑교통
Cephalic vein	요측피정맥	Scapular bone	견갑골
Circumflex scapular artery	견갑회선동맥	Scapular flap	견갑피판
Common carotid artery	총경동맥	Scapular spine	견갑극
Coracobrachialis muscle	오훼완근	Scapulothoracic joint	견갑흉부관절
Costocervical trunk	늑경동맥	Serratus anterior muscle	전거근
Deltoid muscle	삼각근	Shoulder complex	견갑복합체
Descending branch	하행지	Shoulder joint	견관절
Dorsal scapular nerve	견갑배신경	Sternoclavicular joint	흉쇄관절
External jugular vein	외경정맥	Subclavian nerve	쇄골하신경
Fasciocutaneous branch	근막피부지	Subclavian artery	쇄골하동맥
Glenohumeral joint	상완와관절	Subclavian vein	쇄골하정맥
Glenoid fossa	관절와	Subclavius muscle	쇄골하근
Humerus	상완골	Subscapular artery	견갑하동맥
Inferior angle of scapula	견갑골의 하극	Subscapular fossa	견갑하와
Inferior thyroid artery	하갑상선동맥	Subscapular nerve	견갑하신경
Infraspinatus fossa	극하와	Subscapularis muscle	견갑하근
Infraspinatus muscle	극하근	Superior thoracic artery	상흉동맥
Innominate artery	무명동맥	Supraclavicular nerve	쇄골상신경
Innominate vein	무명정맥	Supraclavicular notch	견갑상절흔
Intercostal nerve	늑간신경	Suprascapular artery	견갑상동맥
Intercostal space	늑간공간	Supraspinatus fossa	극상와
Intercostobrachial nerve	늑간상완신경	Supraspinatus muscle	극상근
Internal jugular vein	내경정맥	Teres major muscle	대원근
Internal mammary artery	내유동맥	Teres minor muscle	소원근
Internal thoracic artery	내흉동맥	Thoracic duct	흉관
Lateral pectoral nerve	외측흉근신경	Thoracoacromial artery	흉견봉동맥
Lateral thoracic artery	외측흉동맥	Thoracodorsal artery	흉배동맥

표 5.1 (계속)

Thoracodorsal nerve	흉배신경	Transverse septocutaneous branch	횡근막피부지
Thyrocervical trunk	갑상경동맥	Trapezius muscle	승모근
Trachea	기관	Triceps brachii muscle	상완삼두근
Transverse branch	횡지	Vertebral artery	척추동맥
Transverse cervical artery	횡경동맥		

References

1. Saijo M. The vascular territories of the dorsal trunk: a reappraisal for potential flap donor sites. Br J Plast Surg 1978;31:200-4.
2. Gilbert A, Teot L. The free scapular flap. Plast Reconstr Surg 1982;69:601-4.
3. Hamilton SG, Morrison WA. The scapular free flap. Br J Plast Surg 1982;35:2-7.
4. Barwick WJ, Goodkind DJ, Serafin D. The free scapular flap. Plast Reconstr Surg 1982;69:779-87.
5. Urbaniak JR, Koman LA, Goldner RD, Armstrong NB, Nunley JA. The vascularized cutaneous scapular flap. Plast Reconstr Surg 1982;69:772-8.
6. Dos Santos LF. The vascular anatomy and dissection of the free scapular flap. Plast Reconstr Surg 1984;73:599-604.
7. Nassif TM, Vidal L, Bovet JL, Baudet J. The parascapular flap: a new cutaneous microsurgical free flap. Plast Reconstr Surg 1982;69:591-600.
8. Fissette J, Lahaye T, Colot G. The use of the free parascapular flap in midpalmar soft tissue defect. Ann Plast Surg 1983;10:235-8.
9. Rowsell AR, Davies DM, Eisenberg N, Taylor GI. The anatomy of the subscapular-thoracodorsal arterial system: study of 100 cadaver dissections. Br J Plast Surg 1984;37:574-6.
10. Kim PS, Lewis VL Jr. Use of a pedicled parascapular flap for anterior shoulder and arm reconstruction. Plast Reconstr Surg 1985;76:942-4.
11. Hallock GG, Okunski WJ. The parascapular fasciocutaneous flap for release of the axillary burn contracture. J Burn Care Rehabil 1987;8:387-90.
12. Kon M. The free parascapular flap. Neth J Surg 1988;40:80-3.
13. Silverberg B, Banis JC, Acland RD. Mandibular reconstruction with microvascular bone transfer. Series of 10 patients. Am J Surg 1985;150:440-6.
14. Swartz WM, Banis JC, Newton ED, Ramasastry SS, Jones NF, Acland R. The osteocutaneous scapular flap for mandibular and maxillary reconstruction. Plast Reconstr Surg 1986;77:530-45.
15. Granick MS, Newton ED, Hanna DC. Scapular free flap for repair of massive lower facial composite defects. Head Neck Surg 1986;8:436-41.
16. Baker SR, Sullivan MJ. Osteocutaneous free scapular flap for one-stage mandibular reconstruction. Arch Otolaryngol Head Neck Surg 1988;114:267-77.
17. Laitung JK, Batchelor AG. Successful preexpansion of a free scapular flap. Ann Plast Surg 1990;25:205-7.
18. Coleman JJ, Sultan MR. The bipedicled osteocutaneous scapula flap: a new subscapular system free flap. Plast Reconstr Surg 1991;87:682-92.
19. Lee JH, Jung SR. Morphometric study of scapular lateral border for installation of dental implant. J

Korean Assoc Maxillofac Plast Reconstr Surg 1995;17:231-8.
20. Brown J, Bekiroglu F, Shaw R. Indications for the scapular flap in reconstructions of the head and neck. Br J Oral Maxillofac Surg 2010;48:331-7.
21. Piazza C, Paderno A, Taglietti V, Nicolai P. Evolution of complex palatomaxillary reconstructions: the scapular angle osteomuscular free flap. Curr Opin Otolaryngol Head Neck Surg 2013;21:95-103.
22. Germain MA, Hartl DM, Marandas P, Juliéron M, Demers G. Free flap reconstruction in the treatment of tumors involving the hard palate. Eur J Surg Oncol 2006;32:335-9.
23. Standring S, ed. Gray's anatomy: The anatomical basis of clinical practice. 39th ed. London: Elsevier Churchill Livingstone;2005.
24. Putz R, Pabst R, ed. Sobotta atlas of human anatomy. 14th ed. Munich: Elsevier, Urban & Fischer; 2006.
25. Longia GS, Kumar V, Jain PN, Saxena SK. Anthropometry of angles of scapula. Anthropol Anz 1983;41:263-8.
26. Mayou BJ, Whitby D, Jones BM. The scapular flap-an anatomical and clinical study. Br J Plast Surg 1982;35:8-13.
27. Panje W, Cutting C. Trapezius osteomyocutaneous island flap for reconstruction of the anterior floor of the mouth and the mandible. Head Neck Surg 1980;3:66-71.
28. Lee JH, Kim MJ, Park JC *et al.* Functional reconstruction of dento-palatal and maxillary defect using staged operation of prefabricated scapular free flap and dental implants. J Kor Assoc Oral Maxillofac Surg 2004;30:301-7.
29. Strauch B, Yu HL. Atlas of microvascular surgery;anatomy and operative approaches. 2th ed. New York: Thieme: 2006:279-96.
30. Kent BE. Functional anatomy of the shoulder complex. A review. Phys Ther 1971;51:947.
31. Huelke DF. Variation in the origins of the branches of the axillary artery. Anat Rec 1959;135;33-41.
32. Daseler EH, Anson BJ. Surgical anatomy of the subclavian artery and its branches. Surg Gynecol Obstet 1959;108:149-74.
33. Kim SM, Jung YE, Eo MY *et al.* Anatomical review of latissimus dorsi free flap for oral cavity and facial reconstruction. J Kor Assoc Maxillofac Plast Reconstr Surg 2011;33:549-58.
34. Van Thinenen CE, Deraemaecker R. The serratus anterior scapular flap: a new osteomuscular unit. Eur J Plast Surg 1988;11:156-61.
35. Valentini V, Gennaro P, Torroni A *et al.*, Scapula free flap for complex maxillofacial reconstruction. J Craniofac Surg 2009;20:1125-31.
36. Kim PS, Gottlieb JR, Harris GD, Nagle DJ, Lewis VL. The dorsal thoracic fascia: anatomic significance with clinical applications in reconstructive microsurgery. Plast Reocnstr Surg 1987;79:72-80.

6

복직근 유리피판

Rectus abdominis muscle free flap

복직근(rectus abdominis muscle)은 복벽 중앙의 주요 근육으로 길고 얇으면서 척추를 굴곡시키는 기능을 하며, 누운 자세에서 앉은 자세로 몸통을 일으킬 때 흉추와 요추가 전방으로 굽혀지도록 하며 복부 내의 장기들을 압박하여 지지하는 역할을 한다. 복직근유리피판(rectus abdominis muscle free flap)은 복직근과 상방의 피하조직 및 피부를 포함하는 피판으로 두경부, 유방 및 하지 등의 신체 내 다양한 부위의 광범위한 조직 결손부의 재건시 활용할 수 있는 근육기반 피판이다.

복직근의 혈행은 상부에서 내려오는 심상복벽동맥(deep superior epigastric artery)과 하부에서 올라가는 심하복벽동맥(deep inferior epigastric artery)이 근육 내에서 서로 연결되어 있으며, 유리피판을 위해서는 주로 하부의 심하복벽동맥을 주된 영양혈관으로 채취하게 된다.[1,2] 복직근피판은 처음에는 유경피판(pedicled flap)으로 유방 절제술 후 유방 재건 및 조직 결손부를 피복하는 데 이용되었으나, 심하복벽동맥을 영양혈관으로 하는 유리피판이 개발된 후에는 두개결손에 의한 뇌막(meninges)이 외부로 노출되어 피복이 필요한 경우 및 전두동(frontal sinus)이나 안와 결손 등과 같은 두개 및 안면부 조직의 결손으로 부피가 큰 조직판으로 재건해야 할 필요가 있을 경우에 복직근유리피판을 이용하면 좋은 결과를 얻을 수 있는 것으로 보고되어 왔다.[3,4]

그러나 복직근유리피판은 채취 후 복부의 여러 기능에 발생할 수 있는 합병증을 예방해야 하는 기술적인 노력이 필요하며, 복부지방이 많은 비만한 사람들에서는 채취가 어려울 수 있고 피판의 크기가 상대적으로 두꺼워져서 구강 내외의 재건에는 부적절할 수 있는 제한점을 지닌다. 6장에서는 복직근 관련 해부학적인 관점을 되짚어 보고, 임상 술기에서의 주의사항과 고려점을 상세한 그림 도해를 중심으로 정리하였다(표 6.1).

표 6.1 Korean translational language of anatomical muscles, vessels and nerves in the abdominal region

Anterior rectus sheath	복직근초전엽	Lumbar vertebrae	요추
Anterior superior iliac spine	전상장골극	Musculocutanous perforating branch	근육피부 천공지
Aponeurosis	건막	Parietal peritoneum	벽측복막
Arcuate line	궁상선	Peritoneum	복막
Costal cartilage	늑연골	Posterior rectus sheath	복직근초후엽
Costoxiphoid ligament	늑검인대	Pubic symphysis	치골결합
Deep circumflex iliac artery	심장골회선동맥	Pubic tubercle	치골결절
Deep epigastric arcade	심복벽동맥궁	Pubis	치골
Deep inferior epigastric vessel	심하복벽혈관	Rectus abdominis muscle	복직근
Deep inguinal ring	심서혜륜	Subcostal artery	늑골하동맥
External iliac artery	외장골동맥	Superficial circumflex iliac artery	천장골회선동맥
External iliac vein	외장골정맥	Superficial inferior epigastric artery	천하복벽동맥
External oblique abdominis muscle	외복사근	Superior epigastric artery	상복벽동맥
Inferior epigastric artery	하복벽동맥	Superior ramus of pubis	치골상지
Inguinal ligament	서혜인대	Tendinous intersection	건획
Intercostal artery	늑간동맥	Thoracic vertebrae	흉추
Intercostal nerve	늑간신경	Transversalis fascia	복횡근근막
Linea alba	백선	Transverse abdominis muscle	복횡근
Linea semilunaris	반월선	Xiphoid process	검상돌기
Lumbar artery	요추동맥		

I. 복벽부의 근육 및 신경

복직근은 치골결절(pubic tubercle)과 치골결합(pubic symphysis) 사이에 있는 치골상지(superior ramus of the pubis)의 상연에서 기시하여 다섯, 여섯, 일곱 번째 늑연골의 복측면(ventral surface), 늑검인대(costoxiphoid ligament), 검상돌기(xiphoid process)의 측면에 부착한다. 복직근 기시부에서는 짧은 건으로 연결되어 외측의 넓은 부분과 내측의 좁은 부분으로 나뉘어 있으며 중간에는 복직근초 전엽(anterior lamina of rectus sheath)에 부착된 섬유성 띠(fibrous band)로 구성된 2-3개의 건획(tendinous intersections)에 의해 분리되고, 부착부로 올라가면서 대흉근(pectoralis major muscle)과 교차하게 된다(그림 6.1). 따라서, 수술시 검상돌기, 치골, 전상장골극 및 늑골 하연 등과 같이 이러한 기준점을 표시하고 뒤에서 설명될 주 영양혈관이 복직근초로 들어가는 위치를 예상해서 피부 절개

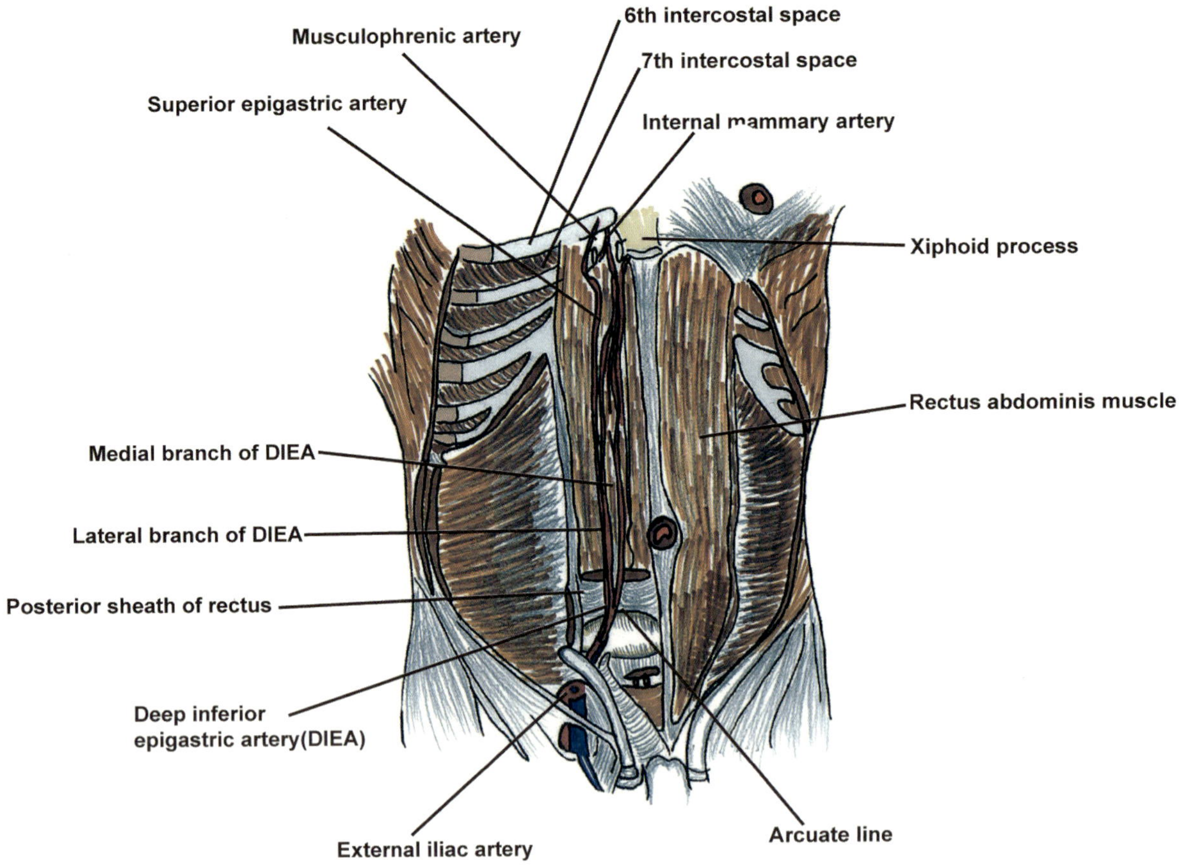

그림 6.1 Schematic drawing of the rectus abdominis muscle and its related anatomies, anterior view

선을 표시하게 된다.

복직근은 단단하고 강한 근초(fascial sheath)로 싸여 있으며 두 층으로 나뉘어서 한 층은 복직근 뒤쪽으로 복횡근(transverses abdominis muscle)의 건막과 연결되고, 다른 한 층은 앞쪽으로 외복사근(external oblique abdominis muscle)의 건막과 연결되어 두 근초는 복벽 중앙부에서 서로 만나서 백선(linea alba)을 이룬다. 복직근초 전엽은 근육 전체의 길이를 따라 존재하며, 복직근초 후엽(posterior rectus sheath)은 전상장골극(anterior superior iliac spine)과 비슷한 위치에 있는 궁상선(arcuate line)을 형성하면서 사라지게 된다. 복직근의 평균 길이는 30cm, 폭경은 7-10cm로 다양하나 평균 6cm이며 두께는 평균 0.6cm로 알려져 있다. 궁상선은 배꼽과 치골결합 사이에 위치하며 궁상선 하방으로 복횡근 건막(aponeurosis)이 복직근 전방에 위치하고, 궁상선 하방에서 복직근은 복횡근의 근막(transversalis fascia)과 벽측복막(parietal peritoneum)과 직접 연결된다(그림 6.2).[5,6]

피판 거상시 근막까지 절개하고 외측에서 안쪽으로 피하지방층(subcutaneous fat) 하방의 소성층(areolor layer)을 잘 보존하면서 복직근의 외측 경계부인 반월형선(linea semilunaris)까지 박리하게 된다. 이때 복직근의 변연부를 확인하지 못하고 복직근초 상

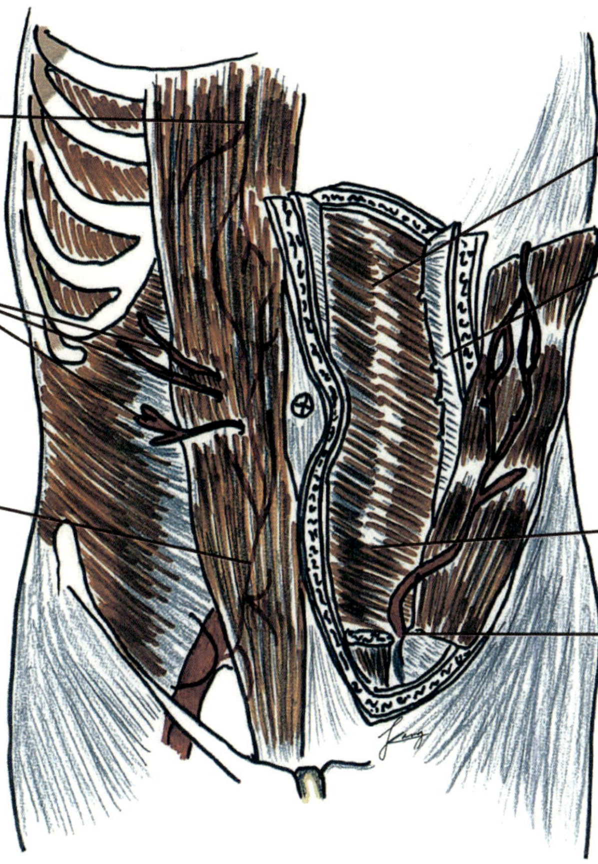

그림 6.2 Schematic drawing of the rectus abdominis muscle and its arterial supply, showing deep inferior epigastric artery, posterior rectus sheath and arcuate line

방을 계속 박리하면 피부 천공지 등에 손상을 줄 수 있으므로 주의하여 진행해야 한다. 복직근이 보이면 피판의 상연에 평행하게 복직근초를 절개하고 점차 하방으로 절개해 내려가서 백선까지 도달하면 다시 근육을 복직근초에 맞게 절단하며, 동시에 상하복벽혈관 사이 연결된 혈관들을 결찰하고 절단하여 불필요한 출혈이 되지 않도록 해야 한다. 필요하면 피부피판과 근육을 서로 가볍게 봉합하여 분리되지 않도록 한다.[1,2,7]

근육을 복직근초 후엽으로부터 박리하면서 하방으로 내려가면서 복직근의 외측경계부를 확인하고, 복직근초 전엽 경계부를 따라 절개해 내려간 다음 피판의 하연을 따라 절개함으로써 피판과 복직근 사이에 복직근초 전엽의 일부가 포함되게 되고, 이를 통해 근육피부 천공지(musculocutaneous perforators)들이 피판에 혈액을 공급하도록 보존하게 된다.

복직근의 신경은 일곱 번째에서 열두 번째 늑간신경(intercostal nerves)의 분절지(segmental branches)에 의해 신경 지배를 받으며, 이 분절지는 복직근초의 외측을 통해서 근육 내로 들어간다(그림 6.3, 6.4).[8,9]

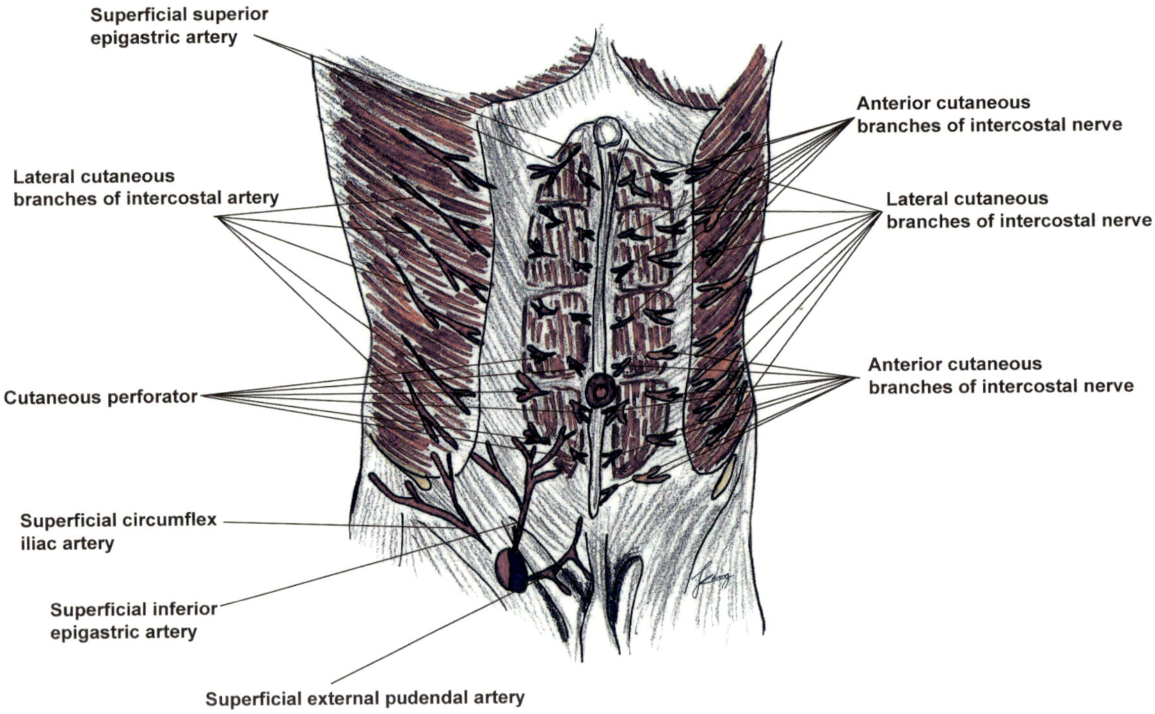

그림 6.3 Schematic drawing of the cutaneous perforators of the deep inferior epigastric artery (right side), and the cutaneous nerve supplies of the intercostal nerve (left side)

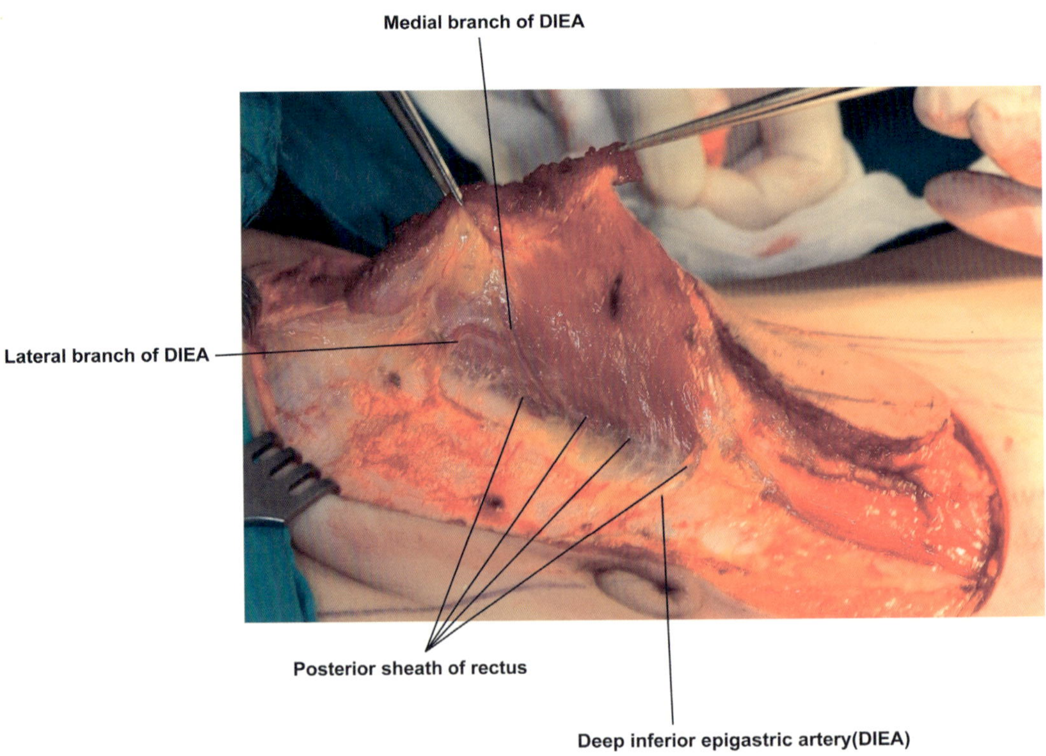

그림 6.4 Clinical view of medial and lateral branch of the deep inferior epigastric artery

II. 심하복벽 동맥 및 정맥

상복벽동맥은 여섯 번째 늑간공간 부위에서 내선동맥(internal mammary artery)으로부터 기시하여 횡경막의 늑간 및 검상돌기 사이 공간으로 하방주행하여 복횡근 상부(upper fibers of transversus abdominis muscle)와 흉횡근 하부(lower fibers of the transversus thoracis muscle) 전방에서 복직근 후방으로 관통하여 근육 및 상층 피부층까지 분포한다. 상복벽동맥의 기시부에서 근횡경동맥(musculophrenic artery) 분지부까지인 복직근으로 들어가는 부위까지의 동맥 길이는 3.1-6.1cm, 평균 4.6cm이며, 직경은 기시부에서는 1.2-3.8mm로서 평균 2.1mm이나 근육삽입부에서는 1.2-2.6mm, 평균 1.9mm로서 조금 작아지게 된다. 보통 2개의 동반정맥(venae comitantes)을 지니며 기시부는 1.8-3.9mm, 평균 2.8mm의 직경에서 삽입부는 1.1-2.6mm, 평균 1.3mm로 역시 작아지게 된다.[1,2,7,9]

심하복벽동맥은 외장골동맥(external iliac artery)의 내측에서 분지되며 서혜인대(inguinal ligament) 바로 상방에서 심장골회선동맥(deep circumflex iliac artery)이 기시되는 분지부의 반대편인 근심부에서 기시하여 복직근을 향해 비스듬히 상방 주행하며, 복막(peritoneoum)과 복횡근 근막 사이로 심서혜륜(deep inguinal ring)의 내측 부위를 따라 주행한다. 주로 심하복벽동맥은 배꼽과 치골 중간에서 복직근의 외측 경계부를 따라 들어가므로 복직근의 외연을 정중선과 전상장골극 중간에서 촉진할 수 있다. 심하복벽동맥은 주로 내측 및 외측분지로 나뉘며 일반적으로 외측분지의 직경이 더 크다(그림 6.5). 근육 내로 관통하기 직전까지의 일반적인 길이는 7.1-14.7cm로 다양하며 평균 10.9cm의 긴 혈관경을 지닌다. 복직근 하방을 따라 올라가면서 궁상선이 있는 부위에서 복직근초(rectus sheath)로 관통하여 복직근 후면과 복직근 내부로 주행하다가 배꼽과 검상돌기의 중간 부위에서 여러 개의 분지로 나뉘어지면서 상복벽동맥의 분지들과 연결되게 된다(그림 6.1, 6.2). 복직근 내로 들어가서는 2-3개의 가지로 나뉘거나 갈라지지 않고 하나의 혈관으로만 주행할 수도 있다.

피판 거상시 복직근초를 절개하고 복직근의 하방부 부분을 노출시켜서 복직근초 후엽으로부터 분리한 다음 심하복벽 동맥이 궁상선 바로 하방에서 근초로부터 나오는 것을 확인하고 유경의 길이를 최대한 길게 얻기 위해 외장골동맥까지 복막 바깥쪽을 따라 혈관을 박리하도록 한다. 피판의 부피를 확인하고 심하복벽동맥이 분지되는 하방의 근육을 모두 제거하며 피판에 혈류가 잘 통하는지를 확인한 후에 피판을 떼어내게 되는데, 거상 후 공여부는 피부를 직접 당겨서 봉합하고, 특히, 궁상선 하방의 복직근초 전엽은 Marlex sheet®(Monofilament polyprophylene) 등을 활용하여 주의깊게 봉합해야만이 탈장(herniation)과 같은 예기치 않은 합병증을 예방할 수

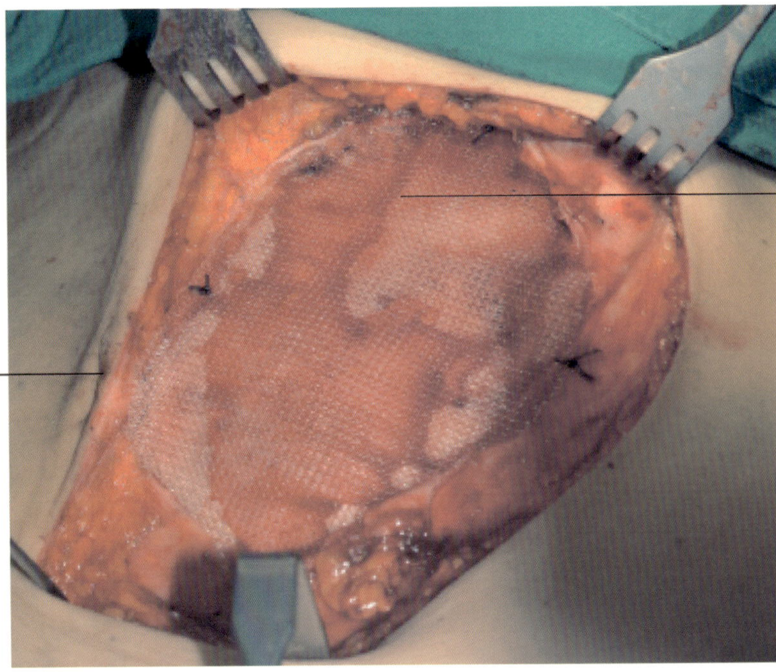

그림 6.5 Clinical view of Marlex sheet® (Monofilament polyprophylene) for the coverage of the lower area of arcuate line

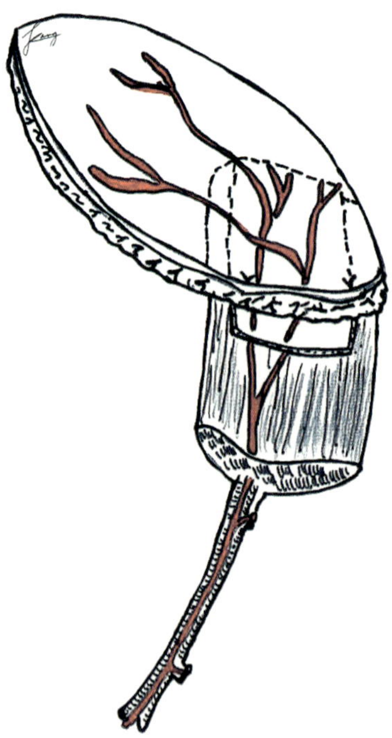

그림 6.6 Schematic drawing of elevated rectus abdominis free flap with oblique skin paddle including myocutaneous perforator from deep inferior epigastric vessels

있다(그림 6.5).[10-12]

피부로 가는 혈액 공급은 복벽 동맥의 근육피부 천공지에 의하며 이러한 직경 0.5mm 내외의 굵은 천공지는 2-3개 정도로 주로 배꼽 근처에 많다. 따라서, 천공지피판이 가능한 2개 이상이 피부피판에 포함되도록 피판을 설계하는 것이 바람직하다. 복벽피부에 분포하는 이러한 천공지 혈관들은 복직근초를 통과한 후 복벽의 피하지방층 심부에 위치하면서 배꼽으로부터 방사상으로 모든 방향으로 퍼져 나가서 심천상골회선동맥(deep and superficial circum flex iliac artery)과 연결된다. 근육피부 천공지들 중에서 큰 것들은 주로 배꼽에서 외상방으로 약 45° 각도로 주행하므로 피판의 설계도 기저부는 배꼽 쪽에 두고 외상방으로 45° 각도로 그은 선을 축으로 이 혈관들의 주행방향을 고려해야 한다(그림 6.6). 피판 설계시 필요한 구강 내 점막 및 얼굴 피부의 모양과 크기에 맞추는 것이 중요하며, 최대로는 겨드랑이 중심선(midaxillary line)까지 연장할 수 있고 폭경은 공여부인 하복부를 직접 봉합할 수 있는

상태까지 가능하도록 설계한다.[13, 14]

기타 복벽 동맥의 가지들이 소수 있으나 직경이 가늘고 분포하는 영역도 넓어서 조직판을 설계할 때는 크게 고려하지 않는다. 천공지를 판단하는 방법은 수술 전날에 도플러로 혈류 소리가 들리는 부위를 찾아서 혈관경의 주행경로를 피부에 표시하는 것인데, 도플러의 소리가 들리는 부위를 확인하여 살짝 누르면 소리가 들리지 않게 되는 부위를 천공지가 있는 것으로 가정하여 표시하게 된다. 임상적으로 가장 간단히 하는 방법이므로 참고용이라고 하여도 직접적인 천공지에 대한 기준점으로 진행할 수 있다.[15]

복직근유리피판에서의 정맥에 의한 순환은 심하복벽동맥과 같이 주행하는 동반정맥에 의해서 이루어지며, 이 정맥은 외장골정맥(external iliac vein)으로 2개가 따로 들어가거나 또는 하나로 합쳐서 들어가게 된다. 심하복벽동맥과 정맥은 거의 일정한 크기의 혈관직경을 지니는데 기시하여 근육 내로 관통하기 직전부에서는 1.5-2.6mm, 평균 2.7mm이며, 외장골동맥으로부터 기시하는 부위는 1.6-3.5mm, 평균 2.7mm로서 큰 차이점은 보이지 않는다.

반면에 2개의 동반정맥은 기시부에서는 1.7-3.8mm, 평균 3.0mm이나, 근육 내 삽입 부위는 0.8-3.1mm, 평균 2.2mm로서 보다 다양함을 보이며, 상대적으로 근육 내 관통하는 부위가 얇아짐을 알 수 있다. 특히, 동반정맥이 하나만 있을 경우에는 평균 직경이 4.4mm, 2개가 있을 경우는 2.5mm 정도로 보고되어 있다.[1, 2, 16]

III. 요약

복직근을 이용할 수 있는 피판으로는 기본적인 복직근피판과 복직근 피부피판(rectus abdominis musculocutaneous flap)으로 나누어 생각할 수 있고, 이들을 거상하여 재건하는 방법에 따라 유경 피판 또는 유리피판으로 사용할 수 있다.

이러한 근육피판 또는 근피부피판의 경우 피부의 형태를 근육의 주행방향과 같이 수직인 종방향으로 계획할 수도 있지만 횡(transverse) 방향 또는 비스듬한(oblique) 방향으로도 계획할 수 있으므로, 구강악안면재건을 위해서 광범위한 구강 내외의 결손부가 있을 때 필요한 피부의 크기와 모양에 따라 다양한 피부설계를 고려해야 한다(그림 6.7).

구강악안면재건이 아닌 유방재건을 위해서는 횡복직근피부(transverse rectus abdominis musculocutaneous, TRAM) 피판을 많이 활용하며 이는 필요에 따라 악안면재

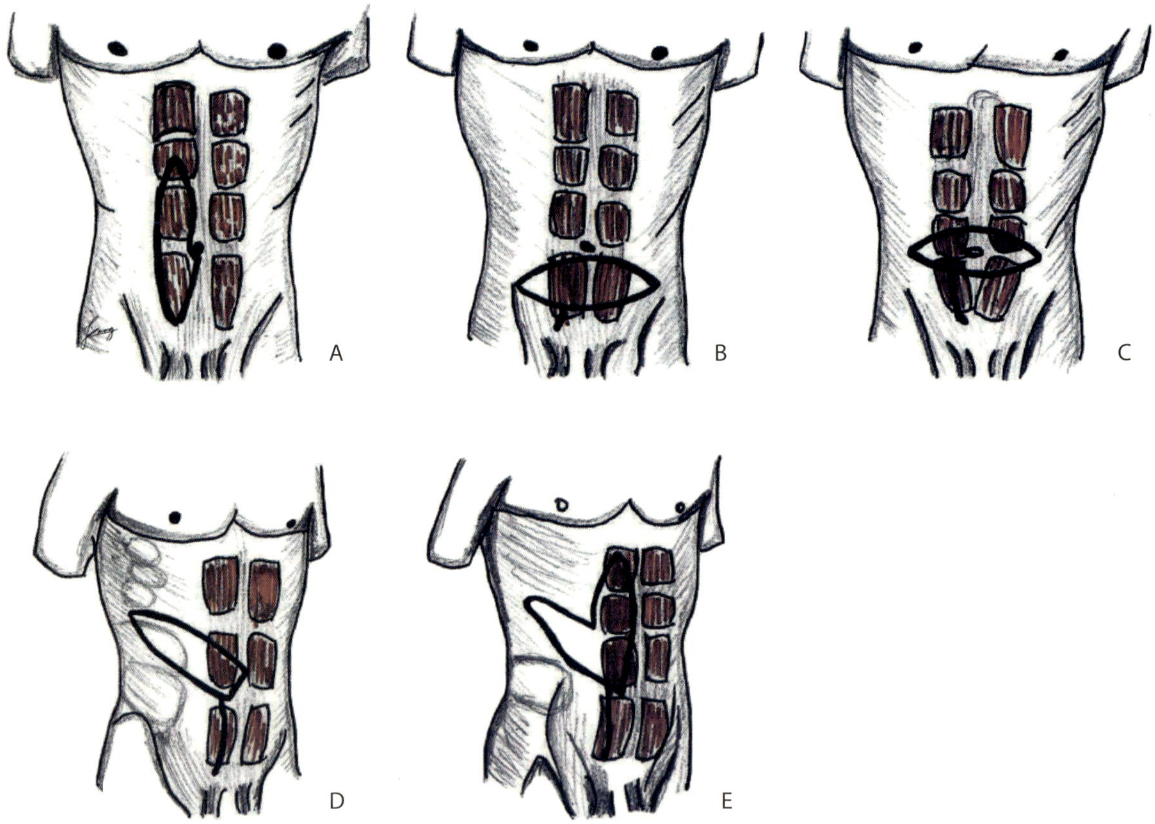

그림 6.7 Representative five skin patterns of the myocutaneous rectus abdominis free flap. A: vertical, B: lower transverse, C: middle transverse, D: oblique thoraco-umbilical, E: oblique and vertical combined myocutaneous flap

건으로도 충분히 활용될 수 있다. 이때 배꼽을 중심으로 동측 및 반대편 피부의 혈관 분포에 있어서 그림 6.8과 같이 동측 피부 쪽인 I, III 영역의 혈행이 보다 우수한 것으로 알려졌으며, 이는 근육을 관통하는 천공지뿐만이 아닌 직접 피부 쪽으로 나오는 천공지 모두 동일한 것으로 알려졌다.[17, 18]

복직근피판에 대한 문헌적 기술은 1946년 Shaw, Payne 등이 장골능에서 상방으로 수직 또는 비스듬한 관상복부피판(tubed abdominal flap)을 형성하여 전상 환자들의 손이나 손목에 발생한 연조직 결손부를 재건한 내용이 기술되어 있다.[19] 이후, 1947년에 Tai, Hasegawa 등이 유방암 수술 후에 발생한 조직 결손부를 횡복부피판(transverse abdominal flap)으로 재건했음을 보고하였는데,[20] 혈관에 대한 보다 구체적인 근거에 기초한 논문은 1975년 Brown 등의 보고로서, 복벽 전방과 측방에 늑간동맥(intercostal artery), 늑골하동맥(subcostal artery), 요추동맥(lumbar artery)의 근육피부 천공지와 심복벽동맥궁(deep epigastric arcade) 및 천하 복벽동맥(superficial inferior epigastric artery)이 혈액을 공급함을 확인하여, 이러한 혈관을 이용한 횡복부피판을 임상에 응용했음을 보고하였다.[6]

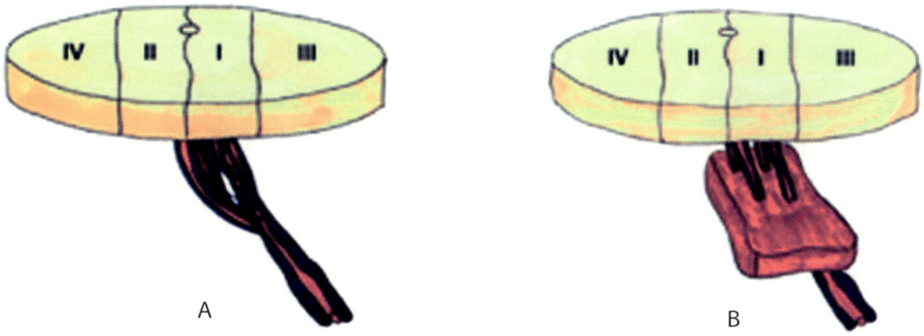

그림 6.8 Schematic drawing of skin boundaries of zone I, III in the same side with deep inferior epigastric vessels and of zone II, IV in the opposite side. A: direct cutaneous perforator, B: musculocutaneous perforator

1975년 Taylor와 Daniel은 천하복벽동맥(superficial inferior epigastric artery)을 이용하여 복부에서 유리 조직판을 채취할 수 있다고 처음 보고하였는데,[11] 1983년 Taylor 등이 다시 사체해부를 통해 복직근과 복직근 상방의 피부가 주로 심하복벽혈관(deep inferior epigastric vessels)에 의해 혈액 공급을 받는다는 사실을 확인하고, 이 혈관들을 영양 혈관으로 하는 근육피판을 개발하여 서혜부 재건에는 유경 근피판으로 활용하고, 두경부에는 유리 근피판으로 활용하여 결손부를 재건할 수 있음을 보고하였다.[21]

이후 여러 문헌이 활발히 기술되었는데, 1979년 Holmstrom은 복부성형술에서 제거되는 조직으로 유리피판을 만들어 유방 재건에 이용할 수 있음을 보고하였고,[22] 1982년 Hartrampf 등은 복부지방을 제거할 때 피부가 복직근초 전엽에 연결된 경우 피부의 생활력이 남아 있음을 관찰하고 이를 횡복부피판으로 디자인하여 유방 절제한 환자의 재건에 활용할 수 있음을 보고하였다.[23] 또한 1979년 Robbins TH, 1982년 Dinner 등이 유방 재건에 대한 연이은 보고[24]와 1981년 Neale 등은 흉골절제술(sternectomy) 후 발생한 결손부를 재건했음을 보고하였다.[25] 1986년 Jones 등은 복직근 유리피판을 이용하여 두개저의 가운데와 뒷부분을 재건하였고,[26] 1987년 Chicarilli와 Davey는 좌측 안와 부위에 발생한 거대한 신경섬유육종(neurofibrosarcoma)을 적출하고 발생한 두개안와상악골 복합결손부 재건에 이용할 수 있음을 보고하였으며,[27] 1990년 Meland NB 등은 이러한 증례들을 모두 모아서 인체 내 여러 결손부에 활용한 80 증례를 보고하였다. 이후에도 1989년 Riediger, Hettich는 복직근 유리피판에 복막(peritoneum)을 포함시킨 다층 근복막 복벽피판(multilayer myoperitoneal epigastric flap)으로 큰 협측 결손부 재건을 보고하였고,[28] 1990년 Hata 등은 복직근 유리피판에 신경을 포함시킨 신경혈관화(neurovascularized) 복직근 유리피판으로 만성적인 안면마비 환자를 성공적으로 치료했음을 보고하였으며,[29] 1996년 Schliephake 등은 두경부 종양에서의 복직근 유리피판의 성공적인 사례를 부위별로 예시화하여 보고하였고,[30] 이후

2000년 Fujioka 등은 악관절 강직증 환자에서의 적용 가능성을 제시하였으며,[31] 2003년 Erni, Harder 등은 복직근 전초를 보존하면서 유리피판을 이식한 21증례를 보고하였고,[32] 2005년 Pryor, Moore 등은 광범위한 안와부 절제부에 적용한 13증례를 보고하였으며 이후에도 여러 보고에서 복직근 유리피판이 안와부를 포함한 상악골을 절제한 결손부에 적용할 수 있음이 최근까지 하나의 기준으로 제시되어 왔다.[33]

심하복벽동맥 천공지피판도 많이 사용되고 있으나, 여러 논문에서 두 피판의 예후가 특히, 유방재건에서 비슷하다고 보고되어 왔다. 경우마다 다를 수 있으나 복직근의 근육단을 포함하는 복직근 유리피판이 천공지를 손상시킬 위험성을 줄이고 근육단을 안하부 및 관골부에 고정함으로써 피판의 안정성과 유지력을 보다 확보할 수 있는 면에서는 복직근 유리피판이 보다 추천될 수 있다고 하겠다.[34-36]

복직근피판을 채취한 후 발생할 수 있는 공여부 합병증으로는 출혈, 감염 등의 일반적인 합병증 이외에 하방의 복벽이 얇아지는 것이 가장 큰 문제로 지적될 수 있다. 한쪽의 복직근을 거상한 경우 반대편의 남아 있는 근육만으로도 보상적인 기능이 가능하여 일상생활이나 가벼운 운동에도 문제는 발생하지 않는다. 동시에 내부 장기의 탈장 가능성으로 거상 후 봉합할 때 복직근초 전엽을 잘 당겨서 봉합하는 것이 필수적이며 전술한 그림 6.5와 같이 얇은 이식재료를 궁상선 하방으로 보강해주는 것이 중요하다.

복직근피판을 거상하는 데 특별한 금기증은 없으나, 기존에 서혜부에 수술을 받은 적이 있는지 복부에서 피판을 채취하고자 하는 부위에 반흔 여부 등을 확인해야 하며, 의심이 가는 경우에는 혈관조영술로 심하복벽동맥을 직접 확인하는 것이 필요하다. 기존에 복부의 지방흡입술을 여러 차례 받거나 흡입시 출혈이 심했던 경우는 가능한 다른 재건 피판을 고려하는 것이 필요하며, 특히 폐경 전의 여성 환자에 있어서 월경은 특별한 문제는 되지 않으나 수술 중 출혈이 더 심해질 수 있고 수술 전 빈혈 가능성 등의 일반적인 수술 전 고려사항으로 판단되어야 한다. 임신 중이거나 최근 출산한 경우도 피하는 것이 바람직하며, 결국은 심하복벽혈관을 확인하는 과정이 중요하며 다감지 단층촬영(multi-detector computed tomography) 등의 영상 이미지 검사를 통하여 근육하방 및 천공지의 위치까지 확인하는 방법도 소개되고 있다.[37, 38]

결론적으로 복직근피판은 일관된 동정맥의 분포와 상대적으로 접근이 쉬운 피부피판의 거상과 동시에 구강악안면 재건을 위한 충분한 양의 조직을 채취할 수 있는 장점을 지닌다. 근육피판을 이용할 경우에는 광배근피판 다음으로 큰 부피의 근육을 얻을 수 있고, 피부를 포함시킬 경우 역시 충분히 넓은 면적의 근육피부피판을 이용할 수 있으므로 구강 내외의 광범위한 결손부 재건에 유리한 피판이라 할 수 있다. 또한, 심하복벽 동맥 및 정맥의 직경도 미세혈관문합에 적당한 두께와 형태를 지니며, 혈관의 거상 길이도 최소 6cm 이상을 얻을 수 있어서 경부의 상방의 안면동정맥 및 설동정맥과의 미세문합에 충분한 길이를 지니게 된다. 악안면부의 수술과 복부의 수술을 동시에 진행할 수 있어서 시간적인 유리함과 수술장에서의 편의성도 도모할 수 있으며, 복부 공여부의 봉합도 대부분 직접 봉합에 의해 가려지므로 환자들의 추후 심미적, 기능적인 불편감도 최소화할 수 있는 장점을 지닌다.

그러나 구강 내외의 재건을 위한 모든 피판이 그렇듯이, 재건할 부위의 정확한 구조 및 기능적인 재건을 먼저 고려해야 함이 필수적이며, 동시에 복부 비만이 있는 사람에서의 제한적 사용과 피부의 색깔과 탄력성에서는 얼굴의 피부와 많은 차이점이 있음을 항상 명심하는 것이 필요하며, 피판을 얇게 거상하기 위해 근육을 같이 거상하지 않고 피부조직만 거상할 경우에 천공지 혈관 보존에 정확한 많은 술기의 해부학적 지식이 필요함을 기억하는 것이 필요하다.

References

1. Serafin D. The extensor digitorum brevis flap. In: Serafin ed. Atlas of microsurgical composite tissue transplantation. 1st ed. Philadelphia: WB Saunders;1996: 311-20.
2. Strauch B, Yu HL. Atlas of microvascular surgery;anatomy and operative approaches. 2nd ed. New York, Stuttgart: Thieme;2006: 372-87.
3. Eom JS. Breast reconstruction using pedicled transverse rectus abdominis musculocutaneous(TRAM) flap. J Korean Med Assoc 2011;54:12-21.
4. Jin US, Minn KW. Breast reconstruction using the transverse rectus abdominis musculocutaneous(TRAM) free flap. J Korean Med Assoc 2011;54:22-34.
5. Boyd JB, Taylor GI, Corlett R. The vascular territories of the superior epigastric and the deep inferior epigastric systems. Plast Reconstr Surg 1984;73:1-16.
6. Brown RG, Vasconez LO, Jurkiewicz MJ. Transverse abdominal flaps and the deep epigastric arcade. Plast Reconstr Surg 1975;55:416-21.
7. Chouke KS. The constitution of the sheath of the rectus abdominis muscle. Anat Rec 1934;61:341.
8. Putz R, Pabst R. Sobotta atlas of human anatomy, 14th ed. Munich: Elsevier, Urban & Fischer, 2006.
9. Standring S, ed. Gray's anatomy: the anatomical basis of clinical practice, 39th ed. New York: Elsevier Churchill Livingstone, 2005.
10. Moon HK, Taylor GI. The vascular anatomy of rectus abdominis musculocut aneous flaps based on the deep superior epigastric system. Plast Reconstr Surg 1988;82:815-32.
11. Taylor GI, Daniel RK. The anatomy of several free flap donor sites. Plast Reconstr surg 1975;56:243-53.
12. Eichhorn W, Blake FA, Pohlenz P, Gehrke G, Schmelzle R, Heiland M. Conditioning of myocutaneous flaps. J craniomaxillofac Surg 2009;37:196-200.
13. Schipper J, Klenzner T, Arapakis I, Maier W, Horch RE. Der transversal Rectus-abdominis-Muskel -(TRAM-)Lappen. HNO 2006;54:20-4.
14. Jallali N, Malatacm. Reconstruction of concomitant total loss of the upper and lower lips with a free vertical rectus abdominis flap. Microsurgery 2005;25:118-20.
15. Giunta RE, Geisweid A, Feller AM. The value of preoperative Doppler sonography for planning free perforator flaps. Plast Reconstr Surg 2000;105;2381-6.
16. Slavin SA, Goldwyn RM. The midabdoninal rectus abdominis myocutaneous flap : review of 236 flaps. Plast Reconstr Surg 1988;81:189-99.
17. Yokoo S, Komori T, Furudoi S *et al.* Indications for vascularized free rectus abdominis musculocutaneous flap in oromandibular region in terms of efficiency of anterior rectus sheath. Microsurgery 2003;23:96-102.

18. Bianchi B, Bertolini F, Ferrari S, Sesenna E. Maxillary reconstruction using rectus abdominis free flap and bone grafts. Br J Oral Maxillofac Surg 2006;44:526-30.
19. Shaw DT, Payne RL Jr. One stage tubed abdominal flaps;single pedicle tubes. Surg Gynecol Obstet 1946;83:205-9.
20. Tai Y, Hasegawa H. A transverse abdominal flap for reconstruction after radical operations for recurrent breast cancer. Plast Reconstr Surg 1974;53:52-4.
21. Taylor GI, Corlett R, Boyd JB. The extended deep inferior epirastric flap: a clinical technique. Plast reconstr Surg 1983;72:751-65.
22. Holmstrom H. The free abdominoplasty flap and its use in breast reconstruction. Scand J Plast Reconstr Surg 1979;13:423-7.
23. Hartrampf CR, Sheflan M, Black PW. Breast reconstruction with a transverse abdominal island flap. Plast Reconstr Surg 1982;69:216-25.
24. Dinner MI, Labandtor HP, Dowden RV. The role of the rectus abdominis myocutaneous flap in breast reconstruction. Plast Reconstr Surg 1982;69:209-15.
25. Neale HW, Kreilein JG, Schreiber JT, Gregory RO. Complete sternectomy for chronic osteomyelitis with reconstruction using a rectus abdominis myocutaneous island flap. Ann Plast Surg 1981;6:305-14.
26. Jones NF, Sekhar LN, Schramm VL. Free rectus abdominis muscle flap reconstruction of the middle and posterior cranial base. Plast Reconstr Surg 1986;78:471-9.
27. Chicarilli ZN, Davey LM. Rectus abdominis myocutaneous free flap reconstruction following a cranio-orbital - maxillary resection for neurofibrosarcoma. Plast Reconstr Surg 1987;80:726-31. Drever JM. The epigastric island flap. Plast Reconstr Surg 1977;59:343-6.
28. Riediger D, Hettich R. Der mehrshichtige myoperitoneale epigastrische Lappen Defekdeckung im Mund-Kiefer-Gesichtsbereich. Dtsch. Z. Mund-Kiefer Gesichts Chir 1989;13:203-8.
29. Hata Y, Yono K, Matsuka K, Ito O, Matsuda H, Hosokawa K. Treatment of chronic facial palcy by transplant ation of the neurovascularized free rectus abdominis muscle. Plast Reconstr Surg 1990;86:1178-87.
30. Schliephake H, Schmelzeisen R, Neukam FW. The free revascularized rectus abdomini myocutaneous flap for the repair of tumour related defects in the head and neck area. Br J Oral Maxillofac Surg 1996;34:18-22.
31. Fujioka M, Daian T, Murakami R, Makino K. Release of extra-articular ankylosis by coronoidectomy and insertion of a free abdominal flap: case report. J Cranio Maxillofac Surg 2000;28:369-72.
32. Erni D, Harder YD. The dissection of the rectus abdominis myocutaneous flap with complete preservation of the anterior rectus sheath. Br J Oral Maxillofac Surg 2003;56:395-400.
33. Pryor SG, Moore EJ, Kasperbauer JL. Orbital exenteration reconstruction with rectus abdominis microvascular free flap. Laryngoscope 2005;115:1912-6.
34. Schaverien MV, Perks AG, McCulley SJ. Comparison of outcomes and donor-site morbidity in unilateral free TRAM versus DIEP flap breast reconstruction. J Plast Reconstr Aesthet Surg 2007;60:1219-24.
35. Scheer AS, Novak CB, Neligan PC, Lipa JE. Complications associated with breast reconstruction using a perforator flap compared with a free TRAM flap. Ann Plast Surg 2006;56:355-8.
36. Jin US, Minn KW. Breast reconstruction using the transverse rectus abdominis musculocutaneous(TRAM) free flap. J Korean Med Assoc 2011;54:22-34.
37. Collin TW, Coady MS. Is pregnancy contraindicated following free TRAM breast recontstruction? J Plast Reconstr Aesthetic Surg 2006;59:556-9.
38. Rosson GD, Williams CG, Fishman EK, Singh NK. 3D CT angiography of abdominal wall vascular perforators to plan DIEAP flaps. Microsurgery 2007;27:641-6.

7

광배근 유리피판

Latissimus dorsi muscle free flap

광배근 유리피판(latissimus dorsi muscle free flap, LD 피판)은 사람에서 채취할 수 있는 유리 조직판 중에서 크기가 가장 큰 것으로 구강악안면외과 영역에서는 구강 내외의 안면 결손부가 광범위하여 많은 양의 조직이 필요한 경우에 활용될 수 있다.[1,2] LD 피판은 신체 어느 부위에서든 결손부 재건에 이용될 수 있으며, 최근에는 두경부 재건 이외에도 유방재건,[3-5] 상지 및 하지재건,[6,7] 그리고 흉곽재건[8-10] 등에 유용함이 널리 보고되어 왔다.

LD 피판을 임상적으로 적용한 예를 처음으로 문헌에 보고한 이탈리아의 Iginino Tansini(그림 7.1)는 1896년에 유방암 절제 후 앞가슴의 조직결손부를 재건하기 위해 등쪽의 광배근을 이동시켰다고 보고하였는데,[11] 이동시킨 광배근피판이 말단부 1/3 정도가 계속 괴사되는 양상을 보고 해부학적인 임상연구를 계속 진행하여 광배근 부위의 피부에 혈액을 공급하는 혈관이 근육을 통과해서 공급되므로 피부 괴사를 막기 위해서는 광배근 일부를 동시에 이동시켜야 한다는 것을 정리하여 1906년에 수정 발

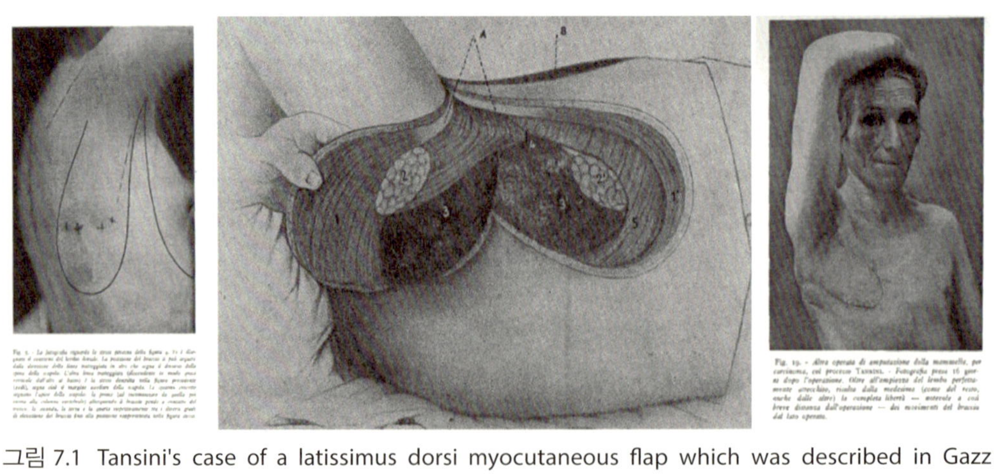

그림 7.1 Tansini's case of a latissimus dorsi myocutaneous flap which was described in Gazz Med Ital in 1906, courtesy of Riccardo Mazzola

표 7.1 Korean translational language of anatomical muscles, vessels and nerves in the latissimus dorsi muscle lesion

Adduction	내전	Lateral thoracic artery	외측흉동맥
Angular artery	각동맥	Loin	허리
Axilla	액와	Lumbar artery	요동맥
Axillary artery	액와동맥	Medial branch of thoracodorsal artery	흉배동맥의 내측지
Brachial plexus	상완신경총	Pectoralis major muscle	대흉근
Branch to serratus anterior	전거근으로 가는 분지	Pectoralis minor muscle	소흉근
Circumflex scapular artery	견갑회선동맥	Posterior cord	후신경속
Dorsal rami	후지	Rib	늑골
Dorsal thoracic nerve	배측 흉신경	Rhomboid major muscle	대능형근
Extension	신전	Serratus anterior muscle	전거근
Femur	대퇴골	Serratus posterior inferior muscle	하후거근
Heel	발꿈치	Sole	발바닥
Humerus	상완골	Spinous process	극돌기
Infraorbital rim	안와하연	Subscapularis muscle	견갑하근
Intercostalis externus muscle	외늑간근	Teres major muscle	대원근
Intercostal nerve	늑간신경	Thoracodorsal artery	흉배동맥
Intercostal artery	늑간동맥	Thoracodorsal nerve	흉배신경
Intertubercular groove	결절간구	Thoracodorsal vein	흉배정맥
Lateral branch of thoracodorsal artery	흉배동맥의 외측지	Tibia	경골
Lateral cutaneous branch	외측피지	Ventral rami	전지

표한 바 있었다.[12, 13] 그 이후부터 1910년부터 1930년대에 유럽 지역에서 유방암 절제수술 후 결손부 재건에 널리 이용되면서 여러 선학들이 각기 필요한 부위에 LD 피판을 서로 다른 디자인과 방법으로 재건했으며, 1978년 Maxwell 등이 LD 피판을 유리 근피판으로 형성하여 두경부나 하지의 재건에 이용될 수 있음을 보고한[1, 2] 전후에 많은 발전을 가져와서 현재에는 국내에서도 두부의 큰 결손부나 안면부의 넓은 근육 및 골 결손부에 LD 피판을 유리피판으로 활용하게 되었다.

이 장에서는 광범위한 얼굴 결손시 필수적으로 활용되는 LD 피판에 대해 보다 정확한 해부학적 지식을 알아보고자 한다(표 7.1).

I. 광배근부의 근육 및 피부

광배근은 겨드랑이에서 등 쪽으로 분포하는 비스듬한 삼각형의 근육으로 요배근막(lumbodorsal fascia)과 일곱 번째-열두 번째 흉추, 첫 번째-다섯 번째 요추의 극돌기(spinous process)와 미추(sacrum), 장골능(iliac crest)의 후방 부위 및 4개의 하부 늑골의 외면에서 기시하고, 액와(axilla) 부위에서 대원근(teres major muscle) 주위를 180° 회전하여 상완골(humerus) 근심측 전면에 있는 결절간구(intertubercular groove)에 부착한다. 다른 일부분은 견갑골 하각(tip of scapula)에서 기시하기도 하는데 얇은 소성 조직에 의해 하방의 전거근이나 승모근과 분리되어 있다(그림 7.2). 광배근은 어깨관절을 움직여서 팔의 신전, 내전, 근심회전 및 팔을 후방으로 늘어지게 하는 기능을 하며 특히 앉아 있을 때

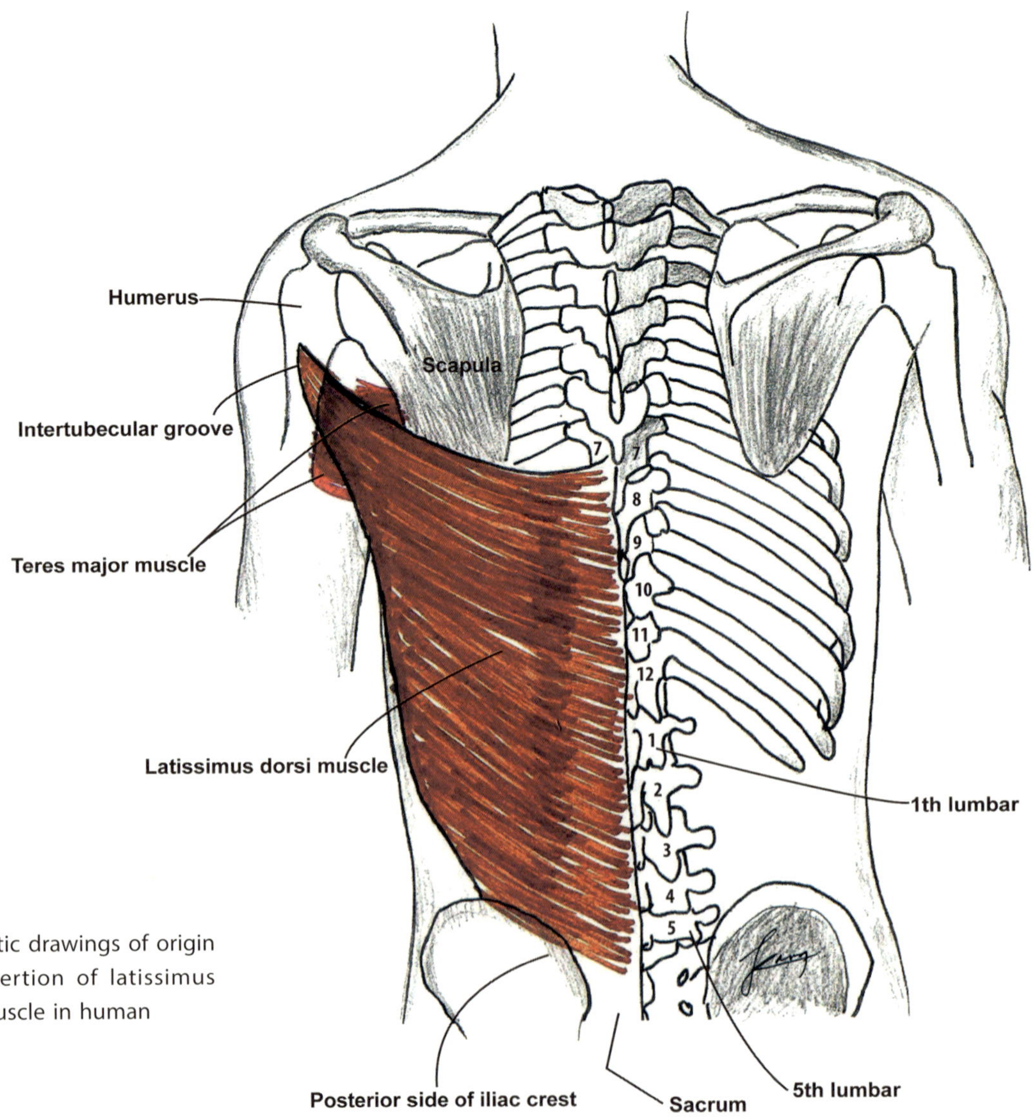

그림 7.2
Schematic drawings of origin and insertion of latissimus dorsi muscle in human

어깨를 고정시키는 근육기능을 담당한다. 전반적으로 납작하고 넓은 삼각형 모양으로 서양 성인을 기준으로 평균 길이는 38cm, 넓이 20cm 및 근육의 두께는 0.8cm 정도로 알려져 있다.[14-17] 광배근을 일부 또는 전부 제거할 경우 다행히 대원근과 대흉근의 보상적인 기능으로 환자의 큰 기능적인 문제점은 없는 것으로 알려져 있으나 목발을 사용하거나 기존의 사지 결손이 있었던 환자에서는 신중하게 선택되어야 한다.

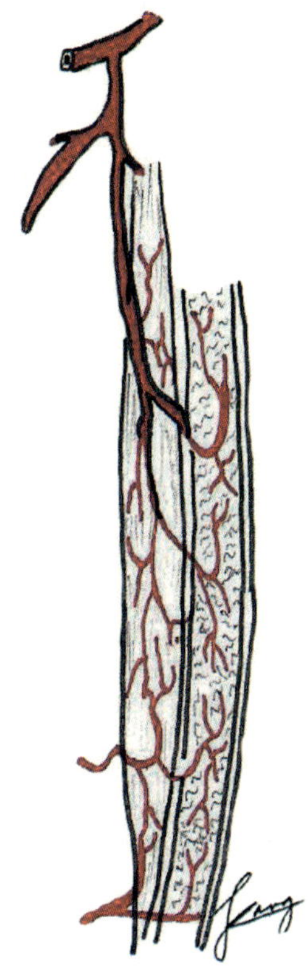

그림 7.3 Cross sectional schematic view of latissimus dorsi muscle showing the perforator branches of thoracodorsal artery to the skin layer.

LD 피판을 거상하기 위해서는 근육피판(muscular flap)만 채취하는 경우도 있으나, 구강악안면 영역에서는 대부분 근육피부피판(musculocutaneous flap)으로 채취하여 구강 내 및 안면부의 피부 결손부를 같이 재건하는 경우가 대부분이므로 피부 쪽으로 주행하는 혈관의 주행 방향과 필요한 피부 조직의 양을 구체적으로 잘 고려하여 피판의 거상 계획을 디자인해야 한다(그림 7.3). 피부피판의 방향은 근육의 주행 방향에 따라서 비스듬히 설계하는 경우가 대부분이지만 결손부 재건을 위한 필요량에 따라 가로 및 세로 방향으로 설계할 수 있으며, 경우에 따라서는 아주 크게 넓적하게 설계할 수도 있다. 이때 피판의 크기는 가능한 피부 결손부를 일차봉합이 가능하도록 고려해야 하나, 결손부를 재건하는 것이 우선이므로 일차봉합이 안 될 경우는 추가의 피부이식을 통해 광배근 피부조직의 결손부를 봉합하는 것이 바람직하다.

환자는 측와위(lateral decubitus position)로 위치시키고 팔을 들어서 겨드랑이를 노출시킨 상태에서 수술 부위를 소독하고 나머지 부위를 소독된 포로 드레핑함으로써 수술 준비를 시작하게 되는데, 수술장갑을 2개 착용한 수술조수가 미리 소독해놓은 팔을 들고, 다른 수술조수가 소독을 진행하면서 수술장갑을 벗으면서 준비하는 것이 필요하다. 수술시 고려해야 할 해부학적 위치로는 겨드랑이 후연(posterior axillary fold)에서 장골능(iliac crest) 중심부로 직선을 그음으로써 이 선이 광배근의 전연과 유사하리라 예상하며, 이때 환자 측와위의 위치와 환자의 비만 여부 등에 따라 광배근의 전연 위치는 다양하게 예상해야 하며, 표시한 가상선보다는 0.5-1.5cm 정도 전방으로 위치하는 것으로 이해하는 것이 바람직하다. 아래 혈관부에서 설명될 내용인 흉배동맥(thoracodorsal artery)과 흉배신경(thoracodorsal nerve) 등이 광배근으로 직접 들어가는 부위는 겨드랑이에 촉진되는 액와동맥(axillary artery)에서 이 수직 가상선을 따라 10cm 정도 내려온 위치에 있게 된다. 상완골의 결절간구에서 견갑골 하각부로 4cm 상방으로 비스듬히 그은 가상선으로 광배근의 상연(superior margin)을 표시하여 근육 위치에 대한 해부학적 위치 표시를 마무리하게 된다. 전체 광배근 근육을 펴서 사용하거나, 폴딩해서 안면 결손부로 가져가는 경우에 맞추어서 근육부를 채취할 표시를 점선 등으로 표시하게 되며, 광배근피판은 안면부로 이식하여 혈관미세문합을 끝낸 후 다시 결손부 조직을 봉합하면서 근육부를 재단(tailoring)할 수 있으므로 약간은 넉넉하게 근육을 채취하는 것이 바람직하다.

디자인한 근육피판 위에 피부피판을 설계하며, 설계할 경우 여러 디자인이 가능할 수 있으나, 가장 크게 고려해야 할 것은 구강 내 점막 결손부와 구강 외 안면부 피부결손부를 고려하여 이들 점막 및 피부 결손부를 어떻게 대치할 수 있을지를 먼저 고민해야 한다. 설계를 마친 후에도 최종적으로 전체 광배근 피부피판을 안면부로 옮겨갔을 때 어떻게 봉합할지를 다시 한번 가늠해보고 구상하는 것이 추천된다. 피부피판에 절개하면서 처음 설계한 수직 가상선을 절개하여 광배근막의 전연부를 확인하게 된다. 전연부에서 1.0-2.5cm까지 벗어난 피부피판의 혈행은 문제 없음이 여러 연구에서 보고[18, 19]되어 왔으나, 피부피판의 설계 자체가 처음부터 크게 잘못되어 있다면 피부피판의 후방부나 하연부를 다시 설계하여 추가절개하도록 변형시키는 노력이 중요하다. 광배근 층을 따라서 처음에 계획한 근육이 노출될 때까지 전기메스 또는 조직박리 가위 및 전기소작기 등을 이용하여 노출시키며 근육판 위에 피부피판을 절개하여 피부피판이 근육상부에 단단히 부착되도록 박리하도록 한다. 이때 피부 하방의 피하층이 근육피판 위로 넓게 남을 수 있도록 피부피판 쪽이 좁고 근육피판 쪽이 넓어질 수 있도록 함으로써 하부 근육에서 피부피판이 느슨하거나 떨어지는 경우를 예방할 수 있으며, 또한 근육부에서 올라오는 관통혈관들이 손상받지 않도록 유지할 수 있다. 특히 전연부를 따라 박리하면 광배근의 경계부를 노출시키면서 하방으로 수직으로 주행하는 전거근(serratus anterior muscle)을 찾을 수 있고 이 전거근 쪽으로 주행하는 흉배동맥의 전거근 분지(serratus branch)를 먼저 발견하게 된다. 이 전거근 분지를 흉배동맥 주가지로 오인하지 않도록 주의하면서 광배근과 전거근 사이의 얇은 소성조직층을 따라 광배근을 내측 및 겨드랑이 쪽으로 박리하면서 거상시키면 흉배동맥의 주가지를 쉽게 발견할 수 있으므로 주된 혈관과 인접 신경에 손상이 가해지지 않도록 주의하면서 광배근 거상을 완료하게 된다.

이엽으로 분할된 LD 피판을 위해서는 외측 분지와 내측 분지 사이에 표시하는 것이 중요한데 흉배신경 혈관경에 근거하여 근육 및 근피부를 거상시키면 심층부에 신경혈관경이 들어가는 것을 확인할 수 있으므로 외측과 내측의 신경혈관 분지들은 여기에서부터 추적하게 된다. 신경혈관 패턴은 투과조명법이나 신경 자극기를 이용해서도 통하여 확인이 가능하며, 피판을 통과하여 몇 개의 바늘로 표시하게 된다. 근육 분리를 위해서는 스킨 패들(skin paddle)이 절개되고 근육이 표시된 신경혈관 패턴을 따라서 분할된 후에 외측 분할 LD 피판을 위해 후방 액와부에서 시작하며 광배근의 외측 경계를 따라 진행함으로써 외측지를 확인하고 흉배신경혈관 다발을 노출하기 위한 근육을 거상시키고, 근신경 다발이 근육으로 들어가는 지점과 외측지를 확인하게 된다.

II. 광배근의 동맥

광배근은 크게 흉배동맥(thoracodorsal artery)과 늑간동맥(intercostal artery)의 배지(dorsal branch)에서 동맥 혈액이 공급된다. 광배근피판의 주된 영양 동맥인 흉배동맥은 견갑하동맥(subscapular artery)과 연결되어 내려오는 액와동맥(axillary artery)의 세 번째 분지에 해당된다. 기시부에서 2.5-3cm 정도에서 분지되는 견갑하동맥은 견갑회선동맥(circumflex scapular artery)으로 나뉘면서 삼각형의 공간을 지나 후방으로 주행하면서 이어지는 흉배동맥은 하방으로 주행하여 광배근의 주요 동맥 공급을 담당하게 된다(그림 7.4).

흉배동맥이 광배근 내부로는 견갑하동맥의 기시부에서 원심측으로 6.0cm 내지 11.5cm 사이인 평균 8.7cm 정도 위치에서 평균적으로 삽입되며, 근육의 외측 경계부에서 내측으로 평균 2.6cm인 1.0-4.0cm에 위치하게 된다. 광배근 내로 삽입된 흉배동맥은 직경이 큰 외측지와 상대적으로 직경이 작고 외측지와 45° 각도를 이루는 내측지로 나뉘게 된다. 외측지는 광배근의 외측연에 2.1cm 이하로 떨어져서 평행하게 주행하며, 광배근의 원심부에서는 하나 또는 여러 개의 외측지 분지가 내측지와 평

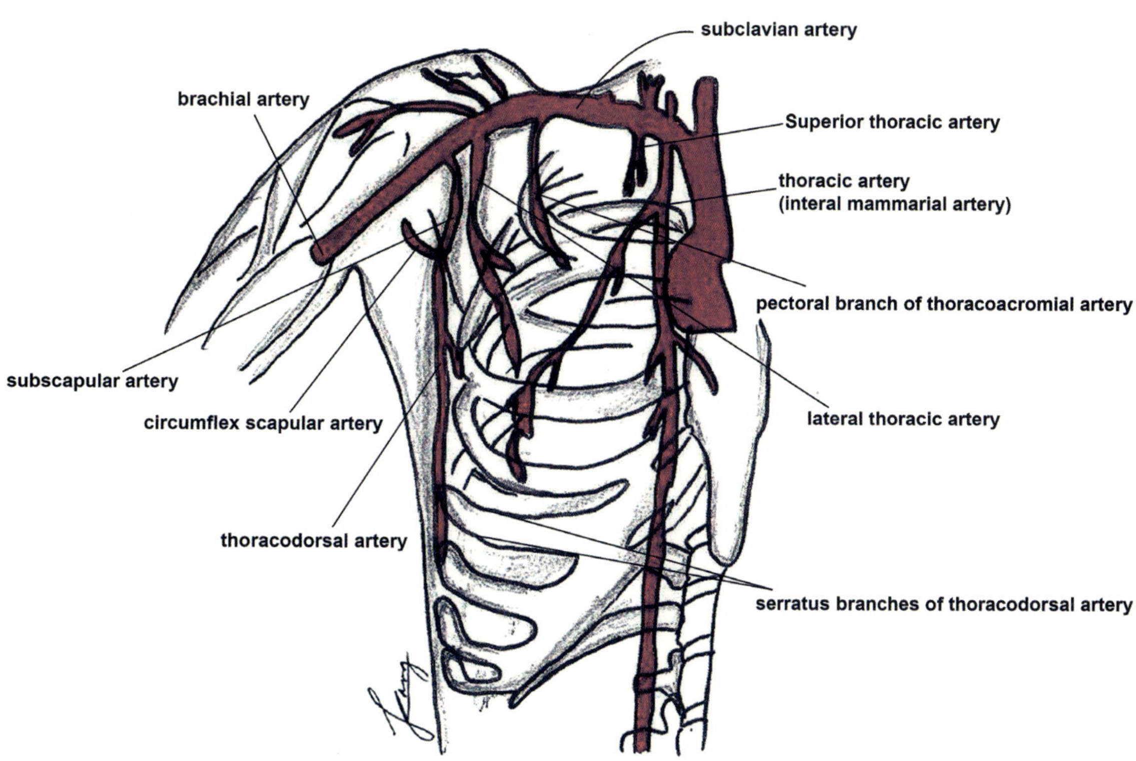

그림 7.4 Schematic drawing of subclavian artery and its branches(Illustration was modified from the Sobotta atlas of human anatomy, Volume 1, 11th ed., Urban & Schwarzenberg Co.,1990)

행하게 나오게 된다. 반면에 내측지는 광배근의 상연에 평행하게 주행하는데 광배근 상연과 3.5cm 정도 이하로 거리를 두고 평행하게 주행하게 된다. 흉배동맥이 광배근으로 삽입하기 전에 전거근으로 주행하여 하방 늑골에 혈액을 공급하는 전거근 분지(serratus branch)를 내며, 견갑회선동맥과 전거근 분지 사이에, 각동맥(angular artery)이 주행하여 흉배동맥이나 전거근 분지로부터 기시하여 견갑골의 외측 경계부로 주행하게 된다. 각동맥이 분지되는 해부학적 변이에서는 흉배동맥에서 바로 기시하는 경우와 전거근 분지에서 분지하는 경우가 각각 50%씩 같은 비율을 지닌다. 각동맥은 외측연의 중간 1/3에서 각동맥과 동반정맥은 연조직으로 들어가며, 견갑골의 외측연에 있는 견갑하근(subscapularis muscle)과 극하근(infraspinatus muscle)을 포함하며 견갑골의 하각(inferior angle of scapula)을 향하여 외측연을 따라 주행한다.[14-17] 따라서, 이를 응용하면 광배근피판은 견갑골의 하측방 부분 일부를 같이 채취하는 골근육피판으로 활용하는 것이 가능하다. 즉, 각동맥과 함께 LD 피판을 견갑골 하외측부와 같이 채취하여 혈관화 골대체물로 사용할 수 있으며 이러한 골근육피판은 외상이나 골수염 등의 수술로 발생된 안면골 결손부나 사지부의 피부 결손부에 대해 골 재건과 같이 사용될 수 있음이 보고되어 왔다.

흉배동맥은 보통 함께 주행하는 동반정맥을 가지며 광배근은 또한 후방 심부로 주행하는 늑간동맥(intercostal artery)과 요동맥(lumbar artery)에서 기시되는 작은 혈관들에 의해 부분적으로 영양 공급을 받는데, 광배근의 후방 1/3 부위에 혈액 공급을 하는 7개의 늑간동맥의 배지와 4개의 요동맥에 의해 분절형(segmental) 혈행을 받고, 그중에서 아홉, 열, 열한 번째 늑간동맥은 직경이 크므로 박리할 때 많은 주의가 필요하다.[14, 15]

광배근을 관통하는 근피부 천공지(perforators)는 대부분 광배근의 외측 경계부의 2.0 내지 5.0cm 후방부에 위치하는 흉배동맥의 외측분지로부터 기시하며 1-5개의 천공지가 있을 수 있는데, 보통 근심측 천공지의 직경이 원심측보다 더 크다. 일반적으로 천공지 다발은 동맥과 이에 동반하는 정맥으로 구성되며, 대개는 1.0-2.0mm의 직경을 지닌다. 보통 직경이 가장 큰 첫 번째 천공지는 흉배동맥의 문(hilus) 부위 하방 3cm 이하에서 기시하며 95%에서 존재하고, 두 번째 천공지는 첫 천공지의 3cm 원심측에서 나타나며 80% 이하에서 존재하고, 세 번째 천공지는 두 번째에서 2.0cm 원심측에서 나오며 55%에서 존재하게 된다. 이러한 직접적인 피부 천공지는 흉배동맥에서 기시하거나 또는 견갑하동맥에서 기시하여 광배근의 외측 경계 주위로 주행하며 피부에 혈류공급을 하게 된다. 실제적으로 이런 천공지는 외측흉피판(lateral thoracic flap)의 일부분으로, 피판이 커지면 상대적으로 천공지의 직경은 작아질 수 있으며, 이러한 흉배동맥 기시의 천공지는 광배근 근심부에서도 분지되는 전형적인 분지 형태가 86%에서 관찰되며, 내측 분지는 찾을 수 없지만 외측에서 내측으로 주행하는 몇 개의 작은 외측분지를 지니는 경우가 14%를 차지한다(그림 7.5).[20, 21]

1980년 이래 광배근이 주로 흉배동맥에 의해 혈액을 공급받지만 후방 1/3 정도는 하방 7개의 후늑간동맥(posterior intercostal artery)의 배지(dorsal branch)와 4개의 요동맥(lumbar artery)의 분절 혈행(segmental blood supply)을 받으므로 역광배근피판(reverse latissimus dorsi muscle flap)이 가능함이 보고된 바 있으며,[22] 1981년 Harii 등은 흉배동맥과 천장골회선동맥(superficial circumflex iliac a.)을 이용하여 LD 피판과 서혜부 조직판을 연결하여 거대한 복합 조직판을 형성할 수 있어서 신체 내의 아주 광범위한 결손부 재건에 활용할 수 있음을 보고하였으며, 연이어 LD 피판과 전거근피판을 동시에 채취하여 협부 결손부 재건에 이용한 증례를 보고하였다.[23]

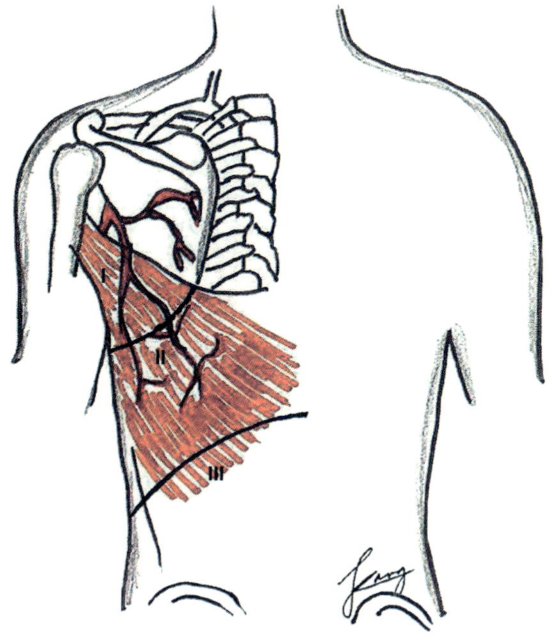

그림 7.5 Schematic drawing of three primary angiosomes of latissimus dorsi muscle

III. 광배근의 정맥과 신경

액와 부위를 박리하면서 흉배신경혈관 다발이 LD 피판 하방에서 확인되므로 근육의 외측 경계로부터 2-3cm 내측에서 확인하고, 이들이 근육으로 들어가는 지점은 액와의 정점에서 하방 9cm 이하에서 관찰된다.[24, 25] 전거근으로 가는 1개 또는 2개의 가지를 결찰함으로써 분리되는 흉배신경혈관을 혈관 루프(loop)로 표시하는데, 이때 견갑회선동맥을 확인하고 견갑하 혈관의 기시부까지 혈관경을 조심스레 박리하게 된다.

견갑하동맥에서 기시되는 동맥들과 동반되는 정맥들의 변이를 해부학적으로 파악하는 것이 중요한데, 그림 7.6과 같이 견갑하동맥과 흉배동맥, 그리고 견갑회선동맥이 분지되면서 동반되는 정맥이 같이 주행하는 전형적인 기시와 분지를 보이는 경우가 62%이며, 견갑회선동맥이 액와동맥에서 직접 분지되는 경우가 4%, 견갑회선동맥은 견갑하동맥에서 분지되나 견갑회선정맥이 액와정맥에서 직접 분지되는 경우가 12%, 견갑회선정맥이 두 가닥으로 분지되는 이중 견갑회선정맥(double circumflex veins)을 보이는 경우가 14%, 그리고 견갑회선동맥이 두 가닥으로 분지되는 이중 견갑회선동맥(double circumflex arteries)을 보이는 경우가 8% 정도로 보고되어 왔다(그림 7.7).[26]

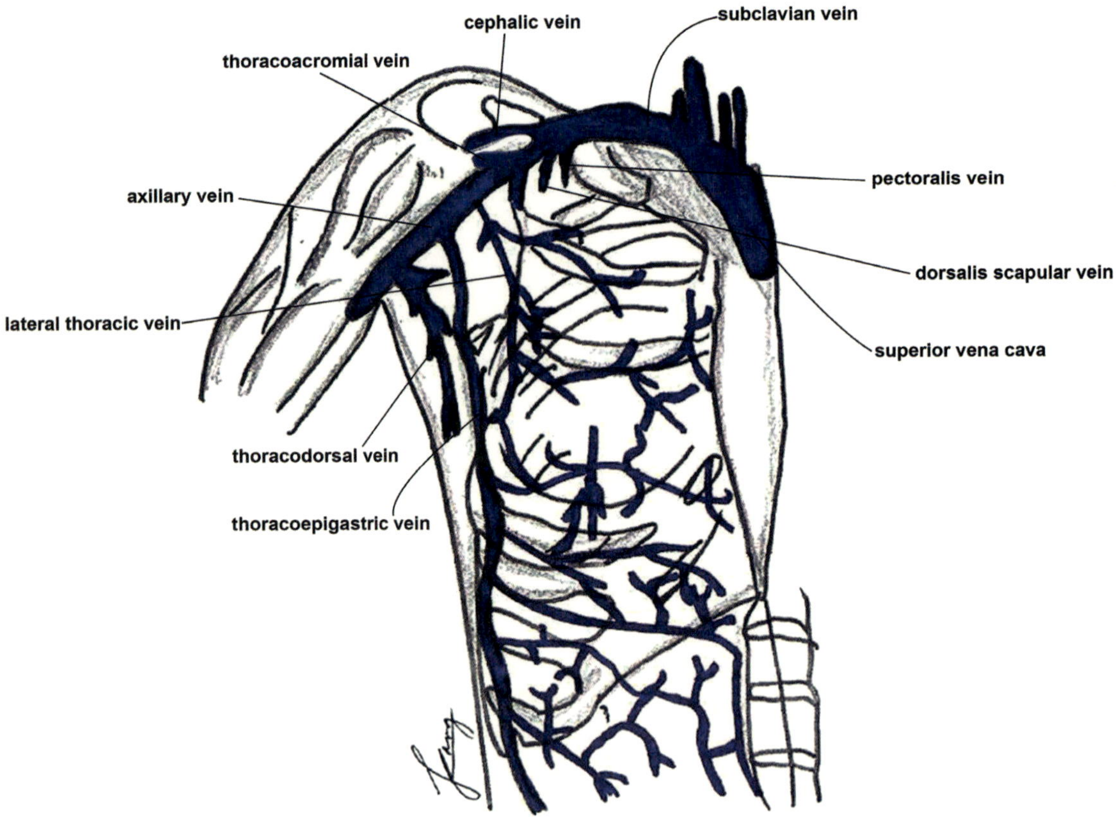

그림 7.6 Schematic drawing of subclavian vein and its branches(Illustration was modified from the Sobotta atlas of human anatomy, Volume 1, 11th ed., Urban & Schwarzenberg Co.,1990)

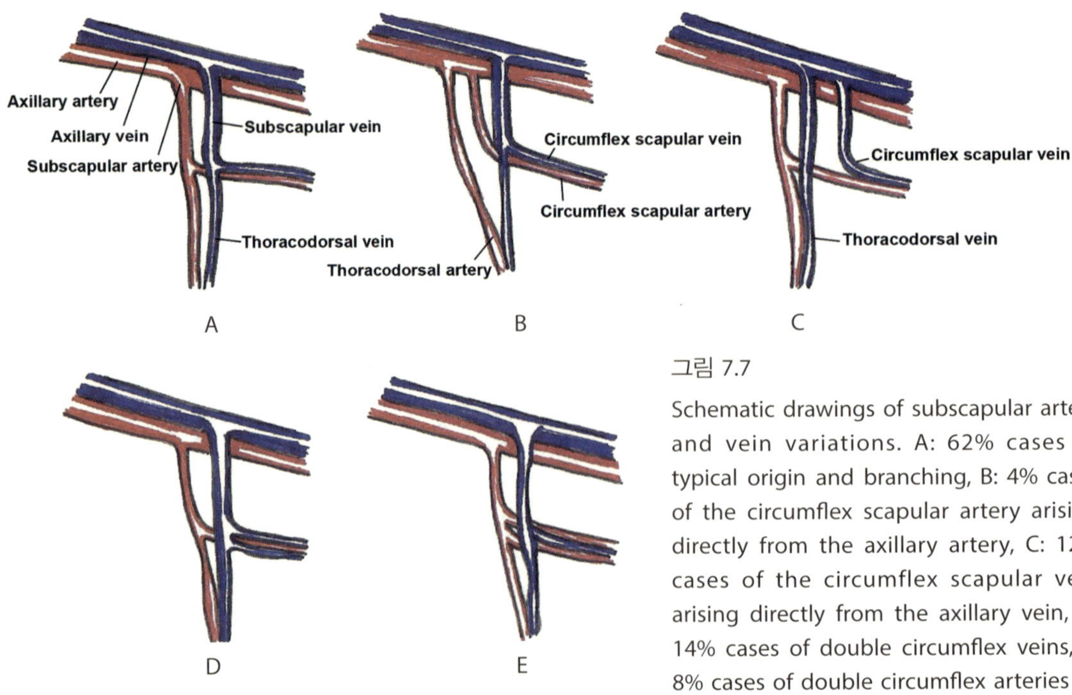

그림 7.7

Schematic drawings of subscapular artery and vein variations. A: 62% cases of typical origin and branching, B: 4% cases of the circumflex scapular artery arising directly from the axillary artery, C: 12% cases of the circumflex scapular vein arising directly from the axillary vein, D: 14% cases of double circumflex veins, E: 8% cases of double circumflex arteries

흉배신경(thoracodorsal nerve)은 상완신경총(brachial plexus)의 후신경속(posterior cord)에서 기시하여 액와동맥과 액와정맥 뒷부위에서 외하방으로 주행하는 광배근의 지배신경이다. 후신경속에서는 보통 상견갑하 신경(superior subscapular nerve), 흉배신경, 하견갑하신경(inferior subscapular nerve), 액와신경(axillary nerve) 및 요골신경(radial nerve) 등 다섯 종류의 말초신경이 분지되는데, 이 중 흉배신경은 상하 견갑하신경에 비해 제일 길고 액와 부위인 견갑하동맥의 기시부에서 3cm 정도 내측으로 위치하여 수직으로 내려가서 광배근육으로 들어가기 직전에 전지와 후지로 분지되어 광배근 전체를 관통하며 지배하게 된다.[26-28] 즉, 신경혈관문(neurovascular hilum)의 1.3cm 정도 근심부에서 외측지와 내측지로 나뉘어서 각각 동정맥의 분지들과 같이 주행하게 된다. 광배근 거상 수술시 드물게 상완신경총이 손상받는 경우가 있는데, 액와 부위에 접근할 때 주변조직을 너무 심하게 견인하거나 환자의 두부를 지나치게 많이 구부리게 되면 발생하므로 특별한 주의가 필요하며, 근육을 박리할 때 항상 조심스럽게 박리함으로써 흉배신경 및 이들 분지에 손상을 주지 않도록 피판을 거상시키려는 노력이 필요하다. 과도하게 팔을 외전시키면 상완신경총의 상부(upper trunk of the brachial plexus)에 쇄골후방궁(posterior bow of the clavicle)이 경추(cervical spine) 부위를 누름으로써 동측 상지부의 일시적인 감각저하나 감각변화를 가져올 수 있으므로 액와 부위에서 신경혈관경을 박리하거나 피판 채취 후 봉합시 과도하게 팔을 외전시키는 것을 조심하고 피해야 한다.[26, 29] 상완신경총이 손상받지 않기 위해서는 확인된 흉배동맥과 정맥은 상방의 근육과 분리시켜서 근육을 절단할 때 손상받지 않도록 하며, 혈관에 대한 준비가 끝났으면 혈관이 경련을 일으키지 않도록 고려하면서 가능한 내측의 근육은 보존하면서 흉배신경을 박리하여 내측의 근육은 기능을 잃지 않도록 해주는 것이 추천된다.

발생학적으로 광배근은 5주경 상완부 발생이 확장되어서 체간(trunk)으로의 근육이 이주하여 부착되어 발생하는 것으로 알려져 있는데, 이때 흉배신경도 상안부의 요골신경(radial nerve)과 같이 경추신경 C3-8로부터 기시하게 된다.[26, 30]

운동신경과 달리 감각신경의 분포에 있어서 광배근 상방의 피부 감각은 늑간신경(intercostal nerve)의 외측피지(lateral cutaneous nerve)가 부분적으로 담당하는데, 외측에서는 흉부척수신경(thoracic spinal nerve) T8-T10의 전지(ventral rami)에서 담당하고, 내측에서는 흉부척수신경 T7-T11의 후지(dorsal rami)에서 담당한다(그림 7.8). 따라서 광배근피판이나 흉배동맥 천공지에 기반을 둔 피판 거상시 T7 및 T8 늑간신경의 외측피지와 T7과 T8 배측흉신경(dorsal thoracic nerve)의 외측피지를 포함함으로써 감각피부피판(sensate cutaneous flap)으로서의 거상이 가능하게 된다.[26]

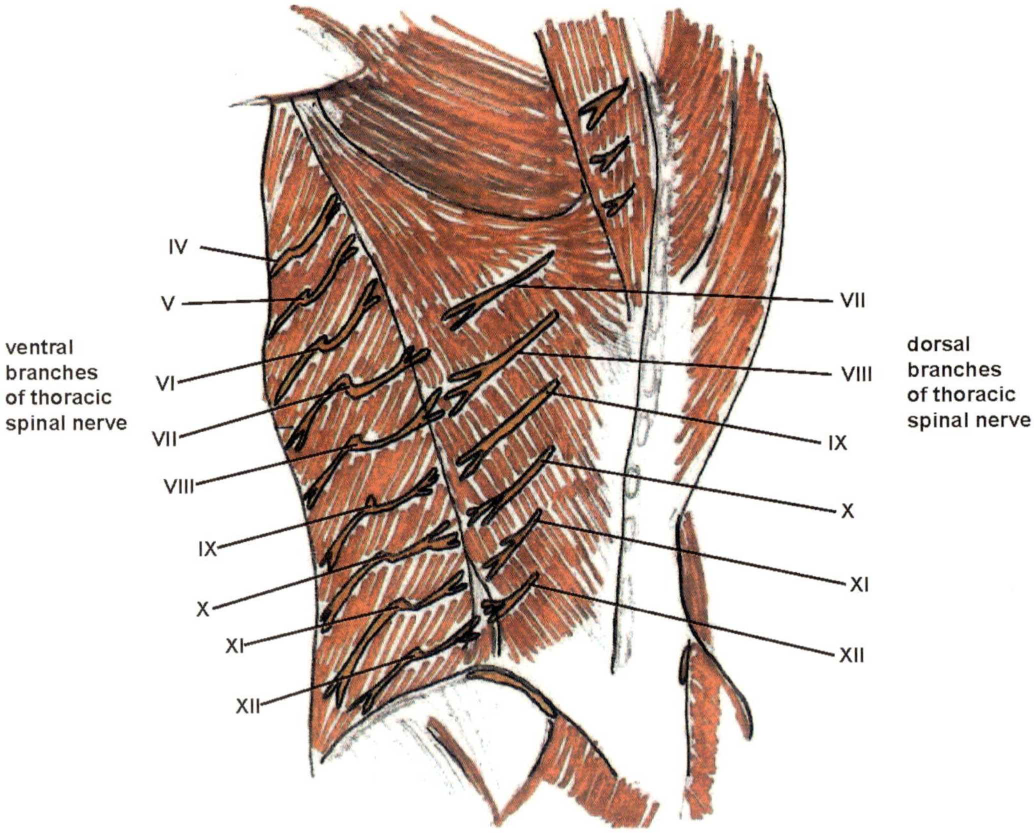

그림 7.8 Cutaneous nerves of latissimus dorsi muscle(Illustration was modified from the Sobotta atlas of human anatomy, Volume 1, 11th ed., Urban & Schwarzenberg Co.,1990)

IV. 요약

LD 피판은 인체 내 결손부 재건을 위해 부피가 크고 넓은 양의 연조직을 적용할 수 있는 유용한 피판으로 근육을 지배하는 신경과 혈관의 분포가 비교적 일정하고 재현성이 있어서 안정적인 근육피판으로 알려져 있다. 상대적으로 긴 혈관경 길이와 넓은 혈관직경을 지녀서 구강암 수술에 의한 심한 안면부 결손부에도 좋은 적응증을 지니며, 구강악안면 재건의사에게는 미세혈관 수술에 의해 만성골수염이나 심한 종양의 수술 후 결손부 치료에 주로 활용할 수 있으며, 그 밖에 상지 근육을 기능적으로 수복하거나 유방, 흉벽 및 복벽의 재건시, 악성종양 절제 후 관형 근피부피판에 의한 식도 재건, 경부 및 액와부의 심한 화상으로 인한 흉터수축을 이완시키고, 울혈성 심부전을 가진 환자에서 심실 수축을 향상시키기 위한 심근성형술(cardiomyoplasty) 등에서 활용될 수 있다.

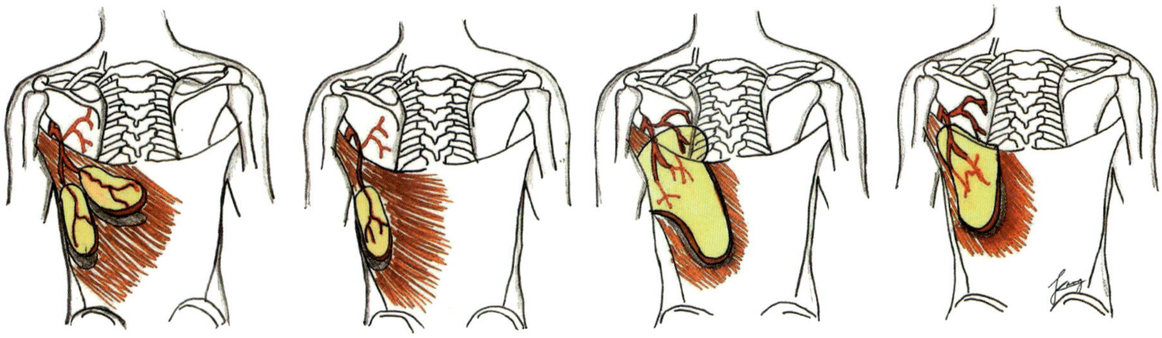

그림 7.9 Designing of skin island. A: One skin island oriented distal-obliquely, B: Two skin islands may be oriented transversely and obliquely, C: One large skin island placed over the entire LD muscle, D: One extremely large skin island over the entire LD muscle and additional angular artery oriented

그림 7.9에서와 같이 LD 피판은 이엽(bilobed)으로 나누어서 디자인하거나, 수직으로 피부피판을 위치시키거나 수평 또는 약간 비스듬히 피부피판을 디자인할 수 있다.[16, 26, 31] 안면부 재건에서는 주로 부족한 얼굴형태를 유지하기 위한 근육을 넓게 채취하고 피부 쪽은 구강 내 결손부 또는 구강 외 피부 결손부를 재건하는 데 필요한 양만큼만 잘 재단하여 디자인하는 것이 일반적이다. 또한, 외측 또는 내측으로 나누어진 피판은 크기가 더 작은 근육이나 근피부피판으로 사용될 수 있으며, 천공지(perforator) 피판을 거상함으로써 피부와 피하지방의 일부분만 거상하여 재건함으로써 근육피판에 따르는 불필요한 부피 증가 등의 단점을 극복하는 것도 최근에 연구되어 임상적으로 적용되고 있다. 또한, 근육의 1/2 이상이 보존되면 광배근 본래의 근육기능도 잘 보존되는 것으로 알려져 있다.[31, 32]

LD 피판은 유경조직판(pedicled flap)과 유리 조직판(free flap) 모두 가능하므로 신체 내 어느 부위의 재건에도 활용할 수 있으며, 견갑하혈관의 동정맥을 길게 사용하여 전거근, 견갑골 또는 부견갑(parascapular) 피판과 함께 복합적인 이식도 가능한 것으로 알려져 있다.[33] 그러나 턱얼굴 영역에 적응증이 되는 경우는 드물며 동시에 부피가 커서 수부 및 발뒤꿈치, 발바닥과 같은 하중을 지탱하는 부위에는 부피가 크고 피부감각 유지가 어려워서 추천되지는 않아 왔다. 반면에 늑골-광배근 골근육피부피판(rib-latissmus dorsi osteomyocutaneous flap)은 상지 및 하지의 복합적인 골 결손부 재건에 적용 가능하며, 경골과 대퇴골의 골 결손부에도 2개의 늑골을 포함하여 재건하는 것이 가능하여 활용된 보고가 있었으며,[34, 35] 안면부에서는 안와부 재건 및 관골부 재건을 동반해야 할 경우 이러한 복합피판이 적응증이 되어 하악골 재건시에는 도상(island) 피판으로도 사용할 수 있고, 광배근 골근육피부피판과 견갑골, 늑골, 또는 두 가지 모두 악성종양의 큰 절제술 이후에 안와하연 또는 경구개부 재건에 동시에 사용되어 왔다.[36-38] 또한, 늑골-광배근피판은 무릎 아래쪽의 하지 절제술로 인한 하지결손부에 대해 하지부를 길게 하기 위한 보철물 거동을 향상시키기 위해서도 사용됨이 보고되어 왔다.

LD 피판의 가장 큰 단점은 근육피판으로서 부피가 크다는 점인데, 피판의 부피를 감소시키기 위해 외측이나 내측으로 분할하여 부피를 작게 디자인하기 위한 노력이 있어 왔다. 즉, 근피판과 함께 시행하는 피부 이식은 근피부피판에 비해 두께가 얇고 신경 지배를 받지 못하는 근육의 피부는 25-50% 정도 위축됨이 알려져 있고, 또한, 근피판은 흉배신경혈관다발이 근육의 심부면에 있기 때문에 표층을 절제함으로써 원래 두께의 1/3까지도 얇게 재단할 수 있음이 보고되어 왔다. 그러나, 근피판에서의 근육을 절제하는 데에는 여러 제한점이 많고, 자칫하면 근육 내의 혈관분지를 손상시킬 수 있으므로 광배근피판의 부피를 줄이기 위해서는 흉배동맥 천공지(thoracodorsal artery perforator, TAP) 피판을 고려하는 것이 최근 추세라 할 수 있다.[21, 32] 이러한 감각근피부피판은 늑간신경의 일곱, 여덟 번째 외측 피신경을 사용하거나, 또는 배측흉신경의 일곱, 여덟 번째 외측 피신경을 사용할 수 있는데, 두 피판 모두 피판의 중앙 부분에 위치하게 된다. 감각신경의 회복은 여러 임상적 검사를 통해 객관적으로 평가하는 것이 필요한데, 본 저자들의 경험상 6개월 이상의 충분한 기간이 지나야 일부 서서히 감각이 생기는 것으로 경험해왔다.

LD 피판을 채취하기 위해서는 수술 중에 환자의 체위를 바꿔야 하고, 지나치게 두껍고 하방근육이 단단히 부착된 피판이어서 유연성이 떨어지므로 구강 내, 인후부 및 얼굴 피부의 재건시에는 여러 단점이 있어 왔다. 특히, 조직판이 너무 두꺼울 경우에는 근육 내로 조심스럽게 박리하여 얇게 만들어주는 경우도 있는데, 이때에는 조직판의 혈관을 다치지 않도록 주의해야 하며, 하지의 경우 혈관이 길고 직경이 커서 유용하지만 너무 두꺼운 경우에는 심미적으로 좋지 않으므로 이차적으로 얇게 해주는 수술이 대개는 필요하다고 할 수 있다.

대개의 경우 공여부는 일차봉합이 가능하여 수술 부위의 흔적도 뚜렷하게 남지 않게 할 수 있으나, LD 피판을 10cm 이상 채취한 경우에는 일차 봉합이 어려울 수 있어서 추가적인 피부 이식이 고려된다. 특히, 수술 후에 어깨가 고정되지 않아 흔들거리는 현상(sagging and pendulosity)이 발생할 수 있으므로 주의가 필요하며, 광배근을 채취한 부위에는 조직 결손이 크고 계속해서 어깨를 움직이므로 30-50% 정도에서 장액종(seroma)이 발생할 수 있음을 항상 고려해야 한다.[17, 26] 직접 봉합시 피하봉합은 오랫동안 유지되는 흡수성 봉합사로 시행하고 피부 봉합사의 발사는 2주 정도 경과 후 하는 것이 좋으며 배액관(suction drain)은 1주일 정도 충분히 유지시킴으로써 지연성 근육출혈과 장액의 배액에 대비하도록 한다.

References

1. Maxwell GP, Steuber K, Hoopes JE. A free latissimus dorsi myocutaneous flap. Plast Reconstr Surg 1978;62:462-6.
2. Maxwell GP, Manson PN, Hoopes JE. Experience with thirteen latissimus dorsi myocutaneous free flaps. Plast Reconstr Surg 1979;64:1-8.
3. Bang S, Yang E. Breast reconstruction using extended latissimus dorsi muscle flap. J Korean Med Assoc 2011;54:61-9.
4. Rozen WM, Rajkomer AKS, Anavekar NS, Asthon MW. Post-mastectomy breast reconstruction: a history in evolution. Clinical Breast Cancer 2009;9:145-54.
5. Schneider WJ, Hill HL, Brown RG. Latissimus dorsi myocutaneous flap for breast reconstruction. Br J Plast Surg 1977;30:277-81.
6. Zancolli E, Mitre H. Latissimus dorsi transfer to restore elbow flexion. An appraisal of eight cases. J Bone Joint Surg Am 1973;55:1265-75.
7. Lassen M, Krag C, Nielsen IM. The latissimus dorsi flap: an overview. Scand J Plast Reconstr Surg 1985;19:41-51.
8. Campbell DA. Reconstruction of the anterior thoracic wall. J Thorac Sung 1950;19:456-61.
9. Davis HH, Tollman JP, Brush JH. Huge chondrosarcoma of rib, report of a case. Surgery 1949;26:699-704.
10. McCraw JB, Penix JO, Baker JW. Repair of major defects of the chest wall and spine with the latissimus dorsi myocutaneous flap. Plast Reconstr Surg 1978;62:197-206.
11. Tansini I. Nuovo processo per l'amputazione della mammella per canero. Riforma Medica, Jan 2, 1896(Palermo, Napoli). Reprinted in Langenbeck's Arch Klin Chir 1896.
12. Tansini I. Spora il mio nuovo processo di amputazione della mammilla. Gazz Med Ital 1906;57:141.
13. Tansini I. Spora il mio nuovo processo di amputazione della mammilla. Riforma Medica 1906;12:757.
14. Hoffman WY, Barton RM, Vasconez LO. Latissimus dorsi musculocutaneous flap to the head, neck, cheek, and scalp. In: Strauch B, Vasconez LO, Hall-Findlay EJ, eds. Grabb's encyclopedia of flaps. Philadelphia: Lippincott Williams & Wilkins;1990. p.492-495.
15. Urken ML, Sullivan MJ. Lasissimus dorsi. In: Urken ML, CheneymL, Sullivan MJ, Biller HF, eds. Atlas of regional and free flaps for head and neck reconstruction. New York: Raven Press;1995:237-259.
16. Swartz WM, Banis JC. Lasissimus dorsi muscle and musculocutaneous flap. In: Swartz WM, Banis JC, ed. Head and neck microsurgery. Baltimore: Williams & Wilkins;1992:92-98.
17. Serafin D. The latissimus dorsi muscle-musculocutaneous flap. In: Serafin D, eds. Atlas of microsurgical composite tissue transplantation. Philadelphia: WB Saunders;1996:205-219.
18. Desprez JD, Kiehn CL, Eckstein W. Closure of large meningomyelocele defects by composite skin-

muscle flaps. Plast Reconstr Surg 1971;47:234-8.

19. Seckel BR, Upton J, Freidberg SR, Gilbert KP, Murray JE. Pedicled myocutaneous flap of latissimus dorsi muscle for reconstruction of anterior and middle skull defects: an alternative. Head Neck Surg 1986;8:165-8.
20. Neligan PC, Lipa JE. Perforator flaps in head and neck reconstruction. Seminars in Plast Surg 2006;20:56-63.
21. Bidros RS, Metzinger SE, Guerra AB. The thoracodorsal artery perforator-scapular osteocutaneous(TDAP-SOC) flap for reconstruction of palatal and maxillary defects. Ann Plast Surg 2005;54:59-65.
22. Stevenson TR, Rohrich RJ, Pollock RA, Dingman RO, Bostwick J 3rd. More experience with the "reverse" latissimus dorsi musculocutaneous flap: precise location of blood supply. Plast Reconstr Surg 1984;74:237-43.
23. Harii, K, Yamada A, Ishihara K, Miki Y, Itoh M. A free transfer of both latissimus dorsi and serratus anterior flaps with thoracodorsal vessel anastomoses. Plast Reconstr Surg 1982;70:620-9.
24. Putz R, Pabst R. Sobotta atlas of human anatomy, 14th ed. Munich: Elsevier, Urban & Fischer, 2006.
25. Standring S, ed. Gray's anatomy: the anatomical basis of clinical practice, 39th ed. New York: Elsevier Churchill Livingstone;2005.
26. Strauch B, Yu HL. Atlas of microvascular surgery;anatomy and operative approaches. 2nd ed. New York, Stuttgart: Thieme;2006: 372-87.
27. Quillen CG. , C.G. : Latissimus dorsi myocutaneous flaps in head and neck reconstruction. Plast Reconstr Surg 1979;63:664-70.
28. Olivari N. The latissimus flap. Br J Plast Surg 1976;29:126-8.
29. Mendelson BC, Masson JK. Treatment of chronic radiation injury over the shoulder with a latissimus dorsi myocutaneous flap. Plast Reconstr Surg 1977;60:681-91.
30. Watson JS, Craig RD, Orton Cl. The free latissimus dorsi myocutaneous flap. Plast Reconstr Surg 1979;64:299-305.
31. Tobin GR, Moberq AW, DuBou RH, Weiner LJ, Bland Kl. The split latissimus dorsi myocutaneous flap. Ann Plast Surg 1981;7:272-80.
32. McCraw JB, Dibbell DG, Carraway JH. Clinical definition of independent myocutaneous vascular territories. Plast Reconstr Surg 1977;60:341-52.
33. Shesol BF, Clarke JS. Intrathoracic application of the latissimus dorsi musculocutaneous flap. Plast Reconstr Surg 1980;66:842-5.
34. Schuller DE. Latissimus dorsi myocutaneous flap for massive facial defects. Archs Otolaryngol 1982;108:414-7.
35. Quillen CG, Shearin JC Jr, Georgiade NG. Use of the latissimus dorsi myocutaneous island flap for reconstruction in the head and neck area: case report. Plast Reconstr Surg 1978:62:113-7.
36. Sako K, Razack MS, Kalnins l. Reconsruction of massive orbito-maxillary-cheek defects. Head Neck Surg 1981;3:251-4.
37. Baker SR. Closure of large orbital-maxillary defects with free latissimus dorsi myocutaneous flaps. Head Neck Surg 1984;6:828-35.
38. Bauder J, Guimberteau JC, Nascimento E. Successful clinical transfer of two free thoraco-dorsal axillary flaps. Plast Reconst Surg 1976;58:680-8.
39. 대한의사협회 의학용어실무위원 : 의학용어집 제5판. 대한의사협회, 2008.

8

전외측대퇴피판

Anterolateral thigh flap

전외측대퇴피판(anterolateral thigh flap)은 1984년 Song YG 등에 의해 대퇴직근(rectus femoris muscle)과 외측광근(vastus lateralis muscle) 사이의 혈관에서 기원하는 중격피부 천공지기반(septocutaneous perforator-based)으로 처음 소개되었다.[1] 1989년 Koshima I 등은 이러한 중격피부 천공지에 의한 유리피판은 드물고, 오히려 외측광근을 통과하여 주행하는 근육피부 천공지(musculocutaneous perforator)에 의한 혈행이 대부분임을 보고하였는데, 근육 내부의 혈관을 박리해야 하므로 쉽지 않고, 동시에 혈관 주행이 일관적이지 못한 피판으로도 보고하였다.[2] 이후 2000년대에 들어서서 천공지 기반 피판술이 새로이 소개되면서 Wei 등은 2002년에 672증례를 바탕으로 전외측대퇴피판이 충분한 연조직을 얻을 수 있는 우수한 피판으로 소개함으로써 그 이후 현재까지 인체 내 여러 연조직 및 피부 결손부에서 고려되는 피판으로 자리매김되었다.[1-3]

이처럼 전외측대퇴피판은 현재 구강암으로 인한 혀, 협점막 및 구개부 등의 구강 내외의 연조직 결손부에 대해 요골전완유리피판(radial forearm free flap)이나 외측상완유리피판(lateral upper arm free flap) 등과 같이 고려될 수 있는데, 특히 다른 피판에 비해 결손부가 상대적으로 클 경우 우선 고려된다. 즉, 구강 내의 저작, 연하 및 발음을 회복하기 위한 기능적인 재건을 위해서 적당한 두께와 상대적으로 넓은 피부 공여부를 활용할 수 있는 장점을 지니며, 동시에 해부학적 위치의 장점으로 두 팀이 동시에 수술을 진행할 수 있어서 수술시간을 크게 단축할 수 있는 점과 해부학적인 변이를 숙지하여 적절한 길이와 직경의 미세문합용 혈관경을 얻을 수 있고, 일상생활에서 반바지로도 가려지는 심미적인 장점과 동시에 추가적인 피부 이식 없이 대퇴 공여부의 일차 봉합이 가능한 부위여서 공여부의 이환율이 상대적으로 적은 점 등의 여러 장점을 지닌다.

그러나, 다양한 영양공급혈관의 분포 및 이들을 둘러싸고 있는 근육들과의 관계를 충분히 이해해야만이 성공적이고 예지성 있는 피판거상술이 가능하므로 이 장에서는 대퇴부의 근육 분포 및 이들 사이에서 주행하거나, 또는 이들 근육들을 관통하는 혈관 분포를 보다 정확히 이해하기 위해 35종 이상의 최신 문헌과 5권의 해부학 아틀라스를 참고하여 정리하였다.

I. 전외측대퇴부의 근육 및 신경분포

대퇴부 표면의 대표적인 근육인 대퇴직근, 대퇴근막장근(tensor fascia lata muscle) 및 봉공근(sartorius muscle)은 모두 전상장골극(anterior superior iliac spine)에서 기원한다. 대퇴근막장근과 봉공근은 대퇴직근의 표층에 위치하여 무릎 부위에서 "inverted V" 형태

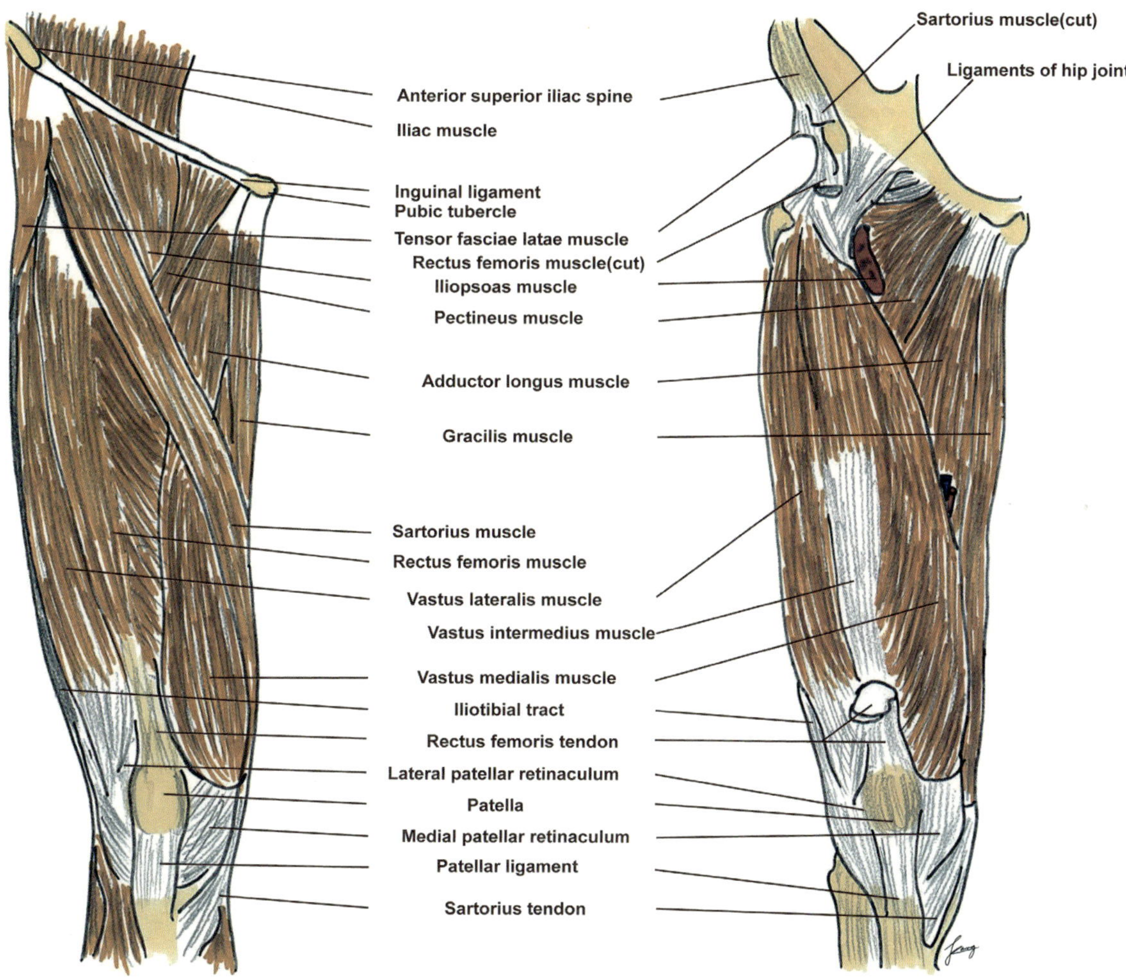

그림 8.1 Schematic drawing of rectus femoris, vastus lateralis muscle, and its related muscular anatomies, anterior view

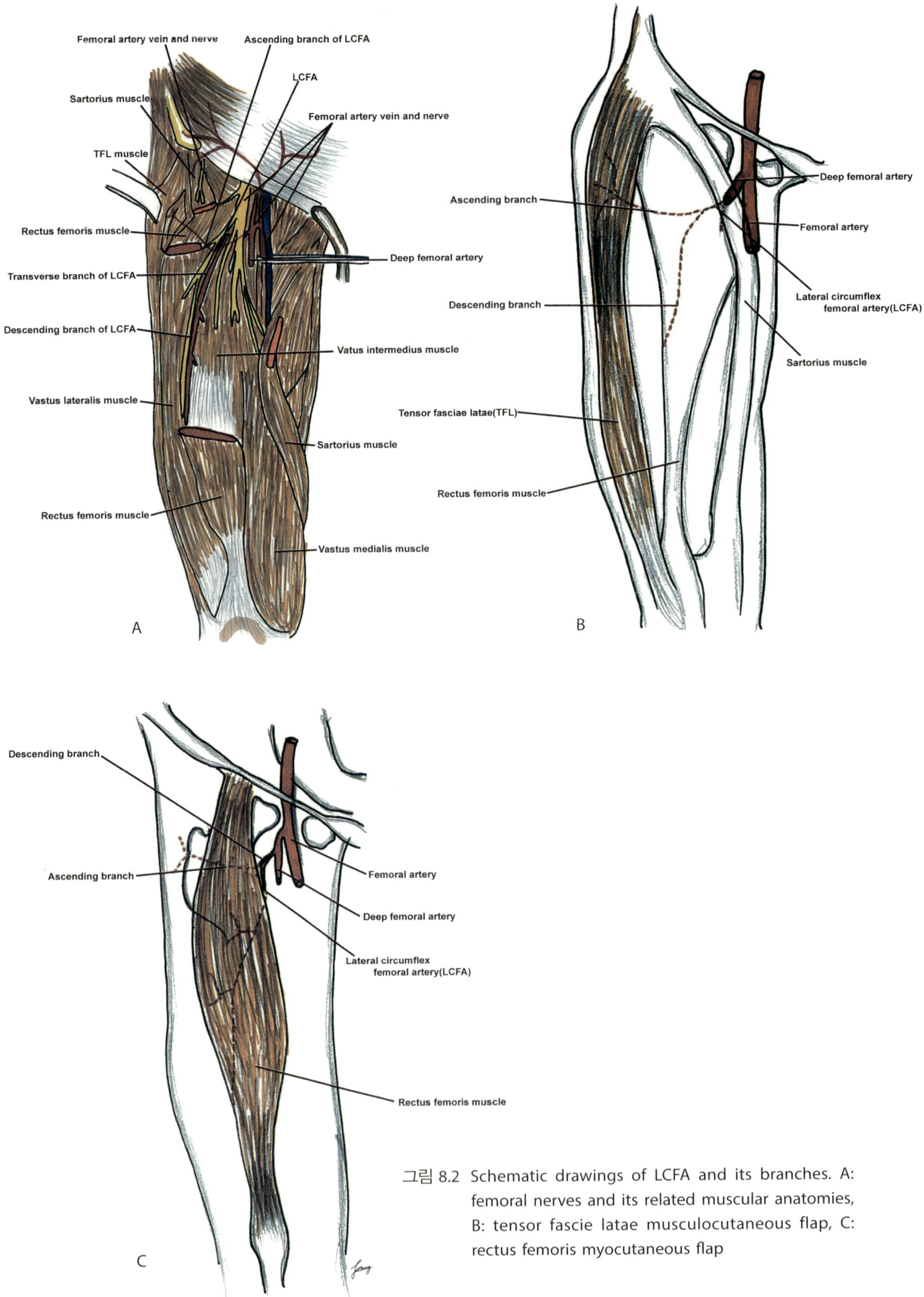

그림 8.2 Schematic drawings of LCFA and its branches. A: femoral nerves and its related muscular anatomies, B: tensor fascie latae musculocutaneous flap, C: rectus femoris myocutaneous flap

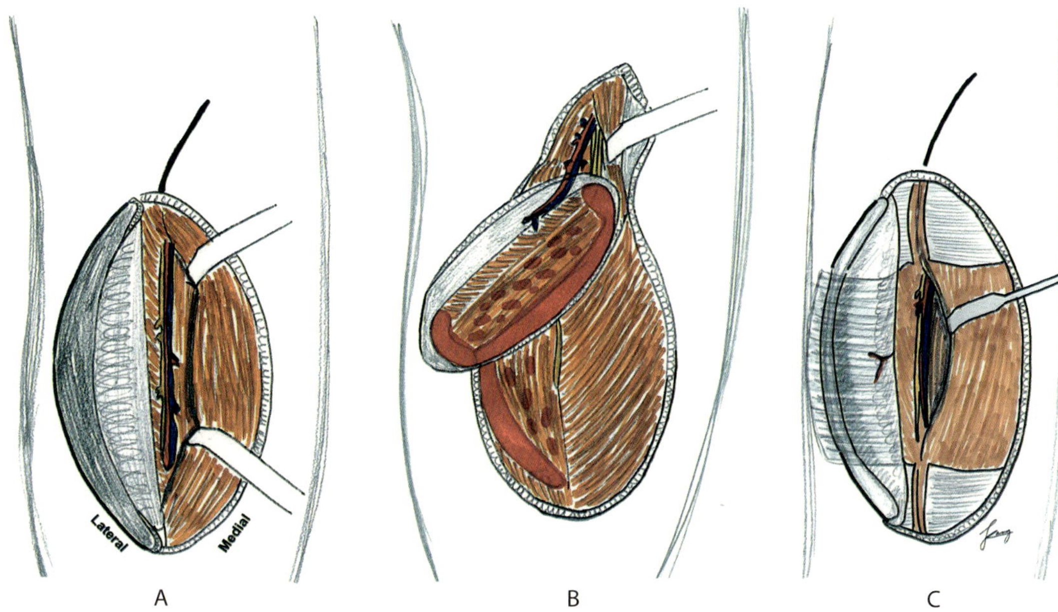

그림 8.3 Schematic drawings of vastus lateralis myocutaneous ALT flap. A: approach to the vascular bundles after elevation of medial portion, B: elevation of myocutaneous ALT flap including the subcutaneous layer and fascia lata down to the vastus lateralis muscle, C: elevation of myocutaneous ALT flap including the suprafascial plane and deep fascia

로 벌어져서 각각 무릎의 외측과 내측에 부착된다. 외측광근은 전외측 대퇴부에서 가장 큰 근육으로 대퇴골의 전하방 경계(anterior and inferior border of trochanter), 대둔근(gluteal tuberosity), 대퇴골 조선(linea aspera) 및 측방 근간중격(lateral intermuscular septum)에서 기시하여 슬개골의 상측방 경계부와 경골(tibia)의 외측과두부에 부착한다.[4, 5] 대퇴직근, 외측광근, 내측광근(vastus medialis muscle) 및 중간광근(vastus intermedius muscle) 등은 모두 하나의 건막을 이루어 슬개골에 부착함으로써 무릎의 신장(extension)에 관여한다(그림 8.1).

대퇴부 근육에서 맨 처음 고려해야 할 근육은 대퇴근막장근으로서 이 근육만으로도 대퇴근막장근피판(tensor fascie latae musculocutaneous flap)을 거상할 수 있다. 대퇴근막장근으로 공급되는 혈관은 외측대퇴회선동맥(lateral circumflex femoral artery, LCFA)의 수평지(transverse branch)가 대부분이고 일부 상행지(ascending branch)와 연관되므로 이들 분지들을 찾아서 외측대퇴회선동맥 및 정맥의 혈관을 결찰함으로써 근육피판을 추가로 거상하거나 또는 전외측대퇴피판의 거상이 어렵거나 피부 천공지를 찾는 것을 실패할 경우 이에 대한 대안으로서 고려할 수 있다.[6] Coskunfirat 등은 실제로 전외측대퇴피판을 계획하였다가 피부로의 중격천공지 또는 근육중격천공지가 약하거나 심지

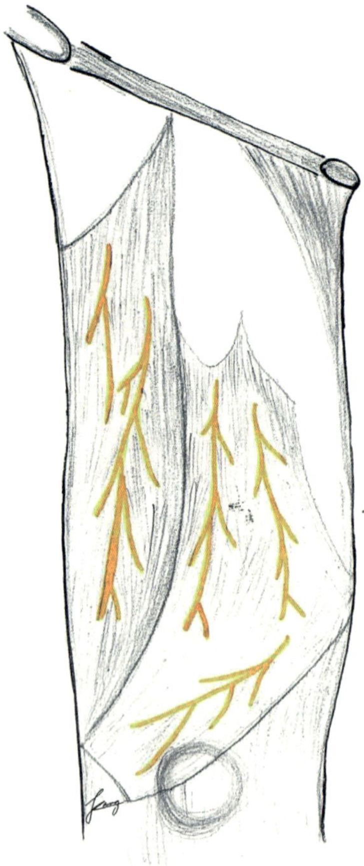

그림 8.4 Schematic drawing of the lateral (lateral side) and anterior (medial side) femoral cutaneous nerve of the anterolateral skin of the thigh

어 결손인 경우에, 이의 대안으로서 대퇴근막장근 천공지 피판을 거상하여 두경부 재건에 활용한 예를 보고하였는데, 특히, 같은 공여부에서 채취할 수 있으므로 추가적인 공여부 합병증을 줄일 수 있으므로, 전외측대퇴피판의 훌륭한 대안으로서 고려될 수 있다고 하였다.[7,8]

또한, 임상적으로 보다 자신 있는 준비를 위해서는 대퇴직근을 피부에 같이 거상하는 대퇴직근피판(rectus femoris myocutaneous flap)도 같이 고려해야 한다. 대퇴직근은 전상장골극 및 관골절구(groove of acetabulum)에서 기원하여 슬개골 상부로 이어지는 근육으로 대략적인 길이는 36cm, 두께는 1.5cm, 그리고 폭경은 5.5cm에 해당하는 근육으로 다리의 신장과 대퇴부의 굴절을 가능하게 한다. 주된 혈관 공급은 외측대퇴회선동맥의 상행지로서 혈관경은 대략 4cm 정도의 길이로 박리가 가능하다.[6, 9, 10] 그림 8.2에서는 기본적인 전외측대퇴피판과 비교하여 대퇴근막장근피판 및 대퇴직근피판의 근육 및 혈관 분포를 보여준다.

이처럼 전외측대퇴피판은 결손부의 크기 및 두께에 따라 근막피부피판 및 외측광근을 같이 거상하여 근육-근막피부판으로도 거상할 수 있으며(그림 8.3), 동시에 또는 따로 대퇴근막장근피판 및 대퇴직근피판도 같이 고려할 수 있는 다양성을 지니는 피판이라 할 수 있다.[11, 12]

전외측대퇴피판의 주 감각신경은 요추신경총(lumbar plexus) L2 및 L3에서 분지하는 외측대퇴피신경(lateral femoral cutaneous nerve)으로 이 신경은 서혜인대(inguinal ligament) 후외측부에서 서혜관(inguinal tunnel)을 통과하여 심회선장골동맥(deep circumflex iliac artery)의 여러 분지를 따라 대퇴근막 하방으로 주행하여, 이 중 하지(descending branch)는 전상장골극 1cm 내측으로 주행하여 외측대퇴회선동맥의 하지와 같이 주행하여 근육간 중격을 통과하고 봉공근 전방부로 주행하여 대퇴부에 이르게 되며, 대퇴부에서 전방과 후방 가지로 나뉘어 분포한다. 전방가지는 전상장골극의 10cm 정도 하방에서 대퇴근막을 뚫고 대퇴부의 전외측 피부를 지배하고, 후방가지는 전방가지보다 위쪽에서 대퇴근막을 뚫고 나와서 대퇴 측방부의 피부 감각을 지배하게 되는데, 따라서 전외측대퇴피판 자체의 주된 감각신경 가지는 외측대퇴피신경의 전방가지라고 할 수 있다(그림 8.4). 그 밖에 대퇴신경의 가지인 대퇴전피신경(anterior cutaneous nerve of the thigh)은 서혜인대 중앙부보다 8cm 하방에서 대퇴근막을 뚫고 주행하며 대퇴 전방부의 감각을 지배하게 된다.[4-6]

II. 외측대퇴회선 동맥 및 정맥

전외측대퇴피판의 혈액 공급은 외측대퇴회선동맥에서 기원하는 분지들에서 이루어지는데, 외측대퇴회선동맥은 심대퇴동맥(profunda femoral artery)으로부터 나와 대퇴직근과 외측광근의 심부를 지나 상행지, 수평지 및 하행지(descending branch)로 나뉜다(그림 8.5). Wong 등은 하행지와 수평지 사이에 비스듬히 아래쪽으로 주행하는 사선지(oblique branch)가 89증례에서 34%인 경우에 발견되었음을 보고했으며, 또한 14%에서는 전외측대퇴피판술에 포함하여 거상했음을 최근 2010년에 보고한 바 있다.[13] 이처럼 전외측대퇴피판의 혈관경은 8-12cm 정도, 동맥의 직경은 2.1mm 정도이며, 정맥은 대부분 2개의 동반정맥(vena comitans)으로 2.3mm 정도의 직경을 지닌다. 하행지는 외측광근과 대퇴직근의 외측근 중격으로 주행하면서 외측광근에 혈류를 공급하면서 전상장골극(anterior superior iliac spine)과 슬개골(patella)의 상외측연(superior lateral border)을 연결하는 선의 midpoint 주변에서 전외측 대퇴부에 천공지를 내게 된다.[14, 15]

하행지가 전외측 피부에 분지시키는 천공지 중에서 약 80%는 외측광근을 통과하여 피부로 주행하는 근육피부 천공지고, 20% 정도만이 외측광근과 대퇴직근 사이의 근중격 사이로 주행하는 중격피부 천공지임을 반드시 명심해야 하며, 이러한 근육피부 천공지는 그림 8.5와 같이 슬개골의 상외측연과 전상장골극을 연결하는 선의 전외측 피부의 근위부에 주로 분포한다.[16-18] 전술한 바와 같이 대퇴근막장근피판 및 대퇴직근피판도 피부피판의 표시와 이에 따른 표면 해부학적 지식을 같이 지녀야 한다(그림 8.6).

이러한 천공지는 전술한 바와 같이 정중부를 중심으로 반경 3cm인 원의 하방 4분의 1에 주로 많이 분포하는데, Park 등은 한국인 사체 19구의 양쪽 대퇴부를 전상장골극과 슬개골의 상외측연을 연결하는 선을 10등분했을 때 천공지의 85%가 3/10~8/10 사이에 분포함을 확인하였으며, 외측대퇴회선동맥의 변이를 관찰한 결과 약 68.4%에서 외측대퇴회선동맥의 상행지, 수평지 및 하행지로 나뉘었는데, 일부분에서는 하행지가 외측대퇴회선동맥에서 수평지와 상행지와는 다른 기원에서 분지되거나 또는 드물게 하행지가 대퇴동맥(femoral artery)에서 직접 분지되는 경우도 확인하였다(그림 8.7).[19]

전외측대퇴피판을 채취하기 위한 기본 개념은 다른 근육기반 또는 근막기반의 피판과 달리 주된 혈행이 근육을 관통하고 주행하는 천공지피판임을 반드시 명심해야 하며, 근막 및 피부, 피하층에 혈행을 공급하기 위한 천공지를 찾고, 이를 잘 유지하기 위한 과정으로서 이해할 수 있다. 그림 8.6에서 소개된 바와 같이, 거상해야 할 피부에서 제일 잘 들리는 도플러를 확인하고, 이를 기준으로 주변 영역을 넓혀가면서

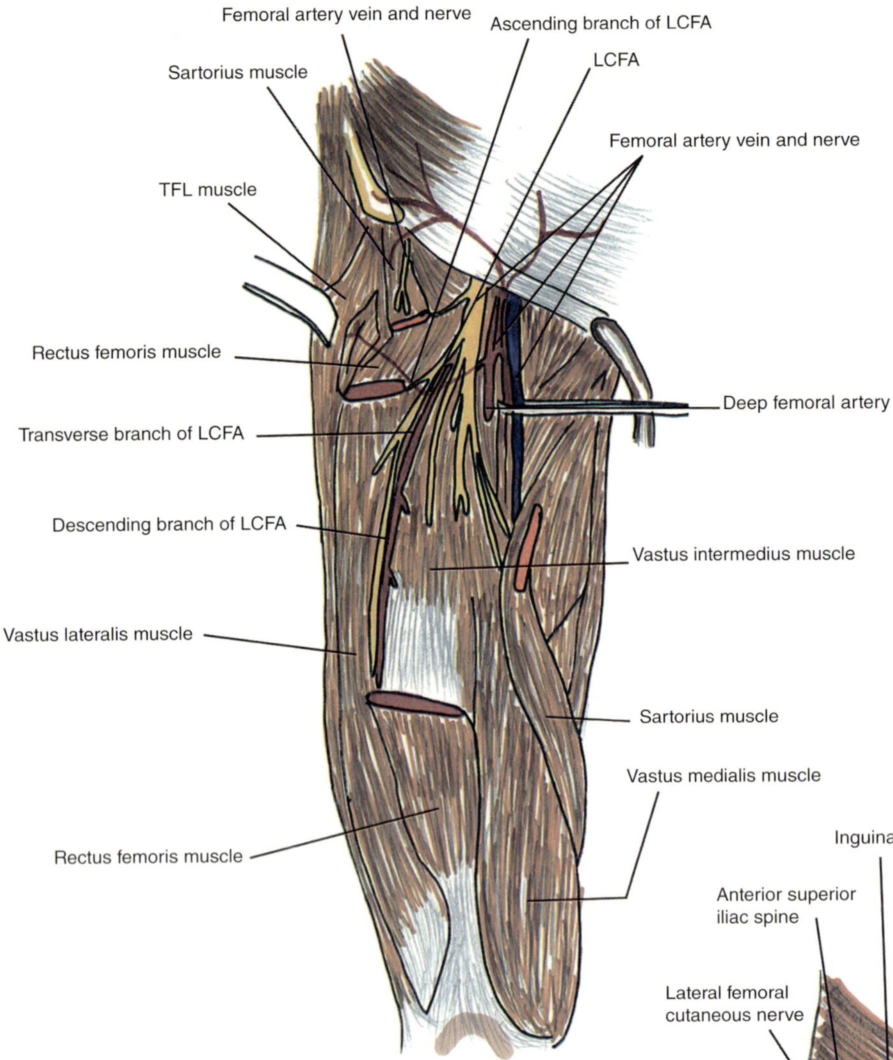

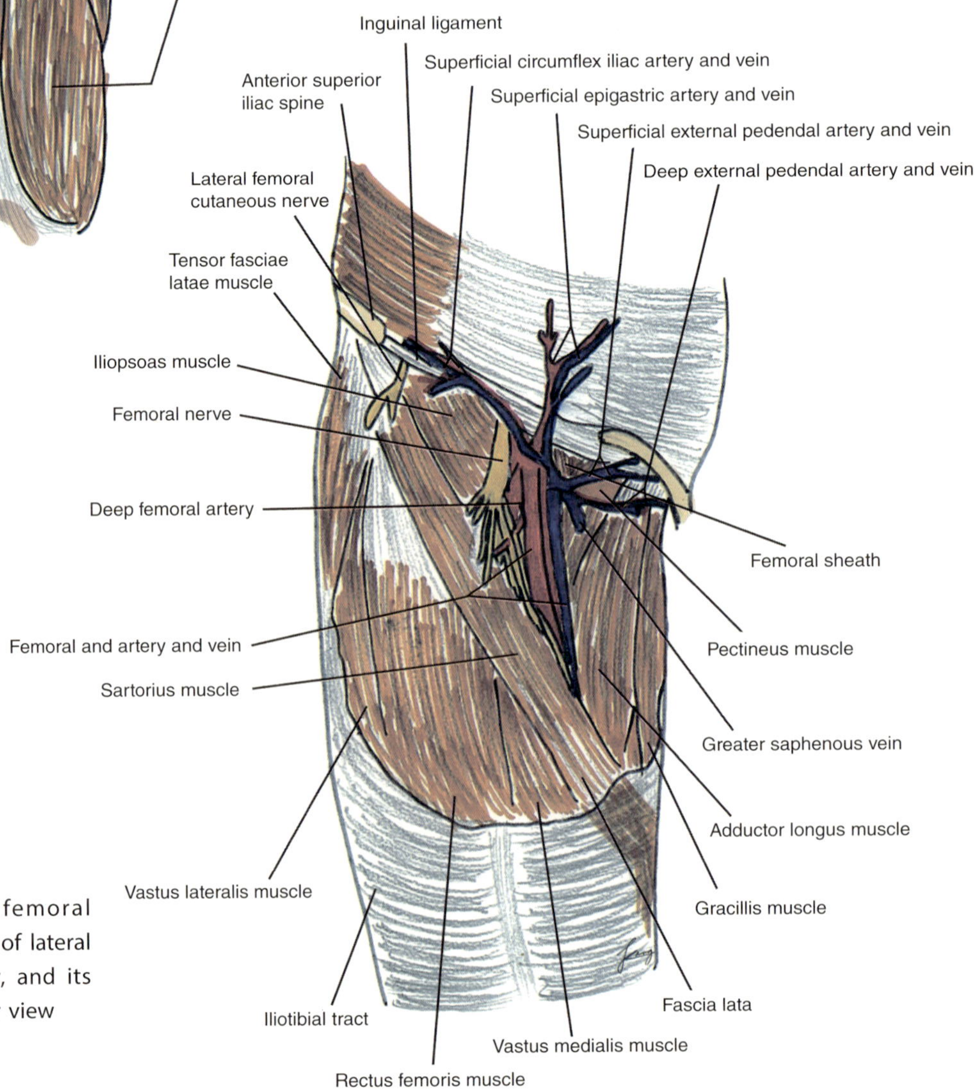

그림 8.5 Schematic drawing of femoral artery, descending branch of lateral circumflex femoral artery, and its related anatomies, anterior view

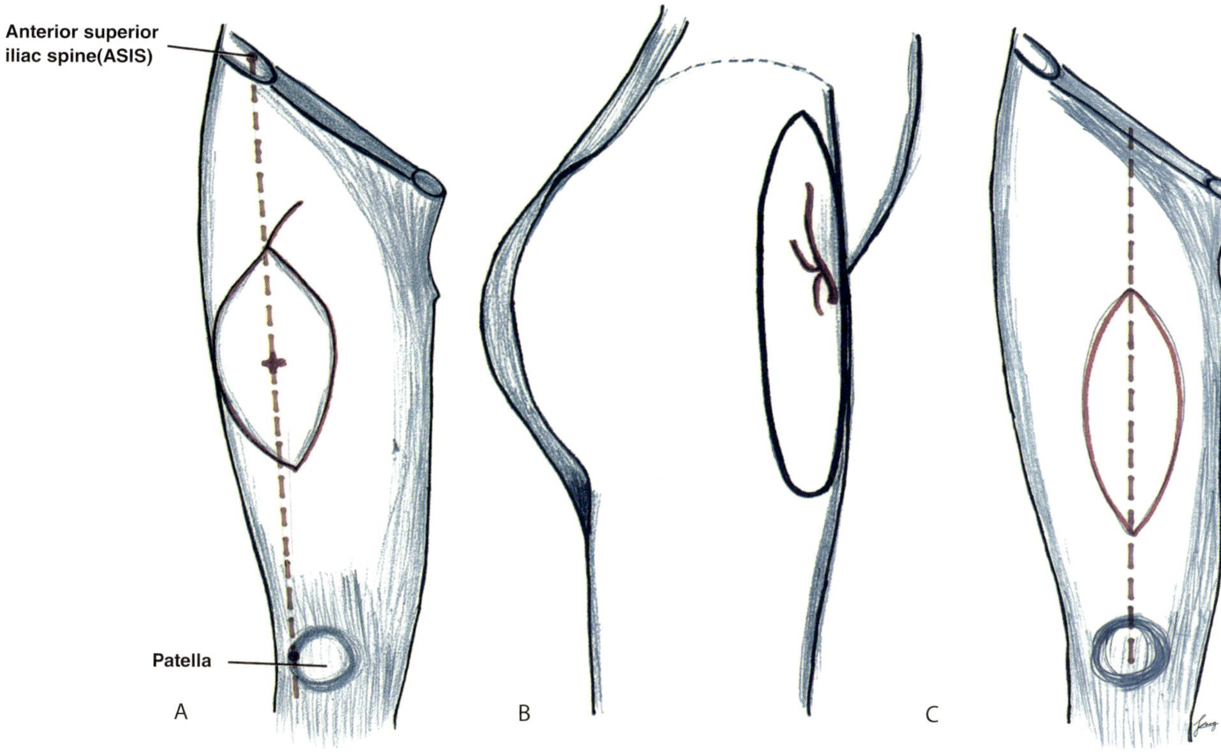

그림 8.6 Flap skin designs of anterolateral thigh flap(A), tensor fascia lata flap(B), and rectus femoris flap(C)

거상하게 된다. 외측광근과 대퇴직근 사이의 외측근간중격(lateral intermuscular septum)을 가정하는 가상선으로 전상장골극과 슬개골의 상전외측연을 연결하게 된다. 이 가상선의 중간 지점을 중앙점으로 하여 직경 3cm의 원을 그리고 이 원을 4등분했을 때 대부분 원의 하외측 부분에 전외측대퇴피판의 피부 천공지가 위치하므로, 도플러 검사를 이 부위부터 확인하면서 혈류분포를 확인하게 된다. 피부 절개의 깊이는 피부와 피하지방층을 통과하여 근육 위 근막이 나올 때까지 진행하며, 이 근막 하방의 근막하층(subfasical plane)을 포함하여 박리하는 것이 중요하며, 피하층의 두께를 보면서 아주 얇게 박리해야 할 경우에는 근막보다 표층으로 근막상층(suprafasical plane)을 따라 박리하게 된다.[6, 17]

피부피판의 크기는 1개의 천공지로 35×25cm까지 혈류 분포가 가능하다고 보고되고 있으나, 피부피판의 크기가 상대적으로 클 경우는 가능하면 2개 이상의 천공지를 포함시키는 것이 유리하다(그림 8.8). 또한, 수술 중에 포함시킬 천공지를 선택할 때는 짧은 근육경로를 가지면서 직경이 굵은 천공지를 선택하는 것이 중요하며, 술자는 가능한 미세수술용 현미경이나 보안경을 사용하여 작은 천공지를 찾은 후에 박리하는 것이 바람직하다. 디자인한 피판의 내측연을 따라 대퇴근막의 깊이까지 절개하고 천공지가 피부판으로 들어가는 부분이 확인될 때까지 계속 박리하고, 상방으로는

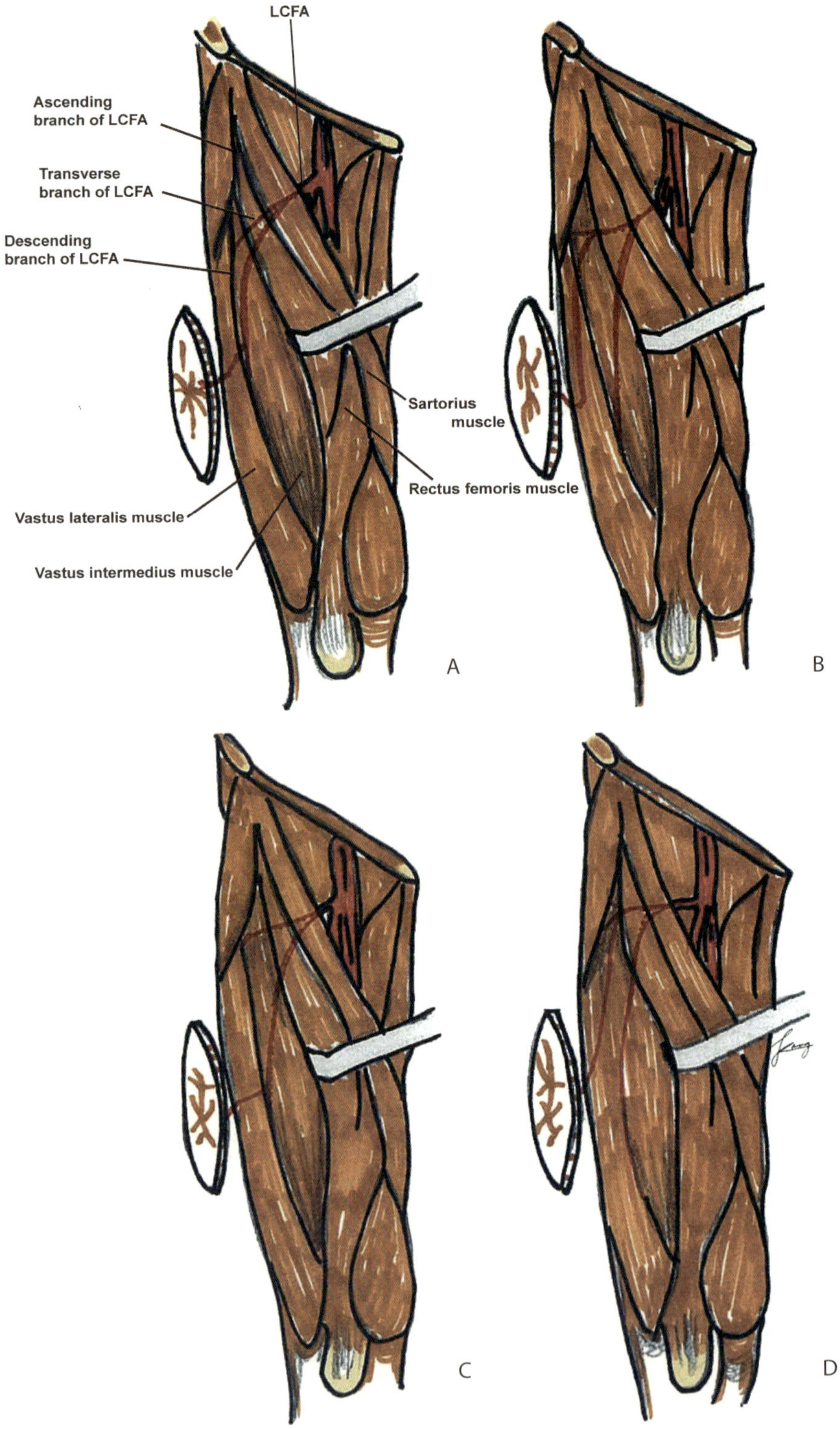

그림 8.7 Classification of myocutaneous perforator from the descending branch of the lateral circumflex femoral artery. A: Myocutaneous perforator from the descending branch(2) of the LCFA(1), penetrating the vastus lateralis with an intramuscular length of ~ 5cm in 57% of cases, B: Myocutaneous perforator from the transverse branch of the LCFA, penetrating the vastus lateralis with an intramuscular length of ~ 7cm in 27% of cases, C: Septocutaneous perforator from the descending branch of the LCFA, penetrating the intermuscular septum between the vastus lateralis and retus femoris with a length of ~ 4 cm in the septum in 11% of cases, D: Septocutaneous perforator from the transverse branch of the LCFA, penetrating the intermuscular septum formed by the rectus femoris, vastus lateralis, and TFL with a length of ~ 8cm in the septum in 5% of cases

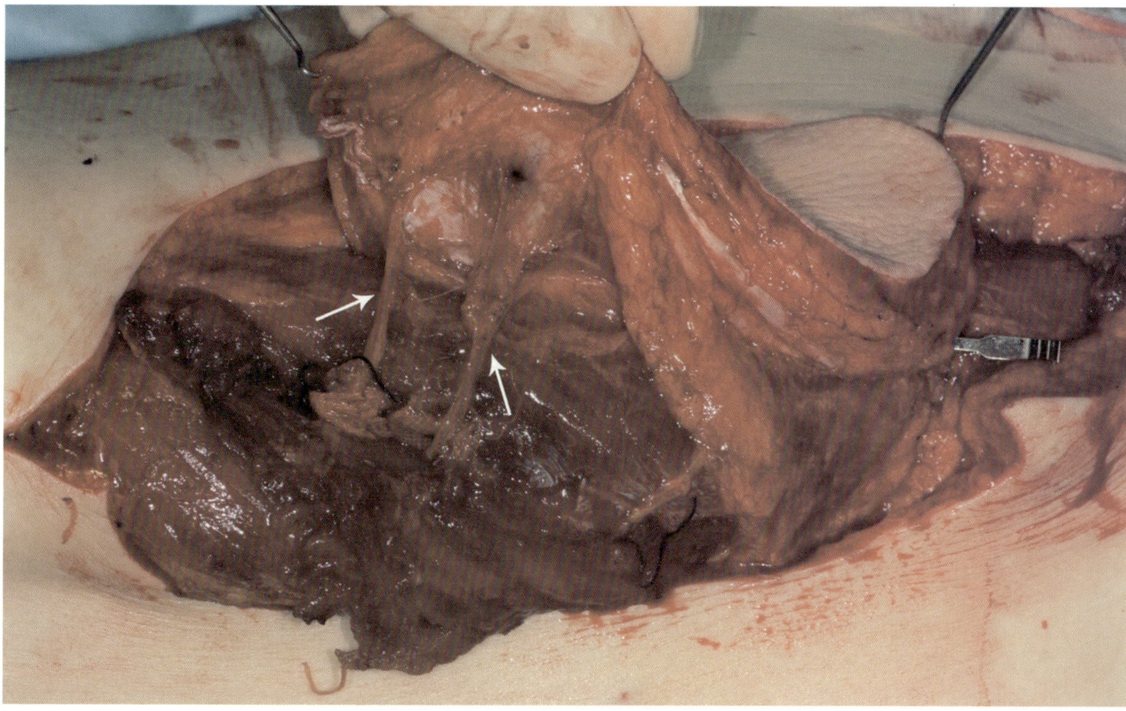

그림 8.8 Clinical view of two perforators (arrows) in the septofasciocutaneous ALT flap

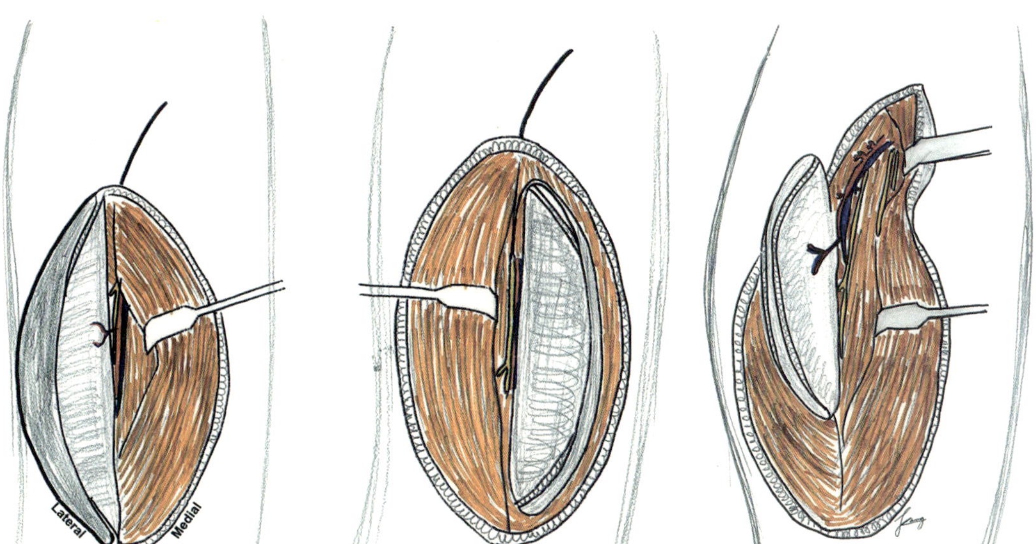

A B C

그림 8.9 Schematic drawings of septofasciocutaneous ALT flap. A: septocutaneous perforator identification after elevation of medial portion, B: elevation of lateral portion, C: vascular pedicle dissection exposing the descending branch of the LCFA

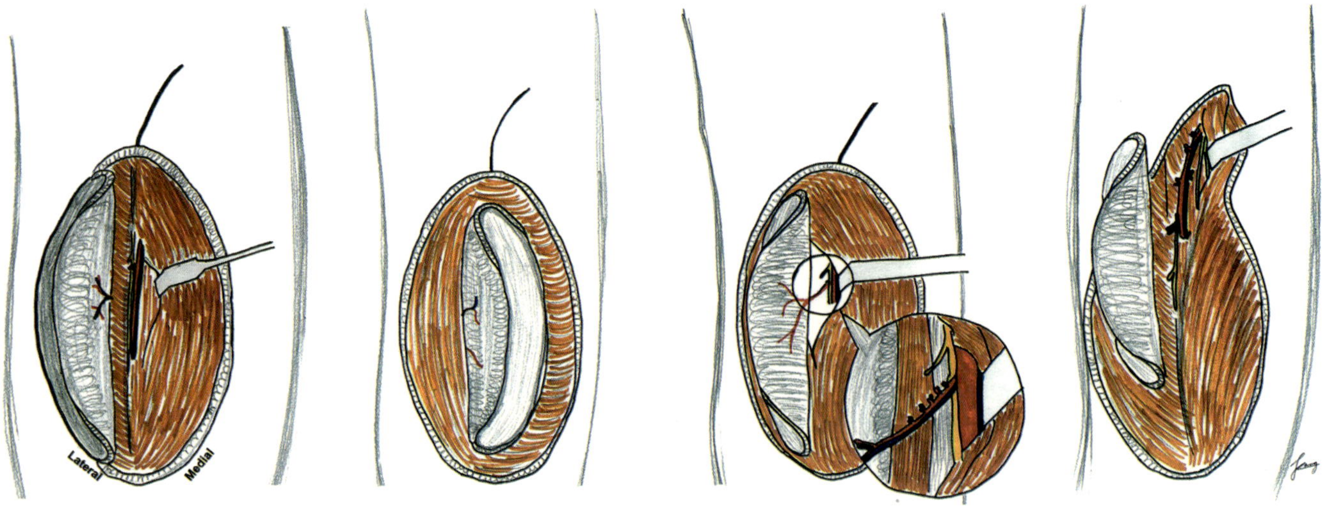

A B C D

그림 8.10 Schematic drawings of musculocutaneous ALT flap. A: musculoutaneous perforator identification after elevation of medial portion, B: elevation of lateral portion by keeping the musculocutaneous perforator, C: intramuscular pedicle dissection exposing the musculocutaneous perforator and muscular branch of femoral nerve, D: vascular pedicle dissection exposing the descending branch and the main trunk of LCFA

대퇴근막장근이 보일 때까지 박리하며 대퇴근막장근을 절개한 후에는 피판을 외측으로 당기면서 대퇴직근과 외측광근의 경계부까지 근막하로 박리하여 천공지를 찾게 된다(그림 8.9).

일단 천공지가 확인되면 수혜부의 결손 모양과 혈관의 위치에 맞게 피판을 디자인한 후, 천공지 주위의 연조직을 보존하면서 근막하 천공지에서 주 혈관까지 박리를 시작하게 된다. 피부판으로 들어가는 천공지를 확인하면 대퇴직근과 외측광근 사이의 노란 지방층으로 확인될 수 있는 외측근간중격을 확인하고, 확인 후에는 대퇴직근을 내측으로 견인하면서 근육외측경계부를 기준으로 외측광근의 내측을 따라 근심부로 올라가면서 외측대퇴회선동맥의 하행지를 찾을 때까지 계속 박리하게 된다(그림 8.10). 하행지가 잘 보이면 좋으나, 대부분은 잘 보이지 않고 외측광근을 통과하는 근육피부 천공지로 관찰될 수 있으므로 외측광근의 근육 내 박리를 천천히 조심하여 시행하여 피부로 이어지는 천공지가 혈관경과 만나는 지점까지 근육 내를 주행하는 혈관경을 박리하는 인내심이 필요하다. 이때 박리하는 방법으로는 원심부에서 외측광근을 통과하여 중격으로 찾아 들어오는 방법과 또는 거꾸로 근간중격에서 피부 쪽 및 근심부로 외측광근을 통과하여 대퇴근막장근 내의 근심부로 찾아 나오는 방법이 가능한데, 어떤 방법이든 양측을 모두 살펴보면서 세심히 진행하고 가능하면 현미경으로 근육 내 혈관의 분포를 보면서 진행하는 것이 추천된다.[6, 13, 17] 또한, 혈관경을 박

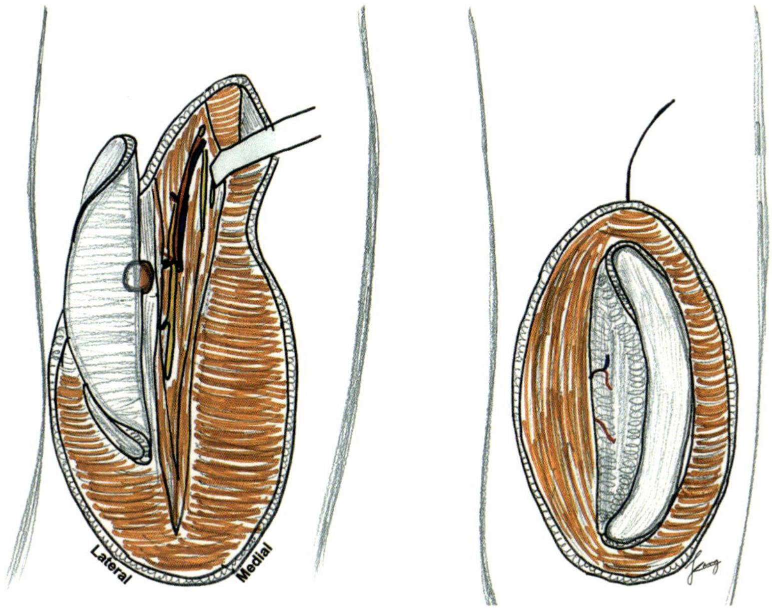

A B

그림 8.11 Schematic drawings of cutaneous ALT flap by keeping the small patch of fascia. A: cutaneous perforator identification from the septum or muscle substance, B: suprafascial elevation of lateral portion showing the fascia lata and musculocutaneous perforator

리할 때는 혈관만을 유지하는 것이 아닌 혈관 주변의 근육조직과 일부 결합조직 등을 같이 포함하여 진행하는 것이 안전하며, 혈관경 주변을 박리할 경우 리도카인을 스프레이로 뿌려가면서 박리하면 혈관의 경축으로 인한 피판의 허혈 현상을 막을 수 있다. 피판의 두께는 전술한 바와 같이 근막상측 및 근막하층의 박리를 고려하여 진행함으로써 원하는 두께로 재단하게 된다.

천공지의 박리시 손상을 주지 않도록 주의하고 천공지가 손상받아도 수술 중 발견되지 않을 수 있으므로 가능하면 2개 이상의 여러 개의 천공지를 찾아 박리하는 것이 좋으며, 혈관경이 쉽게 꼬일 수 있으므로 적절한 방향을 찾아가면서 박리하는 것이 필요하다. 따라서, 혈관경의 전방부를 표시하거나 대퇴근막을 일부 보존하여 혈관경의 비틀림을 방지하게 되며, 경우에 따라 천공지가 아주 작거나, 또는 박리가 어렵거나 심지어 천공지가 없는 경우는 전내측대퇴피판(anteromedial thigh flap)이나 좀더 근위부로 박리하여 대퇴근막장근피판이나 대퇴직근피판을 대신 이용하려는 전환이 필요하며, 결손 부위의 부피가 클 경우에는 근육층을 일부 포함시킬 수 있고, 필요에 따라서는 피부와 피하 모세혈관총을 제거하고 피하지방과 근막으로만 이루어진 피지방근막피판(adipofascial flap)을 대신 고안할 수 있다(그림 8.11).[20, 21]

III. 요약

전외측대퇴피판은 인체 내 다양한 재건상황에 적용될 수 있으며, 구강 내외 재건을 위해서 저자들이 기존에 보고한 광배근피판(latissimus dorsi myocutaenous flap), 요골전완유리피판, 족배동맥피판(dorsalis pedis flap), 외측상완유리피판 및 복직근유리피판(rectus abdominis myocutaneous free flap) 등과 같이 구강악안면 영역의 연조직을 재건하기 위한 넓은 피부를 거상할 수 있고, 해부학적인 변이가 상대적으로 적은 양상을 보이면서 공여부의 합병증도 최소화될 수 있는 장점을 지닌다. 특히, 경부청소술을 포함하여 종물제거에 있어 많은 시간이 소요되는 구강암 수술 및 재건수술에 있어서 두 팀이 동시에 수술을 할 수 있어서 수술 전체의 시간을 많이 줄일 수 있는 장점도 지닌다. 그러나, 여러 장점에도 불구하고 전외측대퇴피판은 피부천공지의 해부학적인 변이가 많고, 주로 근육 내를 주행하는 근육피부 천공지를 박리해야 하기 때문에 숙달되기 전에는 많은 인내심과 각고의 노력이 필요한 피판이라 할 수 있다.[3, 22, 23]

최근 Park 등[24]에 의하면 전외측대퇴피판은 보다 자유로운 형태(free style)의 접근이 가능한 유용한 피판으로 설명되고 있다. 외측대퇴회선동맥의 하행지가 결손되거나 거상하기 여의치 않을 경우에는 내측의 하행지를 이용하는 전내측대퇴피판을 거상할 수 있으며, 후인두 결손(laryngopharyngeal defect)부의 재건시 두 층의 피판층을 이용하여 충분한 부피로 거상하여 재건함으로써 기능적으로도 좋은 결과를 보였음이 보고되었다. 또한, 구강 내의 여러 결손부의 재건 이외에도 하악골 등의 골 이식 후에 연조직 결손부를 채우기 위해서도 활용되며, 두개저부 재건 및 이하선 및 경부 재건을 위해서도 유용하게 활용될 수 있음이 보고되었다.[11, 12, 25]

전술한 바와 같이 전외측대퇴피판의 단점은 피부 천공지의 변형 및 결손이 있을 수 있다는 점으로 1998년 Kimata 등은 74명의 환자에서 5.4%에 해당하는 사례에서 피부 천공지를 발견하지 못했다고 보고하였으며,[26] Celik 등은 전외측대퇴피판을 시행한 439명의 환자에서 0.9%인 6명에서는 피부 천공지가 결손이었으며, 이식 후에도 7.7%인 34명의 환자에서 재탐색이 필요하였고, 다른 6명에서는 정맥에서의 순환부전으로 실패했음을 보고하였다.[27] 이처럼 전외측대퇴피판의 실패 원인으로는 천공지를 박리할 때의 손상으로 혈관경이 다치거나, 천공지가 너무 가늘어서 혈관문합 후 혈행유지가 어려운 경우, 천공지 혈관이 수축되거나, 혈관경이 꼬여서 장력이 많이 걸려 있는 경우 등을 고려할 수 있다. 반면에 피판 거상이 익숙해지면 거상 방법을 다양하게 하면서 피판의 두께도 얇게 할 수 있는데, 경우에 따라 요골전완유리피판 및 족배동맥피판 등과 유사하게 얇고 기능적인 피판으로도 재단할 수 있다. 실제 최근에는 이렇게 얇게 재단된 피판으로 활용함으로써 혀나 연구개부 재건을 위해 발음 및 연하운동 등의 기능적인 결과에서도 우수하다고 보고되고 있으며, 기존에는 주로 요골전완유리피판을 사용하였던 구강 내 재건에 있어 점차 전외측대퇴피판이 더 추천되고 선택되는 경향을 보여왔다고 할 수 있다.[28-30]

설절제술 및 구강저 절제술 등과 같이 구강 내의 여러 기능적인 재건이 필요한 경우 흔히 고려할 수 있는 유리피판이 요골전완유리피판인데, 비심미적인 공여부 및 손목의 불편감을 고려하면 전외측대퇴피판이 대안으로서 고려되어 왔다. 공여부의 일차봉합이 가능하고 심미적으로도 큰 반흔을 남기지 않는 우수함으로 선택될 수 있는 전외측대퇴피판은 대개 마른 동양인에서 웬만한 구강 내 결손부를 재건할 수 있으나, 비만이거나 여자 환자들에게는 상대적으로 두꺼운 피부층이 단점이 될 수 있다. 또한, 인두부 및 혀의 뒷부분을 포함하는 광범위한 결손부에 대해서는 요골전완유리피판만으로는 크기가 많이 부족할 수 있어서 피판의 길이가 대략 13cm 이상 필요할 경우 및 넓은 피부면적이 필요할 경우 우선적으로 선택될 수 있다. 즉, 구강 내 점막 이장과 동시에 구강저의 사강(dead space) 부위도 지방층을 많이 포함시킬 수 있는 전외측대퇴피판을 사용함으로써 타액누공이 발생하거나 다른 이차감염을 예방할 수 있는 장점도 지닐 수 있게 된다.[31, 32]

또한, 아주 광범위한 결손부에 활용할 수 있는 복직근유리피판과 비교해서 혈관경을 상대적으로 길게 채취할 수 있고, 복직근유리피판에서 생길 수 있는 탈장(hernia) 등의 합병증을 피하고, 복부의 지방층이 매우 두꺼워 피부판을 사용하기 어려운 경우에도 전외측대퇴피판은 훌륭한 대안으로 선택될 수 있는데, 특히 노인 환자에서 발생할 수 있는 탈장을 막을 수 있고, 부피를 회복하기 위해 외측장근을 동시에 거상할 수 있으며, 방사선치료 후에 일부 또는 과도하게 수축될 수 있는 복직근 하방의 지방층에 비해 대퇴부의 지방층은 상대적으로 수축률이 적은 장점을 지니게 된다.[33, 34]

Song 등은 피판 크기에 대해 대천 대퇴골 대전자부(greater trochanter)에서 슬개골의 3cm 상방에 이르는 범위 내에서 전외측 피부 영역에 최대 20×26cm 크기의 피부판을 계획할 수 있다고 하였으며,[1] Koshima 등은 최대 25×18cm까지 피부판 거상이 가능하다고 하여[2] 근육을 관통하는 피부 천공지의 혈행 분포에 따라 수평적으로는 20-25cm까지, 수직으로는 18-26cm까지의 다양한 크기의 피부조직판의 도안이 가능함을 알 수 있다. 피판 거상을 완료한 후, 전외측부인 공여부 결손은 대부분 일차 봉합을 시행하며, 거상 후 결손부의 좌우 폭경이 8-10cm 이상인 경우에는 피부의 두께 및 근육의 유연성에 따라 장력이 심하여 직접 봉합이 어려울 수 있으므로, 부분층 피부 이식술을 고려하게 된다. 피부피판만 채취한 경우는 수술 후 바로 보행이 가능하고, 외측광근 및 다른 근육을 같이 채취한 경우는 1주일 정도 침상안정 이후 보행하도록 하며, 어떤 경우에서나 대개는 이차감염만 예방하면 잘 치유되는 것으로 알려져 있다.[35, 36]

전외측대퇴피판에서는 심막을 포함하여 피하조직 및 피부피판을 만드는 방법과 또는 심막은 제외하고 피하지방 피판만을 만드는 방법도 있으며, 피부를 제외하고 피하지방과 근막으로만 이루어진 근막 피판을 만드는 방법도 다양하게 있을 수 있다. 또한, 기존에 외측대퇴회선동맥의 분지와 함께 대퇴부 외측 피부와 근육을 함께 거상하는 방식(그림 8.3)이 아니고, 반대로 피부 천공지를 근간으로 전외측대퇴부 천공지 피판의 방식으로도 피판을 거상할 수 있게 되었다. 2002년 Wei 등이 보고한 672명의 전외측대퇴피판 환자에서 두경부 재건에 이용된 475명에 대해 95.68%의 성공률을 보였는데,[3] 피판의 두께도 서양인에 비해 상대적으로 비만이 적은 동양인에서 피판의 두께를 적절히 재단할 수 있다고 보고되어 왔다.

천공지란 심부 혈관에서 기원하여 심층 근막(deep fascia)을 뚫고 피부에 혈액을 공급하는 혈관을 말하며, 천공지피판(perforator flap)이란 이러한 천공지와 피부 및 피하지방으로만 이루어진 피판을 지칭하게 된다. 최근까지 전외측대퇴피판을 이용한 다양한 부위의 재건이 보고되어 왔으며 천공지 분포 변이에 대한 해부학적 지식이 축적되고, 도플러를 이용하여 천공지의 위치를 찾을 수 있게 되면서 현재의 전외측대퇴피판은 전신의 어느 부위에서나 결손부 재건을 위해 유용하게 사용될 수 있으며, 두경부 영역의 재건에 있어서도 이제는 주요 재건 방법의 하나로 인정되고 있다.

표 8.1 Korean translational language of anatomical muscles, vessels and nerves in the anterolateral thigh region

Achilles tendon	아킬레스건	Lateral intermuscular septum	외측근간중격
Adipofascial flap	피지방근막피판	Linea aspera	대퇴골 조선
Anterolateral thigh flap	전외측대퇴피판	Lumbar plexus	요추신경총
Anterior cutaneous nerve of thigh	전대퇴피신경	Medial circumflex femoral artery	내측대퇴회선동맥
Anterior superior iliac spine, ASIS	전상장골극	Muscular branch of the femoral nerve	대퇴신경의 근육 가지
Anteromedial thigh flap	전내측대퇴피판	Myocutaneous perforator	근육피부 천공지
Ascending branch of LCFA	외측대퇴회선동맥의 상행지	Patella	슬개골
Deep femoral artery	대퇴심동맥	Profunda femoral artery	심대퇴동맥
Descending branch of LCFA	외측대퇴회선 동맥의 하행지	Quadriceps	대퇴사두근
Femoral artery	대퇴동맥	Rectus femoris muscle	대퇴직근
Femoral nerve	대퇴신경	Sartorius muscle	봉공근
Gluteal tuberosity	대둔근	Septocutaneou perforator	중격피부 천공지
Groove of acetabulum	관골절구	Suprafascial vascular plexus	상근막혈관총
Inferior gluteal artery	하둔동맥	Tensor fascia lata, TFL	대퇴근막장근
Inguinal ligament	서혜인대	Transverse branch of LCFA	외측대퇴회선 동맥의 수평지
Lateral circumflex femoral artery, LCFA	외측대퇴회선동맥	Vastus intermedius muscle	중간광근
Lateral cutaneous nerve of thigh	외측대퇴피신경	Vastus lateralis muscle	외측광근
Lateral femoral cutaneous nerve	외측대퇴피신경	Vastus medialis muscle	내측광근
Lateral superior genicular artery	외측상슬동맥		

References

1. Song YG, Chen GZ, Song YL. The free thigh free flap: a new free flap concept based on the septocutaneous artery. Br J Plast Surg 1984;37:149-59.
2. Koshima I, Fukuda H, Utunomiya R, Soeda S. The anterolateral thigh flap: variations in its vascular pedicle. Br J Plast Surg 1989;42:260-2.
3. Wei FC, Jain V, Celik N, Chen HC, Chuang DC, Lin CH. Have we found an ideal soft-tissue flap? An experience with 672 anterolateral thigh flaps. Plast Reconstr Surg 2002;109:2219-26.
4. Putz R, Pabst R. Sobotta atlas of human anatomy, 14th ed. Urban & Fischer. Munich: Elsevier;2006.
5. Standring S, ed. Gray's anatomy: the anatomical basis of clinical practice. 39th ed. New York: Elsevier Churchill Livingstone;2005.
6. Strauch B, Yu HL. Atlas of microvascular surgery;anatomy and operative approaches. 2th ed. New York: Stuttgart;2006:372-87.
7. Coskunfirat OK, Ozkan O. Free tensor fascia lata perforator flap as a backup procedure for head and neck reconstruction. Ann Plast Surg 2006;57:159-63.
8. Chalfroun CT, McConnel MP, Wirth GA, Brenner KA, Evans GR, Kobayashi M. Free tensor fascia latae flap for abdominal wall reconstruction: overview and new innovation. J Reconstr Microsurg 2012;28:211-9.
9. Park CW, Miles BA. The expanding role of the anterolateral thigh free flap in head and neck reconstruction. Curr Opin Otolaryngol Head Neck Surg 2011;19:263-8.
10. Coemert A, Altun S, Uenlue RE, Orbay H, Tekdemir I. Perforating arteries of the anteromedial aspect of thigh: an anatomical study regarding anteromedial thigh flap. Surg Radiol Ant 2011;33:241-7.
11. Camporro D, Fueyo A, Martin C, Carnero S, Llorente JL. Use of lateral circumflex femoral artery system free flaps in skull base reconstruction. J Craniofac Surg 2011;22:888-93.
12. Iyer S, Chatni S, Kuriakose MA. Free tensor fascia lata-iliac crest osteomusculocutaneous flap for reconstruction of combined maxillectomy and orbital floor defect. Ann Plast Surg 2012;68:52-7.
13. Wong CH, Wei FC. Anterolateral thigh flap. Head & Neck 2010;32:529-40.
14. Wong CH, Wei FC, Fu B. Chen YA, Lin JY. Alternative vascular pedicle of the anterolateral thigh flap: the oblique branch of the lateral circumflex femoral artery. Plast Reconstr Surg 2009;123:571-7.
15. Seth R, Manz RM, Dahan IJ *et al.* Comprehensive analysis of the anterolateral thigh flap vascular anatomy. Arch Facial Plast Surg 2011;13:347-54.
16. Lin DT, Coppit GL, Burkey BB. Use of the anterolateral thigh flap for reconstruction of the head and neck. Curr Opin Otolaryngol Head Neck Surg 2004;12:300-4.
17. Erba P, Raffoul W, Bauquis O. Safe Dissection of the Distally Based Anterolateral Thigh Flap. J Reconstr Microsurg 2012;18. [Epub ahead of print]

18. Neligan PC, Lannon DA. Versatility of the pedicled anterolateral thigh flap. Clin Plast Surg 2010;37:677-81.
19. Park JY, Park HD, Young KH *et al.* Anterolateral thigh flap for head and neck reconstruction: anatomic study. J Kor Assoc Maxillofac Plast Reconstr Surg 2005;27:360-4.
20. Hanasonomm, Skoracki RJ, Silva AK, Yu P. Adipofascial perforator flaps for "aesthetic" head and neck reconstruction. Head Neck 2011;33:1513-9.
21. Agostini T, Agostini V. Adipofascial anterolateral thigh free flap for hemifacial atrophy. Acta Otorhinolaryngol Ital 2009;29:103-7.
22. Lin PY, Chen CC, Kuo YR, Jeng SF. Simultaneous reconstruction of head and neck defects following tumor resection and trismus release with a single anterolateral thigh donor site utilizing a lateral approach to flap harvest. Microsurgery 2012;32:289-95.
23. Kekatpure VD, Trivedi NP, Shetkar G, Manjula BV, Mathan Mohan A, Kuriakose MA. Single perforator based anterolateral thigh flap for reconstruction of large composite defects of oral cavity. Oral Oncol 2011;47:517-21.
24. Park CW, Miles BA. The expanding role of the anterolateral thigh free flap in head and neck reconstruction. Curr Opin Otorlaryngol Head Neck Surg 2011;19:263-8.
25. Posch NA, Mureau MA, Flood SJ, Hofer SO. The combined free partial vastus lateralis with anterolateral thigh perforator flap reconstruction of extensive composite defects. Br J Plast Surg 2005;58:1095-103.
26. Kimata Y. Urchiyama K, Ebihara S, Nakatsuka T, Harii K. Anatomic variations and technical problems of the anterolateral thigh flap: a report of 74 cases. Plast Reconstr Surg 1998;102:1517-23.
27. Celik N, Wei FC, Lin CH *et al.* Technique and strategy in anterolateral thigh perforator flap surgery, based on an analysis of 15 complete and partial failures in 439 cases. Plast Reconstr Surg 2002;109:2211-6.
28. Camaioni A, Loreti A, Damiani V, Bellioni M, Passali FM, Viti C. Anterolateral thigh cutaneous flap vs. radial forearm free-flap in oral and oropharyngeal reconstruction: an analysis of 48 flaps. Acta Otorhinolaryngol Ital 2008;28:7-12.
29. Kuo YR, Seng-Feng J, Kuo FM, Liu YT, Lai PW. Versatility of the free anterolateral thigh flap for reconstruction of soft-tissue defects: review of 140 cases. Ann Plast Surg 2002;48:161-6.
30. Bianchi B, Ferri A, Ferrari S *et al.* The free anterolateral thigh musculocutaneous flap for head and neck reconstruction: one surgeon's experience in 92 cases. Microsurgery 2012;32:87-95.
31. Kesting MR, Hoelzle F, Wales C *et al.* Microsurgical reconstruction of the oral vavity with free flaps from the anterolateral thigh and the radial forearm: a comparison of perioperative data from 161 cases. Ann Surg Oncol 2011;18:1988-94.
32. Camaioni A, Loreti A, Damiani V, Bellioni M, Passali FM, Viti C. Anterolateral thigh cutaneous flap vs. radial forearm free-flap in oral and oropharyngeal reconstruction: an analysis of 48 flaps. Acta Otorhinolaryngol Ital 2008;28:7-12.
33. Spyriounis PK. The extended approach to the vascular pedicle of the anterolateral thigh perforator flap: anatomical and clinical study. Plast Reconstr Surg 2006;117:997-1001.
34. Liu WW, Yang AK, Ou YD. The harvesting and insetting of a chimeric anterolateral thigh flap to reconstruct through and through cheek defects. Int J Oral Maxillofac Surg 2011;40:1421-3.
35. Agostini T, Lazzeri D, Spinelli G. Anterolateral thigh flap: systemic literature review of specific donor-site complications and their management. J Craniomaxillofac Surg 2012 Jun 22 [Epub ahead of print].
36. Townley WA, Royston EC, Karmiris N, Crick A, Dunn RL. Critical assessment of the anterolateral thigh flap donor site. J Plast Reconstr Aesthet Surg 2011;64:1621-6.

9

비골복합유리피판

Fibular composite free flap

혈관화 비골피판(vascularized fibula free flap)은 1975년 Taylor 등[1]이 경골 골절에 적용한 경우를 처음으로 소개하고 연이어서 이 피판의 우수성을 보고한[2] 이후, 혈관화 골피부피판(osteocutaneous flap)이 1986년 Chen 등[3]에 의해 처음으로 보고되었으며, 1988년 Jones 등[4] 은 이중으로 포갠(double barrelled) 비골피판을 보고하였다. 구강악안면 영역의 재건과 관련해서 1989년 부분 하악골절단술이 시행된 결손부를 재건한 Hidalgo의 첫 보고[5]와 60증례에서의 성공적인 결과 보고[6]가 있었으며, 1994년 O'Leary 등[7]은 비복신경(sural nerve)을 이용한 신경 이식을 동반하여 신경피부 복합피판이 가능함을 보고하였다. 1992년 Chuang 등은 가자미근(soleus muscle)을 운동신경과 연결시켜 운동기능을 회복시킬 수 있음을 보고하였으며, 1993년 Wolff 등은 피부판과 골판을 따로 분리하여 채취하여 구강 내 연조직과 하악골을 재건한 보고[9]와 1995년 피부판을 2개로 따로 분리해서 채취하는 방법[10]을 각각 소개하였다. 국내에서는 1995년 Lee 등[11]이 14증례에 대한 경험을 보고하였으며, 1996년 Carroll 등[12]은 비골피판을 시행하기 전의 모든 환자의 술전 혈관조영술이 필요하며 실제로 25명의 환자 중에서 4명의 환자에서 다른 결과를 보였다고 하였다.

비골피판은 12cm 이상인 피부나 구강저 결손부가 포함된 하악 전방부의 재건과 구강저의 외측 또는 협점막을 포함하는 부분하악 결손부를 재건하는 데 우수하며,[13] 또한, 영양혈관이 되는 비골동맥 및 정맥의 혈관직경이 커서 구강악안면재건을 위해 경부 혈관과의 문합이 용이하며, 동시에 채취한 공여부에 대해 대부분 일차봉합이 가능한 장점 등[14]을 지녀서 최근까지 여러 구강악안면 재건의사들에게 선호되는 복합피판이라 할 수 있다. 상악골 재건에 있어서는 대개 경부의 혈관이 아닌 안면동정맥 및 천측두혈관(superficial temporal vessels)을 수여부 혈관으로 활용할 경우가 많으므로 이러한 혈관에 대한 준비를 시행해놓은 후에 비골피판 채취를 같이 진행하는 것이 바람직함이 보고[15]되기도 하였다.

하악골의 재건시 경부 또는 안면부의 수여부 혈관으로 같은 측의 혈관을 이용할 경우에는 동측의 비골피판의 거상이 추천되며, 이때 피부피판은 비골 전체를 감싸면서 구강 내의 점막으로 위치할 수도 있고, 또는 비골 하방으로 위치하면서 구강 외 피부를 대치하게 된다. 반대편의 수여부 혈관을 이용할 경우에는 혈관경의 길이 면에서는 반대편 하지의 비골피판 채취가 상대적으로 유리할 수는 있으나, 이러한 이유 이외에 술전 혈관조영술에서의 하지의 혈관 분포 및 환자의 기능적인 면을 고려하여 좌, 우 비골을 선택하게 되며, 설사 불리한 조건이라 하여도 혈관경을 최대한 연장시켜서 활용하거나 또는 대복재정맥(greater saphenous vein) 이식 등[16, 17]과 같은 부가적인 혈관문합술을 통해 해결하게 된다.

이에 저자 등은 구강악안면 영역의 재건에 유용한 비골피판에 대해 13여 년 전에 이미 발표[18]한 바 있었는데, 이후 현재까지의 다양한 임상적 경험을 바탕으로 주변 근육 및 신경, 그리고 혈관에 대한 해부학적 고찰을 통해서 구강악안면재건을 위한 비골복합피판의 유용성에 대한 전문적인 지식을 알아본다.

I. 비골 주변 근육 및 신경

비골은 경골과 함께 하지를 이루는 단단한 장골로서 직선형의 관통 피질골 구조를 지니므로 인체 내 이식 후 초기부터 하중에 대한 저항이 강한 공여부 골이다(그림 9.1). 상부 쪽의 단면은 사각형 구조이나 하부 쪽으로 내려갈수록 내측, 외측 및 후연의 3개 면을 지니는 삼각형의 단면 구조로 되어 있어서 골 이식의 공여부로서는 각이 지거나 회전력에 대한 저항도 우수한 장점을 지닌다.[13, 19] 성인에서의 비골 전체 길이는 약 30-40cm, 평균 33cm이고, 채취 가능한 골의 길이는 22-26cm 정도인데, 비골두(fibular head)에서 4-6cm, 발목관절(ankle joint) 부위에서 최소한 6cm 이상을 남기고 채취하게 된다. 절단면에서의 직경 내지 단면의 길이는 약 1.5-2.0cm인데, 비골 전체 길이에서 영양혈관 및 비골 내 혈행이 우수한 중간 1/3 부위를 주로 채취하게 되므로 8-12cm 길이의 혈관화된 유리피판으로 채취하게 된다.[20, 21]

비골은 경골(tibia) 및 거골(talus)과 경첩형태의 발목관절을 형성하는데, 이를 경비관절이라 하여 경골과 비골이 상하 전체적으로 결합되어 있는 관절을 총칭하게 된다. 상방으로는 경골의 외측 하방으로 비골의 내측상연이 평면으로 맞닿아 있는 윤활관절(synovial joint)을 이루고, 하방으로는 경비인대결합(tibiofibular syndesmosis)으로 이어지고 그 사이의 골간막(interosseous membrane)으로 이루어진다.[22, 23] 이처럼 경비관절을

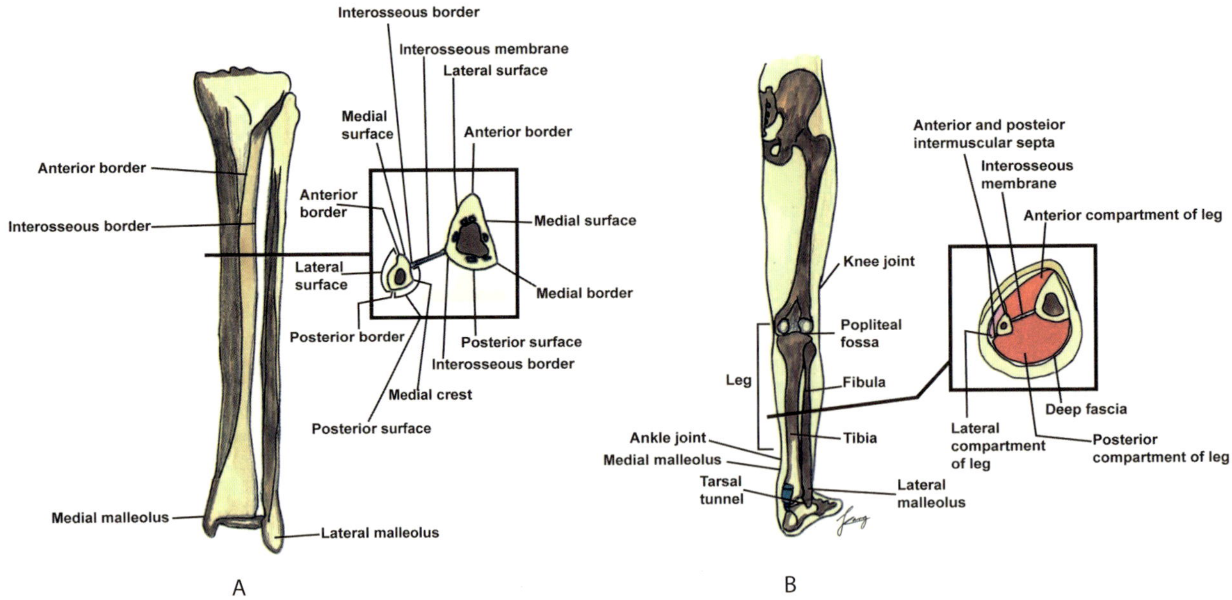

그림 9.1 Schematic drawings of lower leg including tibia, fibula and interosseous membrane. A: longitudinal and cross-sectional view, B: posterior view of right lower leg and cross-sectional view

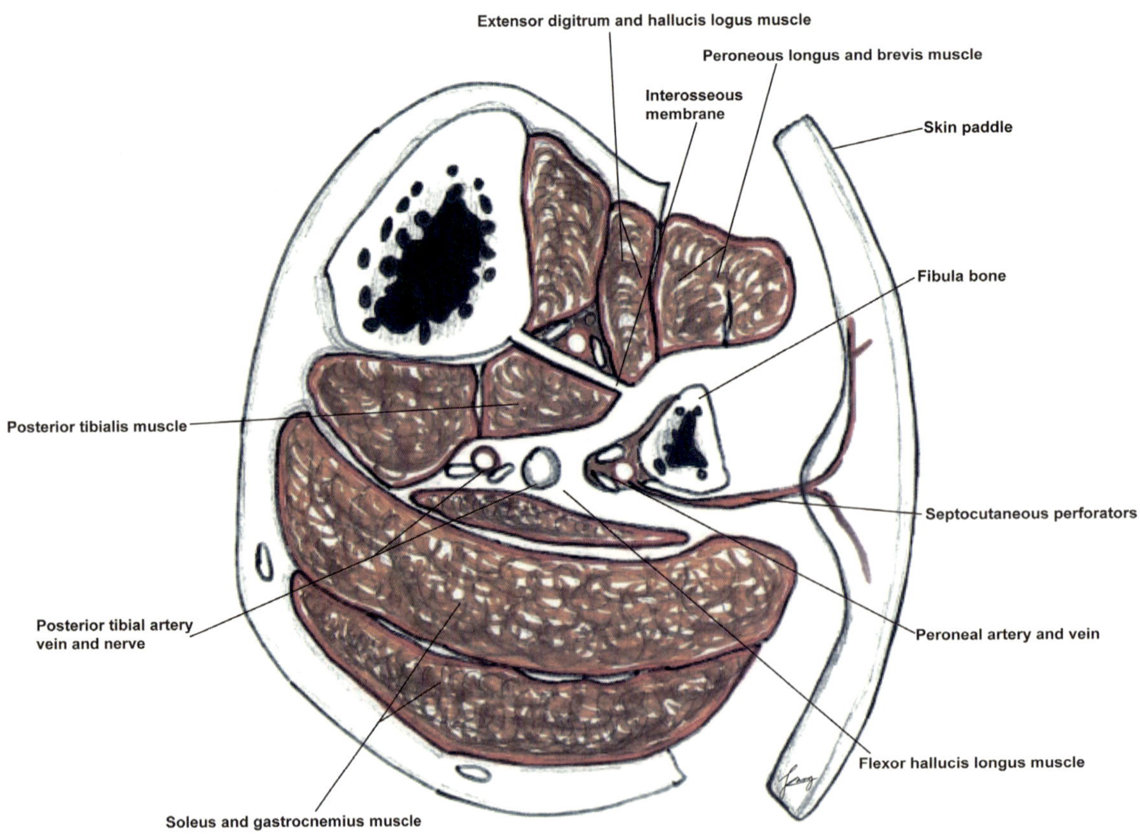

그림 9.2 Schematic cross-sectional drawing of fibular composite flap harvesting procedure

통해 경골과는 직접 연결되지 않으므로 인체의 체중이 비골에 직접적으로 실리지 않게 되고, 따라서 대부분의 하중을 지지하는 경골과 달리 채취 후 환자의 공여부의 기능적인 면에서 유리한 골이라 할 수 있다. 그러나, 상부의 윤활관절과는 달리 경비인대결합으로 이루어져 있는 발목관절은 인체 하지의 안정성을 위해 매우 중요한 구조이다. 비골두의 측방으로 대퇴이두근(biceps femoris muscle)의 인대가 부착하고, 골간인대(interosseous ligament)와 골간막은 경골과 비골 사이에서 하방으로 주행하는데, 원심부에서 비골과(malleolus of fibula)는 하지 전체의 외측과(lateral malleolus)로서 발목관절 상방의 골간막이 골간인대를 형성하고 전후의 경골-비골 인대가 연결되어 있어서 경골이 비골을 잡아주는 역할을 한다(그림 9.1).[24, 25]

비골피판 및 후근간중격 관련해서는 모두 9개의 근육을 하퇴근막이 둘러싸는데, 하퇴근막에서 내측으로 2개의 근막이 비골의 앞과 뒤에 붙어서 각각 전근간중격(anterior intermuscular septum) 및 후근간중격을 형성한다. 여기에 근간중격 및 경골과 비골 사이에 골간막 등에 의해 하지부는 전방, 측방 및 후방 부분으로 나뉘게 된다(그림 9.2).[22, 26]

전방부에서는 장족무지신근(extensor hallucis longus muscle), 장지신근(extensor digitorum longus muscle)과 전경골근이 비골의 내측연에 부착하는데, 장지신근은 비골 원심부 4-6cm를 제외한 비골의 앞부분과 전근간중격을 따라 부착한다. 장족무지신근은 비골의 전방 내측부와 골간막에 부착하고, 전경골근은 경골 상방 2/3 부위와 골간막에 부착하게 된다(그림 9.2, 9.3). 그 밖에 제삼비골근(peroneus tertius muscle)이 비골의 하방 1/4과 골간막에 부착하여 제5종족골(fifth metatarsal bone)에 삽입되는데 비골피판을 채취할 경우에는 대부분 노출되지 않는다. 이상의 전방부 근육의 기능은 발가락을 펴는 작용을 담당하고, 심비골신경(deep peroneal nerve)이 분포한다. 후방부에는 장무지굴근, 가자미근 및 후경골근 등이 비골의 후면에 부착하는데, 심부에 위치하는 장무지굴근과 후경골근은 슬와근(popliteus muscle)과 장지굴근(flexor digitorum longus muscle)과 같이 대퇴부를 측방으로 회전시키고, 발바닥 및 발가락들의 내전, 외전 운동을 담당한다. 장무지굴근은 비골하방 2/3되는 부위까지 부탁하고 비골동맥과 후경골근을 덮어 분포하고, 후경골근은 비골후면에서 가장 심부에 위치하며 비골 및 경골 상방 2/3되는 부위까지 부착한다. 후방부의 표층에 위치하는 가자미근은 비골두와 상방 1/3 및 경골 상부에서 기시하여 비복근(gastrocnemius muscle)과 같이 아킬레스건(achilles tendon)이 되어 발목관절에 부착한다. 일반적으로 비골복합 유리피판을 거상할 때 같이 채취하는 가자미근은 길이 20-25cm, 폭 7.0-7.5cm 및 두께 2.5cm 내외의 근육이 같이 거상되게 된다. 그 밖에 대퇴두(femoral head)에서 기시하는 비복근과 조선(line aspera) 하부 및 슬와 인대(popliteal ligament)에서 기시하는 족저근(plantaris muscle) 등이 후방부의 표층에 위치하며, 발이나 발가락을 굽히는 데 작용하며 경골신경에 의해 지배된다.[22, 23, 26]

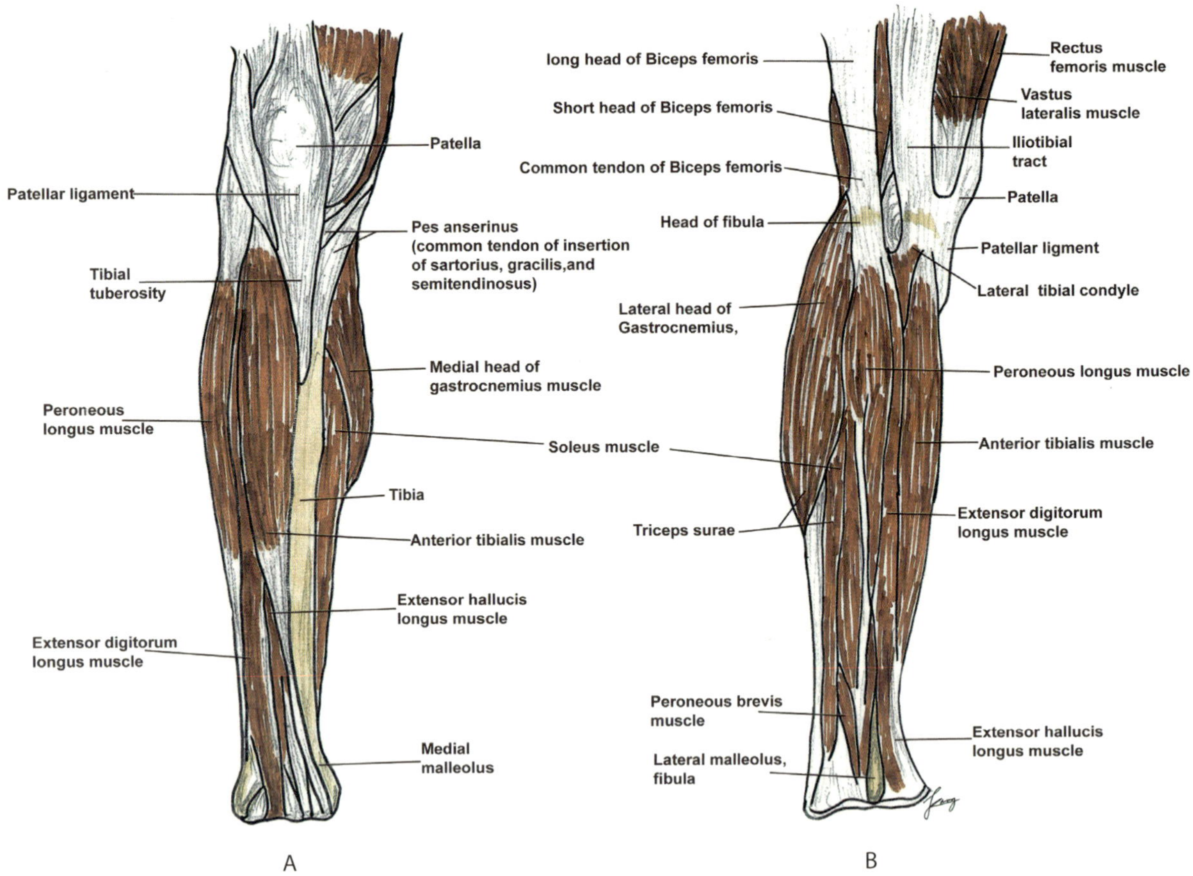

그림 9.3 Schematic muscular drawings in lower leg. A: anterior view, B: posterior view

측방부에는 비골의 외측면에서 기시하는 장비골근(peroneus longus muscle)과 단비골근(peroneus brevis muscle)이 있는데, 장비골근은 비골 상방에서 2/3 지점까지 위치하면서 하방 2/3 지점까지 위치하는 단비골근과 비골 중간 부위에서 겹쳐서 분포한다. 단비골근은 제삼비골근과 같이 제5종족골에 삽입되며, 이러한 측방부 근육들은 발을 측방으로 젖히는 기능을 하고 천비골신경의 지배를 받는다.

비골을 비롯한 하지부의 신경 분포는 크게 경골신경(tibial nerve)과 총비골신경(common peroneal nerve)의 분포로서 정리된다. 크기가 큰 경골신경은 제4, 5번 요신경(lumbar nerve)과 1-3번 천골신경(sacral nerve)의 전방분지들로 구성되며 좌골신경(sciatic nerve)이 주행된 방향대로 계속 주행하여 비복근이 갈라지는 부위와 슬와부를 벗어나서 가자미근 안쪽으로 주행하며 후경골동맥과 같은 방향으로 아래로 내려가서 하퇴 후방부의 근육과 피부에 분포하는 가지를 내고 발목관절에서 근심 및 원심 족저신경(plantar nerve)으로 이어지게 된다. 이때 비복신경으로 알려져 있는 내측비복피신경(medial sural cutaneous nerve)이 경골신경의 상방에서 분지되어 하퇴근막을 관통하여 2개의 비복근 기시부에서 총비골신경으로부터 갈라진 외측비복피신경과 만나 합쳐져서 최종적인 비복신경으로 주행하게 되고, 소복재정맥과 같이 주행하면서 근심 및 중앙부 하지의 전외측 및 후외측의 피부와 근막에 분포하게 된다.[22, 23, 26, 27] 이때 외측비복피신경을 비골복합피판에 포함하여 신경감각피판을 형성할 수도 있다[7]고 보고되기도 하였으나, 실제로는 포함시키기보다는 따로 채취하여 구강 내 설신경 및 하치조신경을 대치할 신경 이식의 목적으로 사용하게 된다.[28]

반면에 총비골신경은 제4, 5번 요신경과 1, 2번 천골신경의 후방분지에서 시작되며 외측비복근 상부를 가로질러 슬와부를 벗어나며 비골 경부를 감고 돌아서 비골 외측면으로 향하여 장비골근의 심부로 들어가면서 심비골신경과 천비골신경으로 나뉘게 된다. 심비골신경은 장비골근 심부에서 비골을 감싸고 돌면서 전방으로 주행하고, 전방에서 장지신근과 장비골근 사이로 주행하여 골간막 전방부로 비스듬히 주행하게 된다. 이 신경은 하퇴부 전면 근육과 엄지발가락의 최측방과 둘째 발가락 내측에 분포하는 종말지를 낸다. 천비골신경은 장비골근과 단비골근 사이를 주행하면서 두 근육과 장지신근 사이의 하퇴근막을 관통하여 피부로 분포하는데, 비복근의 원심면으로 주행하면서 다양한 형태의 비골교통신경분지(peroneal communicating branch)를 낸다. 이 신경은 비골 외측의 근육과 발등의 피부에 분포하는 가지를 낸다.[22, 23] 이러한 여러 비골 신경은 피판채취 및 봉합시 손상받지 않도록 주의해야 하며, 손상받을 경우 발이 저리거나 발목관절 자체가 불안해질 수 있으므로 반드시 보존해야 한다.[29]

II. 비골 동맥 및 정맥

비골동맥은 대개 2개의 동반정맥(venae comitantes)과 함께 주행하며 기시부에서 약 1.5-5.3mm, 평균 3.7mm의 직경을 지니고, 진행하면서 2-4mm의 직경을 지닌다. 비골동맥 및 동반정맥의 해부학을 이해하기 위해서는 무릎에서의 슬와동맥의 주행을 따라 확인하는 것이 필요하다.[18, 22, 23] 비골의 상부인 비골두와 골단(epiphysis)은 비골동맥에서 혈행을 받지 않으므로 비골피판에 포함시키지 않는데, 비골두의 후면은 슬와동맥으로부터 분지하는 외측하슬동맥(lateral inferior genicular artery)에서 나오는 골막 가지에 혈행을 받고, 전경골동맥이 골간막을 통과하기 직전에 후반회비골동맥(posterior recurrent peroneal artery)을 내고 골간막을 통과하여 전경골반회동맥(anterior recurrent tibial artery)을 분지하여 혈액을 공급하게 된다(그림 9.4).

슬와동맥은 슬와근의 하방에서 전경골동맥과 후경골동맥으로 나뉘며 이 후경골

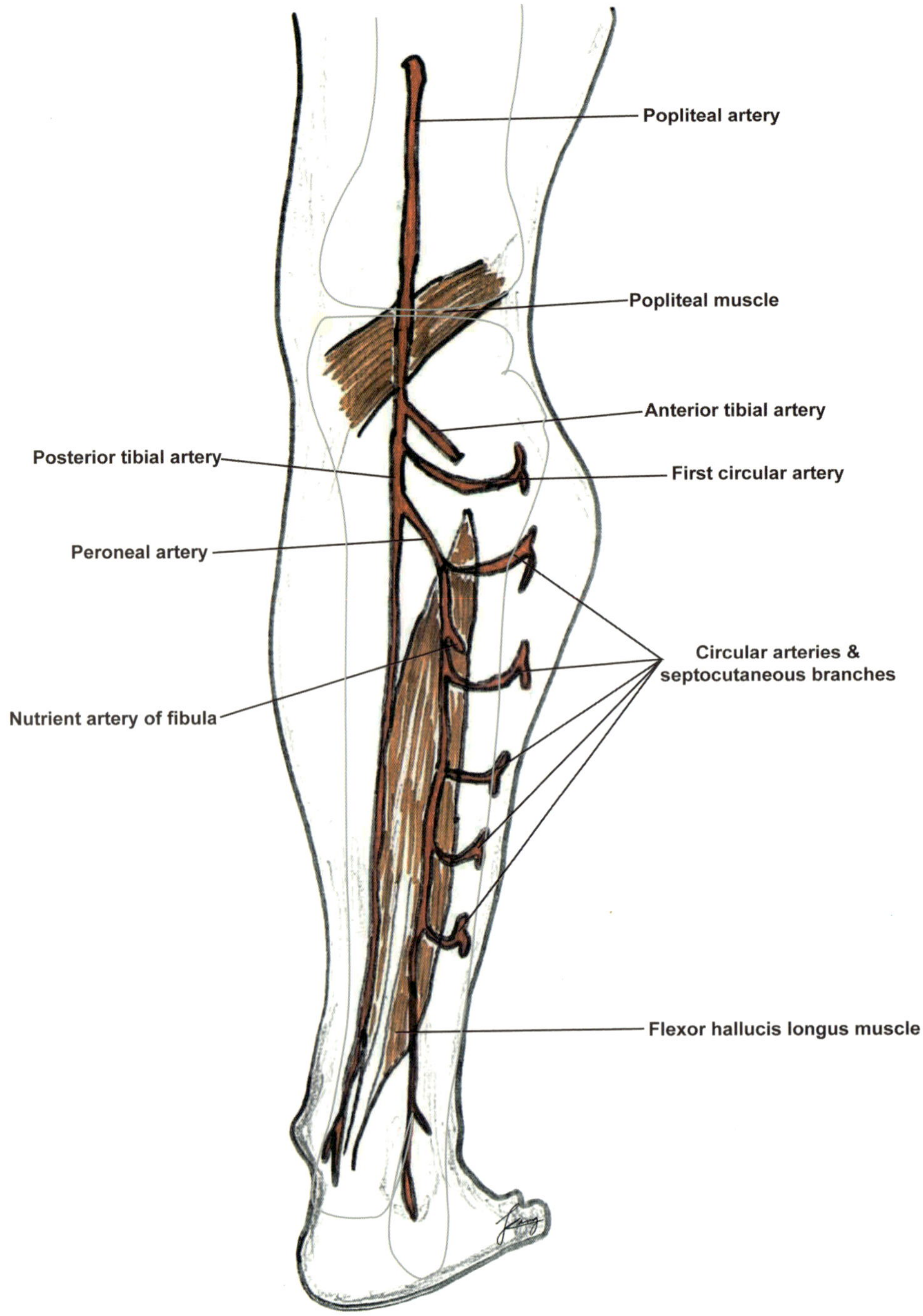

그림 9.4 Schematic diagram of the peroneal artery and related arterial distributions, posterior view of right lower leg

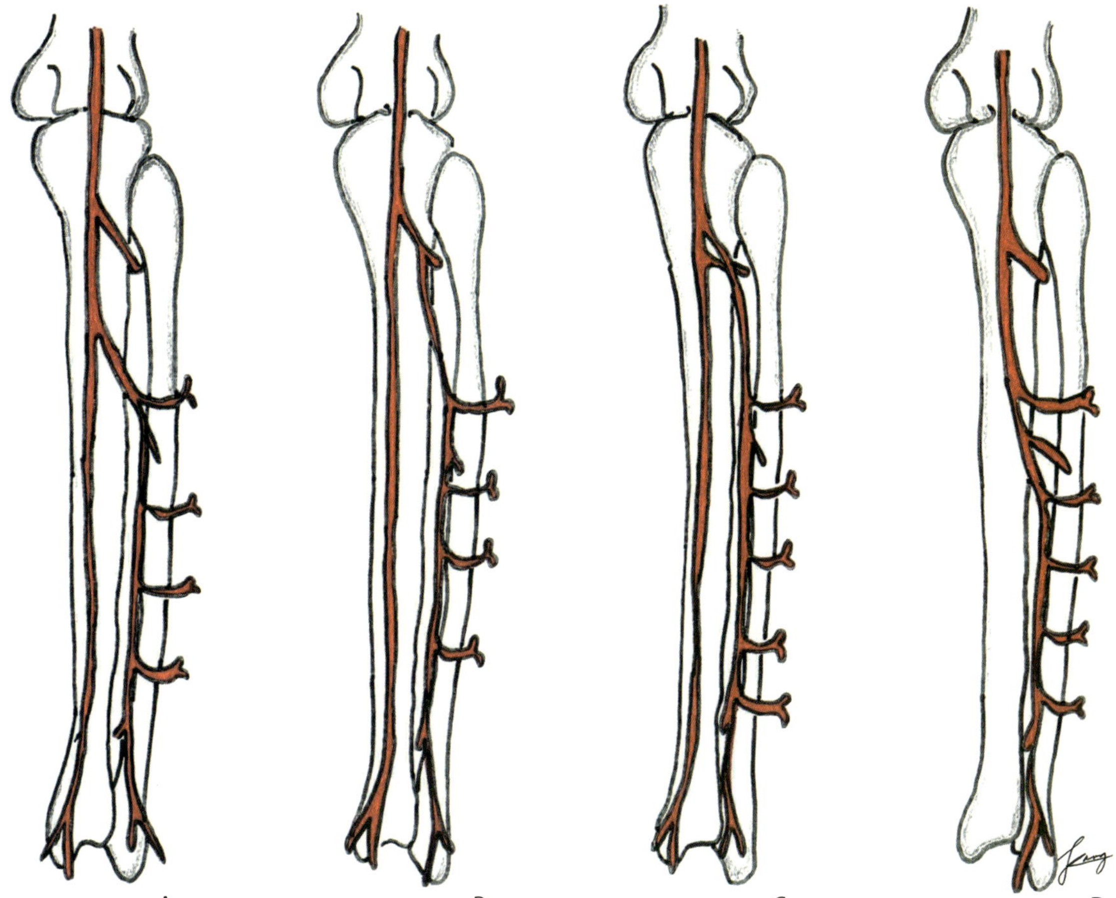

A B C D

그림 9.5 Variations of peroneal artery. A: the peroneal artery arises from the posterior tibial artery in 90% of cases, B: from the anterior tibial artery in 1% of cases, C: from the popliteal artery in 1% of cases and D: the posterior tibial artery supplies to the fibula without peroneal artery in 8% of cases

동맥의 여러 가지 중에서 가장 큰 가지로 비골동맥이 분지한다. 후경골동맥에서 분지한 비골동맥은 슬와근 하방 3cm 정도이면서 비골두보다는 6-7cm 정도 하방부에서 분지하여 측하방으로 가자미근과 후경골근 사이로 주행하여 비골 내에 분포한다. 후경골근과 장족무지굴근 사이로 주행하면서 섬유성 혈관분포를 보이면서 다리 외측에 다수의 가지를 분지하고, 원심부로 갈수록 장족무지굴근으로 바로 삽입되어서 비골 내측능(medial crest of the fibula)을 따라 하방으로 경비인대결합부까지 주행하고 최종적으로 종골지(calcaneus branches) 쪽으로 나뉘게 된다.[18, 30]

비골동맥은 이러한 주행과정 중에 여러 가지들을 비골 및 주변조직에 내게 되는데, 영양동맥은 비골동맥 분지부에서 6-7cm 하방, 비골두에서는 13-14cm 하방에서 분지되어 평균 길이 1.8cm, 평균 직경 1.2mm를 보이면서 비골 내로 직접 들어가 분포한다. 실제로 그림 9.5에서와 같이 후경골동맥에서 비골동맥에 직접 분포하는 경우가 90%로서 대부분이나, 전경골동맥에서 따로 분지하거나, 아니면 슬와동맥에서 직접 분포하는 경우도 각각 1%씩 보고되고 있으며,[26, 30] 비골동맥 없이 아예 후경골동맥이 직접 비골에 분포하는 경우도 8% 존재하기 때문에 비골복합피판을 계획한다면, 반드시 술전의 혈관조영술 및 자기공명 혈관조영술(magnetic resonance angiography)을 통해 하지의 동맥 분포를 확인하는 것이 필수적이다.[31-33]

또한, 비골동맥의 직접적인 변이 이외에도 경골의 전후방 혈관들의 변이 형태 및 하지의 동맥 경화성 손상이 없는지를 미리 확인해야 하며, 이러한 수술 전 조영술 검사 이외에도 하지부의 맥박이 쉽게 잡히지 않거나 기존의 정맥류에 의한 하지 손상 및 보행시 하지부 통증이 심한 경우 등에서는 비골복합피판보다는 다른 피판을 고려해야 한다.[32, 33]

영양동맥(nutrient artery)은 비골동맥에서 기시하고 평균 길이 1.2cm, 직경은 0.25-1.0mm의 다양함을 보이면서, 영양동맥을 통하여 2-3개의 골막가지(periosteal branch) 또는 근골막분지를 통해 비골 골간(diaphysis)으로 분지한다.[34] 영양공(nutrient foramen)은 후내측능의 정중골간(middiaphysis)에 위치하면서 영양동맥의 근골막가지는 내측 및 외측 가지로 나뉘어서 내측근골막 분지는 후경골근 및 골간막(interosseous membrane)을 통과하여 앞쪽으로 주행하고, 외측근골막 분지는 비골의 후면으로 주행하면서 환상으로 둘러싸는 형태로 위치하여 이를 원형동맥(arcuate artery)이라 부르게 된다.[30, 34]

4-6개의 원형동맥(circular artery)이 3-5cm의 간격으로 비골 후방부를 돌아서 골막과 주변 근육에 분절화되어 영양공급을 담당하며, 동시에 후근간중격을 통하여 측방피부에 격막피부 천공지(septocutaneous branch)를 내게 된다. 첫 번째 원형동맥은 대부분 슬와동맥이나 전경골동맥 또는 후경골동맥에서 직접 분지되어 나오나, 두 번째부터의 원형동맥은 거의 대부분 비골동맥에서 분지된다. 이들 동맥의 직경은 0.6 내지 0.8mm로서 비골두에서부터 대략 9, 15, 20cm 거리에서 분지되는 것으로 알려져 있다. 이러한 원형동맥 이외에 근육분지들이 주로 비골두에서부터 하방으로 위치하게 되는데 직경 1.8mm를 지니는 2개의 분지가 비골동맥에서 직접 분지되어 나와서 가자미근의 측방부에 분포하게 된다. 비골의 원심부에서는 외측과 상방으로 약 6cm 위치에서 골간막을 통한 천공지가 전경골동맥의 분지인 전외과동맥(anterior lateral malleolar artery)과 문합하면서 동시에 후경골동맥과 연결되는 교통지(communicating branch)를 분지하게 된다.[18, 26, 34]

이러한 격막피부 천공지는 수술 전이나 수술시 절개 전에 반드시 혈류 도플러 검사를 통해 피하 천공지를 찾아서 표시함으로써 가장 재현성 있고 정확한 혈관분포 영역(angiosome)을 확인하고 수술에 임할 수 있게 된다. 대부분의 천공지 분포는 그림

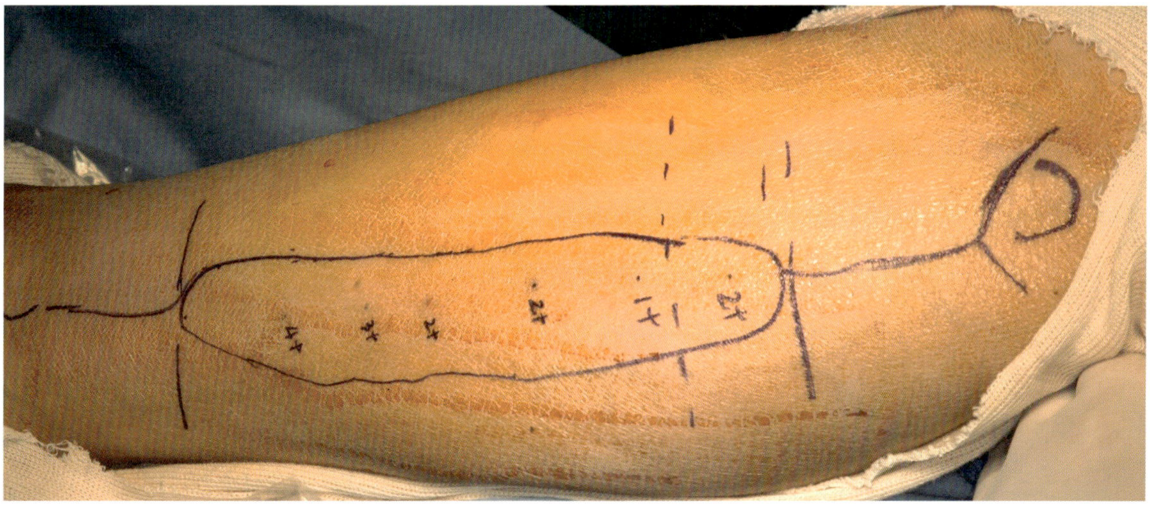

그림 9.6 Preoperative skin marking of septocutaneous perforator according to the doppler sound intensity

9.6과 같이 후근간중격(posterior intermuscular septum)을 따라 표시되게 된다. 격막피부 천공지는 비골동맥에서 분지된 후 장족무지굴근 하방으로 가자미근과 장비골근 사이의 후근간중격을 따라 하퇴근막(crural fascia)에 이르며, 근막을 통해 피부로 혈관분포 영역을 만들고 혈액을 공급하게 된다. 직경은 0.1-0.2mm로서 비골의 중앙부와 하방 1/3 부위에 1-4개 정도로 분포한다.[18, 34] 반면에, 근육피부가지는 후하퇴근간중력을 지나지 않고, 장족무지굴근 및 가자미근을 관통하여 피부로 주행하는 가지로서 확인하면서 채취할 때 격막피부 천공지가 없을 경우에는 반드시 가자미근의 일부를 포함해야 피부로 가는 천공지 혈관을 안전하게 보호할 수 있다.[18, 35] 이때 근육피부 천공지를 유지하기 위해 근육 내 박리를 통해 피판을 형성할 경우 박리과정에서 많은 인내와 시간이 필요하다. 따라서 비골복합유리피판에서의 피부피판의 크기는 비골에서 분절되어 나오는 2-3개의 격막피부 천공지를 포함하면서 15-18cm의 길이와 8cm의 폭경을 지니는 피판 형성이 가능하게 된다.

III. 비골피판 채취

환자는 앙와위(supine position) 자세로 하고 비골 채취를 위해서는 둔부 하방을 받쳐서 무릎을 가능한 많이 구부리고 피부 절개선을 표시하게 된다. 절개선을 표시할 때는 일반적으로 비골두와 외측과를 연결하는 선상에 후근간중격이 존재하므로 이 두 점

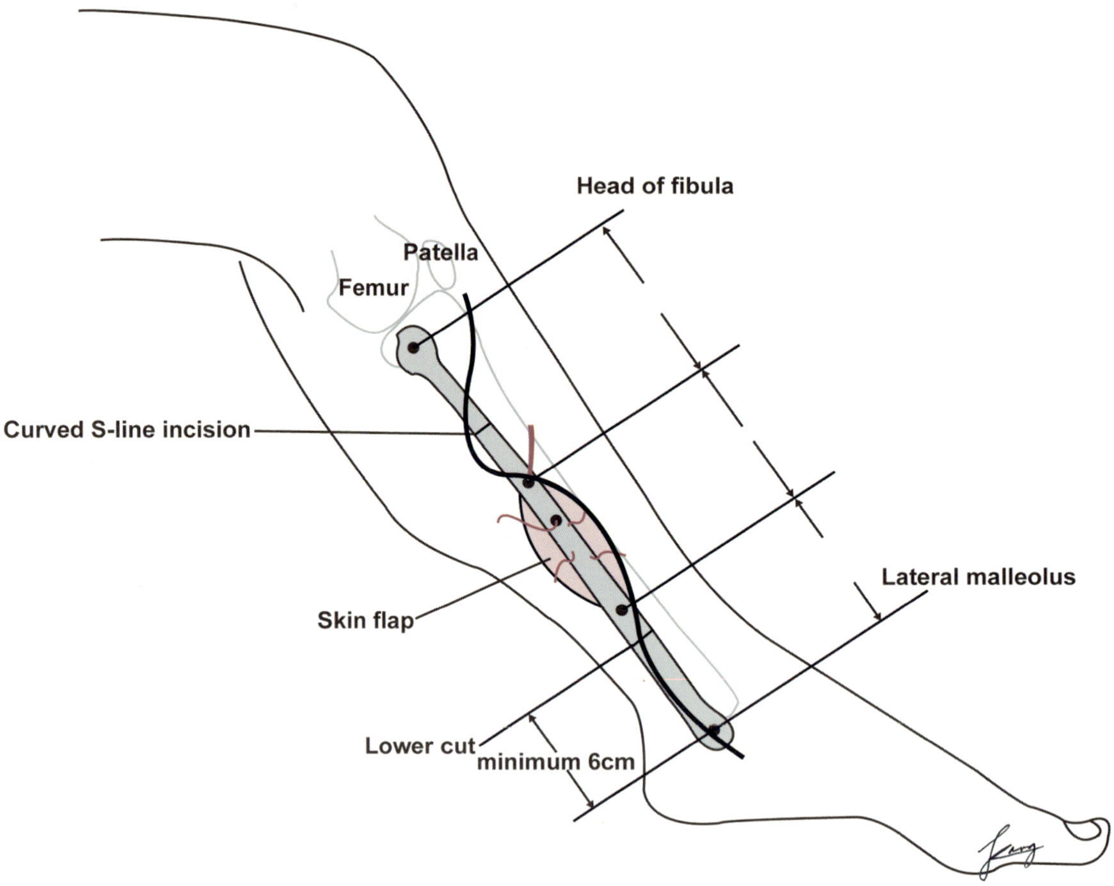

그림 9.7 Schematic curved S-line skin incision related to the skin angiosome and landmark anatomy

을 잇는 가상의 선을 표시하고 비골두 하방 1-2cm 정도에서 이 선을 비스듬히 가로지르는 총비골신경의 주행을 표시하는 것으로 설명되고 있는데[36](그림 9.7), 저자들은 그림 9.6과 같이 시술 전에 미리 확인한 천공지의 위치에 따라 실제로 구강 내 점막 또는 안면부 피부의 결손부의 크기에 따라 피부 절개선을 표시함으로써 실질적으로 혈행이 우수한 피부만을 채득하는 유리한 경험으로[11, 18] 설명하고자 한다. 대부분 이러한 천공지의 위치는 촉진하여 만져지는 비골보다 후방으로 위치하게 되며, 이때 표시한 천공지를 기준으로 전후 최대한 5.0cm 내의 피부를 절개하며, 보통은 2.5-3.5cm 정도의 피부를 채취하게 된다. 기존 보고[26, 36]에 의하면 비골 중앙부를 기준으로 최대로 채취할 수 있는 피부피판은 32×10cm로 알려져 있고, 실제 결손부인 피부의 크기보다 20% 정도 크게 채취하는 것이 추천되고 있다.

지혈대(torniquet)를 장착한 후에, 전방 쪽 피부 절개를 상부부터 하부까지 연계하여 피하조직을 지나 하방의 장비골근 및 단비골근의 근막까지 절개하여 후근간중격을 확인하며 둔하게 박리하여 격막피부 천공지를 확인해야 한다. 이때 피부피판이 피하지방층 및 아래 근막과 분리되지 않도록 주의해야 하며 필요하면 5-0 또는 6-0 봉합사로 변연부를 봉합하는 것도 추천된다. 후근간중격은 근심 쪽으로 넓게 박리하면서 전체 비골의 형태와 피부피판의 길이만큼 노출되도록 하고 격막피부 천공지를 육안으로 확인해야 하는데, 대개는 중간 및 원심부에 비골동맥에서 분지되는 혈관이 관찰되며 근심부인 상부에서는 근육 내에서 바로 기시하는 천공지를 보이게 된다. 매우 드문 경우이지만 천공지가 전체 중격 내에서 찾지 못한다면 피부복합 피판을 다시 고려하여 다른 재건술로 전환해야 한다.

장비골근 및 단비골근의 근막을 포함한 근육 일부를 비골에 남기면서 절개해 나가고 비골의 전외측 경계면을 확인하면서 장지신근과 장족무지신근도 비골로부터 절제함으로써 골간막에 골과 최소한의 근육 부착부만 남기게 된다. 골간막이 나오고 그 하방의 후경골근이 보이게 되면 꺾인 근육견인기로 당기면서 골간막과 후경골근의 일부까지 같이 자르면서 골을 절제하기 전의 전방 박리를 마무리하게 된다(그림 9.3). 이때 총비골신경이 노출될 정도로 길게 채취할 경우에는 반드시 확인하고 조심스레 견인하여 보존토록 해야 한다.

후방부 피부를 절개하여 거상할 때에는 피하층의 심근막도 같이 포함하여 근육층만 남도록 박리하는 것이 필요하며 후근간중격으로 박리하면서 피하층으로 분포하는 작은 혈관들을 확인하는 것이 중요하다. 전술한 바와 같이 격막피부 천공지의 간격과 크기를 염두에 두고 미리 확인하였던 피부 표시를 보면서 천공지를 확인하고 조심스레 보존하는 것이 중요하다. 또한, 후방으로 피부를 넓게 박리할 경우 소복재정맥(lesser saphenous vein)이나 외측비복피신경이 노출될 수 있으므로 잘 보존해야 하며, 경우에 따라서는 외측비복신경을 하치조신경 또는 설신경을 대신하기 위해 신경 이식용으로 따로 채취할 수도 있다.[27, 28] 후방으로는 비복근 및 가자미근을 확인하여 절제하거나 일부 보존하면서 비골과 같이 채취할지를 고려하게 되고, 전방의 근간중격부(intermuscular septum)의 후방경계까지 박리해가면서 거상된 피부피판의 후근간중격의 전방과 후방으로 천공지의 위치가 육안으로 확인하게 된다. 후근간중격을 따라 내측으로 진행하여 심부의 장족무지굴근을 확인한 상태에서 근육을 절제하는 것은 다시 전방부의 접근으로 진행하는 것이 보다 쉽게 접근하는 방법이 된다.

일반적인 골절단기를 사용하여 비골의 상하부를 절단하며, 채취시 원형의 만곡된 골막기자를 비골의 골막 하방으로 넣어서 후방의 근육 및 혈관, 그리고 주변 골막에 손상없이 골만을 깨끗하게 절단하도록 한다. 복합피판을 채취하기 위해서는 필요한 길이 이외에도 근심부 상방으로도 여유 있게 비골 절제를 시행하는 것이 비골동맥이 후경골동맥과의 연결부를 확인하고 다른 후경골근과 장족무지굴근도 같이 확인할 수 있어서 유리한 것으로 설명[37]되고 있다. 즉, 근심측인 상부를 절단할 때 가능한 위쪽으로 절단하여 비골동맥의 혈관경을 최대한 길게 하고, 혹시 있을지 모르는 근육분지가 골분지와 만나는 부위가 노출되도록 하는 것이 필요하며, 이렇게 함으로써 비골 중상부에서 골내로 직접 삽입 분포하는 영양동맥도 채취하는 비골피판에 충분히 포함되게 된다. 대개는 수여부에서 말단부의 접근과 고정을 위해 결손부 크기의 앞뒤로 2cm씩, 전체 4cm 정도는 길게 채취하는 것이 추천[26, 36]되어 왔으나, 주로 상부 쪽의 골막 없이 채취할 수 있는 부위에서 여유있게 채취하고, 하부에서는 비골동맥에 붙여서 채취하여 대부분 추가 절제 없이 바로 사용할 수 있도록 절단하는 것이 유리하다.

절단된 비골의 상하방으로 훅이나 켈리 겸자로 잡고 전측방으로 일부 당기면 후경골근의 일부와 장족무지굴근에 둘러싸인 비골동맥 및 정맥 혈관이 보이게 된다. 앞서 박리시 골간막을 절개하고 후경골근까지 절개해둔 경우이면 바로 보이게 되나, 일부 또는 전체적으로 절개되지 않았다면, 다시 절개하여 비골 골편을 전측방으로 당기게 된다. 후경골근이 완전히 분리됨으로써 하방의 장족무지굴근과 비골동맥 및 정맥의 여러 분지가 보이게 되어 이들을 잘 결찰하면서 후경골동맥과 연결된 가지와 주변 근육들의 출혈을 세심히 소작하는 것이 필요하다. 또한, 하방의 비골내측능으로 주행하는 혈관을 찾아서 동맥과 정맥을 따로따로 결찰하여 자르게 되며, 연이어서 비골피판의 하방 끝 부위에서부터 상방으로 내측의 장족무지굴근을 보면서 혈관을 따라 상방으로 박리 및 근육 절제를 시작할 수 있게 된다. 이때 근육이 필요없이 골만을 채취할 때에도 혈행을 유지하면서 주변 조직에 대한 손상을 줄이기 위해서는 약간의 근육부착부를 붙이는 것이 바람직한데 보통 0.5-1.0cm의 근육을 비골에 붙여서 채취하는 것이 추천된다.[11] 내측 근육으로 들어가는 미세한 분지들을 세세히 지혈하면서 진행해야 하고, 견인기로 견인할 때 내측 심부의 후경골동맥, 정맥 및 신경을 누르지 않도록 주의해야 한다. 또한, 심비골신경의 작은 가지들이 상하방으로 주행하는 경우가 많아서 이러한 분지 신경은 최대한 견인하여 보존하면서 박리해야 한다.

전체 비골피판이 움직이게 되면서 비골동정맥 혈관만이 남게 되는데 상방으로 올라가서 후경골동맥과의 분지점까지 박리하여 미세혈관문합을 위한 혈관경을 얻게 되며, 최대 3cm 정도까지 비골에서 떨어진 혈관경을 채취하게 된다. 비골만을 채취할 때와 달리 피부피판을 같이 채취할 경우에는 비골혈관에서 이어지는 원형동맥 및 원형혈관들을 잘 보존해야 하며, 후근간중격도 잘 보존하도록 계속 신경 써야 한다. 장족무지굴근은 근육 전체 또는 일부분을 필요량에 따라 전면에서 보면서 채취하게 되는데 비골만을 채취한다고 하여도 최소한 2mm 정도의 근육은 골막에 붙여서 박리하는 것이 추천된다. 또한, 필요하면 후면에서 절개하였던 가자미근도 필요한 만큼 절제하여 근육복합피판으로 거상하게 된다. 이때 피부피판으로 주행하는 천공지의 위치를 확인해야 하는데, 격막피부 천공지가 확인되지 않을 경우에는 후근간중격 후방으로 장족무지굴근과 가자미근을 통과하여 근육피부 천공지로서 분포하는 경우임을 명심해야 한다. 따라서, 필수적으로 이들 근육의 일부를 후근간중격에 포함하여 같이

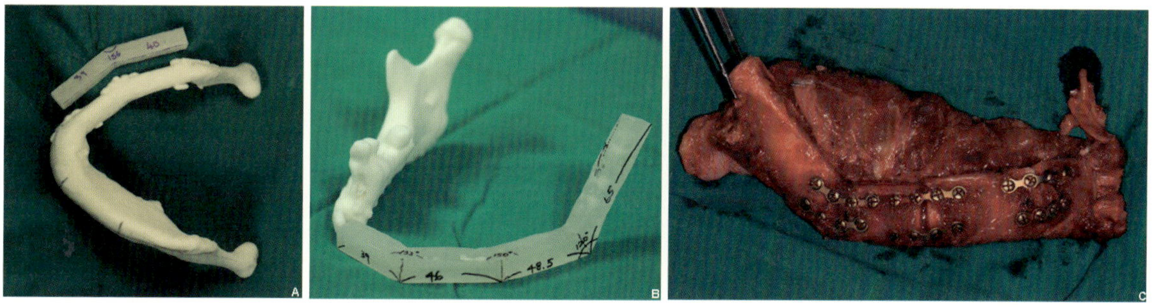

그림 9.8 Contouring fibula according to the prepared resin template similar to the individual patient's rapid prototype model. A: contour view of right mandibular body, B: contour view of left hemimandible from the contralateral canine region to the left condylar head, C: four piece's bending preparation of fibular composite free flap according to the deficient right hemimandible with miniplates

박리, 채취해야 천공지를 모두 포함한 복합피판을 얻을 수 있게 된다.

혈관경까지 모두 박리를 끝내고 분리한 다음 대퇴부에 압박하였던 지혈대(tourniquet)를 풀고 전체 복합피판에 대한 지혈을 시행한다. 비골동맥 및 격막피부 천공지의 동맥 움직임이 육안적 또는 도플러에서 확인되어야 하고, 환자의 혈압 조절 및 따뜻한 생리식염수 등으로 충분한 재혈류화(recirculation)가 이루어지도록 한다.

길게 채취된 비골은 재건하고자 하는 하악골 또는 상악골의 형태에 맞추어서 변형시켜야 하는데, 미리 재건용금속판(reconstruction plate)을 활용하여 그 모양에 맞추는 방법이 소개되어 왔으나, 저자들은 미리 급속조형모델(rapid prototype model)에 맞추어 제작한 레진 템플릿(template)을 기준으로 2개의 소형금속판을 골막상 절단부에 위치시켜서 보다 정밀한 골의 각도와 형태를 재현해왔다(그림 9.8). 실제로 이러한 방법은 기존의 여러 보고[38-40]에서 보다 정확하고 3차원적인 형태를 재현하는 장점이 우수한 것으로 인정받고 있으나, 원형 또는 부분원형 기자를 골막하로 견인하면서 골절단기로 절단하고, 또한 각도를 구부리기 위해 절단면을 추가로 연마하는 작업 등에서 보다 섬세한 술기가 요구된다. 이러한 과정에서 비골동정맥은 후경골동정맥에서 분리되지 않은 상태로 금속판을 위치시키는 반대편에 위치됨으로써 하악골 또는 상악골의 내측에 위치되어 이동되게 된다. 결손된 수여부의 형태에 맞게 제작이 완료된 후에 혈류가 잘 통함을 확인하고 비골동맥을 완전히 절단하여 악안면부로 이동하게 된다.

공여부를 봉합하기 전에 근육 내 출혈을 세심히 지혈하고 배액관을 심부에서부터 삽입, 고정하며 박리과정과 반대로 근육끼리의 봉합을 시행한다. 채취한 피부 결손부의 폭경이 3cm 이내일 경우에는 직접 봉합을 시도할 수 있으나, 이는 환자별로 다를 수 있으므로 주변 피부조직의 긴장력 및 채취한 근육의 부피 등을 고려하여 결정해야 한다. 신체 내 다른 공여부와 마찬가지로 직접 봉합이 여의치 않을 경우에는 부분층 피부 이식을 이용하며, 이때에는 특히, 가자미근과 장비골근, 단비골근은 느슨하게 봉합해서 부분층 피부 이식편이 잘 혈관화되도록 고려해야 한다. 대부분의 환자는 3-4일 동안 하지를 거상한 상태로 침상 안정을 유지하고, 이후 조금씩 물리치료를 동반하여 걷는 연습을 하도록 한다.

IV. 합병증 및 요약

하지 및 비골 관련하여 여러 해부학적인 접근이 용이하고 세세한 혈관 및 근육접합부 등이 잘 알려져 오면서 피부와 같이 또는 피부와 근육을 같이 채취하는 방법이 일반적인 재건 술식이 되어왔다. 그러나 관련된 합병증으로 발에 대한 측부혈류순환(collateral circulation)이 결손된 경우 비골동맥의 손상에 따른 허혈을 피할 수 없게 된다.[41, 42] 또한, 다양한 공여부 합병증으로 한랭불내성증(cold intolerance), 부종, 엄지발가락의 후굴(dorsiflexion) 약화, 근육 내외의 반흔 형성으로 인한 근약화, 비골에서 기시한 근육의 기시부와 골간막의 손실에 의한 하지기능 감소, 비골신경 및 총비골신경손상 및 다리 전방부와 외측면 및 발등 부위의 감각 이상 등을 생각할 수 있다.[43, 44]

비골을 채취하지 않고 피부피판만 거상하는 비골피부피판(peroneal skin flap)은 최근 주목받고 있는 천공지피판의 하나[45, 46]로서 그림 9.9와 같이 하지 하방의 외측 피부에 대한 혈관분포영역을 지닌다고 할 수 있다. 그러나, 격막피부 천공지를 세세히 박리하기에는 많은 시간이 걸리고 혈관경을 길게 하기 위해서 비골을 거상하거나 절단해야 하는 단점이 있어서 비골천공지(peroneal perforator)를 단독으로 활용하는 것은 쉽지 않은 술식이다. 비골 골간(diaphysis)의 혈액 공급은 영양혈관에 의한 골내 부분과 골근막 혈관에 의한 궁상 부분의 2개 형태를 지니므로 비골 전체에서 골막 표면에 최소한 1-2mm의 근육수(muscle cuff)를 남겨 근육골막순환이 유지되게 해야 한다.[11, 18]

골피부 복합피판을 채취한 후 공여부 피부에 대한 처치로는 가능한 직접 봉합을 시도하나, 환자 개인별로의 하지의 피부 탄력성 및 근육 채취 여부에 따라 부분층 피부 이식(split thickness skin graft)을 같이 고려해야 한다. 젊은 여자 환자에서는 종아리 외측이라는 면에서 심미적인 면도 고려해야 한다. 구획증후군(compartment syndrome)은 주로 외상 등에 의해 근육이나 신경으로 혈액 공급이 부족하여 산소 및 영양분의 공급이 차단되는 사지 또는 생명 자체에 영향을 줄 수 있는 심각한 합병증이다.[47] 하지부에서는 비골복합피판을 채취한 후에 피부봉합을 지나치게 긴밀한 장력 하에 진행하거나 근육으로의 혈행공급에 장애를 줄 정도로 진행할 경우 발생할 수 있으므로, 채취 후 봉합시에는 배액관을 근육 내에 전체 박리한 길이에 맞추어서 충분히 넣어야

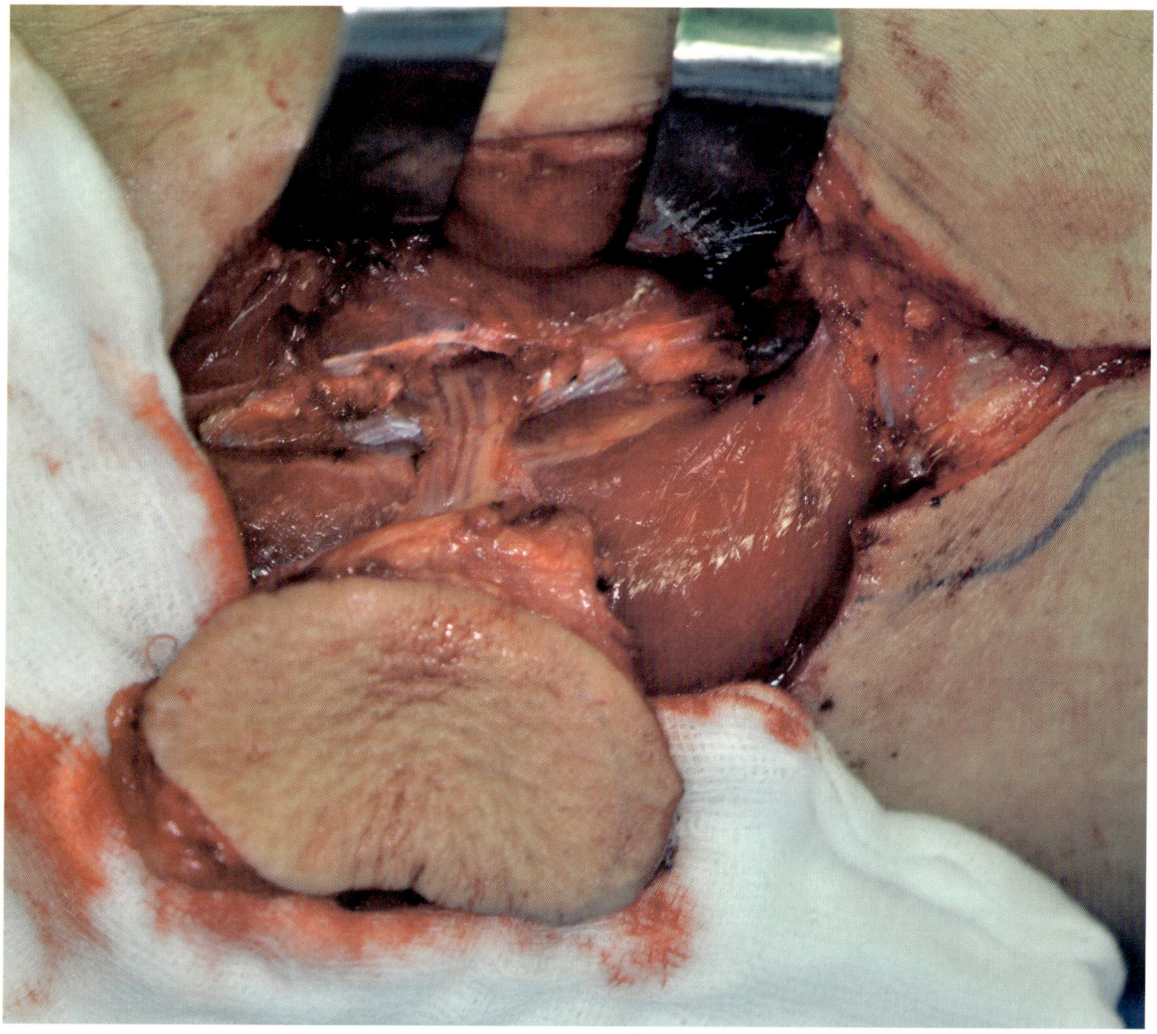

그림 9.9 Clinical view of dissected peroneal perforator and skin angiosome

하며, 일차적인 직접 봉합 후에 구획증후군의 증상이 생길 수 있음을 명심해야 한다. 전술한 바와 같이 환자의 피부 탄력도 및 근육 채취량에 따라 부분층 피부 이식을 시행해야 하고, 또한, 수술 후에 최소 10일에서 평균 2주 동안 보행을 금지하고 침상에서는 발을 높게 위치시켜서 정맥에서의 혈류순환이 촉진되도록 해야 하며, 발목관절은 직각으로 유지하고 엄지발가락은 최대한 신장시킴으로써 구부린 상태에서의 수축이 발생하지 않도록 해야 한다.[44, 47] 이를 위해 배액관을 넣고 봉합할 때 장족무지굴근과 후경골근을 골간막에 위치시켜 봉합하는 것이 중요하다.

그 밖에 환자의 걸음걸이와 발목관절각이 변화되어 체중부하가 전달시 느끼는 통증이 있을 수 있는데, 전술한 바와 같이 발목관절의 안정화와 이를 통한 하지 전체의 안정을 위해서는 비골 하부를 최소 6-8cm 남기는 것이 필수적이며, 필요한 전체 비골의 길이에 따라 유연하게 시술하며 가능한 8cm의 비골을 남기는 것이 추천된다.

표 9.1 Korean translational language of anatomical muscles, vessels and nerves in the lower leg

Achilles tendon	아킬레스건	Medial sural cutaneous nerve	내측비복피신경
Anterior lateral malleolar artery	전외과동맥	Musculocutaneous perforator	근육피부 천공지
Anterior recurrent tibial artery	전경골반회동맥	Nutrient foramen	영양공
Anterior tibial artery	전경골동맥	Peroneal artery	비골동맥
Biceps femoris muscle	대퇴이두근	Peroneal communicating branch	비골교통신경
Calcaneous branch	종골지	Peroneal nerve	비골신경
Common peroneal nerve	총비골신경	Peroneus brevis muscle	단비골근
Crural fascia	하퇴근막	Peroneus longus muscle	장비골근
Deep peroneal nerve	심비골신경	Peroneus tertius muscle	제삼비골근
Diaphysis	골간	Plantaris muscle	족저근
Epiphysis	골단	Popliteal artery	슬와동맥
Extensor digitorum longus muscle	장지신근	Popliteal fossa	슬와
Extensor hallucis longus muscle	장족무지신근	Popliteal ligament	슬와인대
Femoral head	대퇴골두	Popliteal muscle	슬와근
Femur	대퇴골	Posterior intermuscular septum	후근간중격
Fibula	비골	Posterior recurrent peroneal artery	후반회비골동맥
Fibular head	비골두	Posterior tibial artery	후경골동맥
Fifth metatarsal bone	제5중족골	Posterior tibialis muscle	후경골근
Flexor digitorum longus muscle	장지굴근	Sacral nerve	천골신경
Flexor hallucis longus muscle	장족무지굴근	Septocutaneous perforator	격막피부 천공지
Gastrocnemius muscle	비복근	Soleus muscle	가자미근
Interosseous membrane	골간막	Superficial peroneal nerve	천비골신경
Lateral inferior genicular artery	외측하슬동맥	Sural nerve	비복신경
Lateral sural cutaneous nerve	외측비복피신경	Talus	거골
Linea aspera	조선	Tibia	경골
Lumbar nerve	요신경	Tibialis anterior muscle	전경골근
Malleolus	과	Tibiofibular joint	경비관절
Medial crest of fibula	비골내측능	Tibiofibular syndesmosis	경비인대결합

References

1. Taylor GI, Miller GD, Ham FJ. The free vascularized bone graft. A clinical extension of microvascular techniques. Plast Reconstr Surg 1975;55:533-44.
2. Taylor GI. The current status of free vascularized bone grafts. Clin Plast Surg 1983;10:185-209.
3. Chen ZW, Chen LE, Zhang GJ, Yu HL. Treatment of tibial defect with vascularized osteocutaneous pedicled transfer of fibula. J Reconstr Microsurg 1986;2:199-203, 205.
4. Jones NF, Swartz WM, Mears DC, Jupiter JB, Grossman A. The "double barrel" free vascularized fibular bone graft. Plast Reconstr Surg 1988;81:378-85.
5. Hidalgo DA. Fibula free flap: a new method of mandible reconstruction. Plast Reconstr Surg 1989;84:71-9.
6. Hidalgo DA, Rekow A. A review of 60 consecutive fibula free flap mandible reconstructions. Plast Reconstr Surg 1995;96:585-602.
7. O'Leary MJ, Martin PJ, Hayden RE. The neurocutaneous free fibula flap in mandibular reconstruction. Otolaryngol Clin North Am 1994;27:1081-96.
8. Chuang DC, Chen HC, Wei FC, Noordhoff MS. Compound functioning free muscle flap transplantation(lateral half of soleus, fibula, and skin flap). Plast Reconstr Surg 1992;89:335-9.
9. Wolff KD. The supramalleolar flap based on septocutaneous perforators from the peroneal vessels for intraoral soft tissue replacement. Br J Plast Surg 1993;46:151-5.
10. Wolff KD, Stellmach R. The osteoseptocutaneous or purely septocutaneous peroneal flap with a supramalleolar skin paddle. Int J Oral Maxillofac Surg 1995;24:38-43.
11. Lee JH, Kim MJ, Kim JW. Mandibular reconstruction with free vascularized fibular flap. J Craniomaxillofac Surg 1995;23:20-6.
12. Carroll WR, Esclamado R. Preoperative vascular imaging for the fibular osteocutaneous flap. Arch Otolaryngol Head Neck Surg 1996;122:708-12.
13. Hayden RE, Mullin DP, Patel AK. Reconstruction of the segmental mandibular defect: current state of the art. Curr Opin Otolaryngol Head Neck Surg 2012;20:231-6.
14. Wang KH, Inman JC, Hayden RE. Modern concepts in mandibular reconstruction in oral and oropharyngeal cancer. Curr Opin Otolaryngol Head Neck Surg 2011;19:119-24.
15. Gupta V, Cohan DM, Arshad H, Kuriakose MA, Hicks WL. Palatal reconstruction. Curr Opin Otolaryngol Head Neck Surg 2012;20:225-30.
16. Lee JH, Seo GJ, Park K *et al.* Applications of autologous vein graft in the field of oral and maxillofacial surgery. Kor J Oral Maxillofac Surg 1993;19:361-72.
17. Jeon JH, Park SW, Jo SH, Park JY, Lee JH, Choi SW. Analysis of outcome and complications in 164 cases of free flap reconstructions: experience of a national cancer center. J Korean Assoc Maxillofac

Plast Reconstr Surg 2011;33:478-82.

18. Lee JH. Anatomic Study of Osteocutaneous fibular flap. J Korean Assoc Maxillofac Plast Reconstr Surg 2000;22:473-90.
19. Jacobson AS, Buchbinder D, Urken ML. Reconstruction of bilateral osteoradionecrosis of the mandible using a single fibular free flap. Laryngoscope 2010;120:273-5.
20. Peled M, El-Naaj IA, Lipin Y, Ardekian L. The use of free fibular flap for functional mandibular reconstruction. J Oral Maxillofac Surg 2005;63:220-4.
21. Kim YT, Jeon SH, Yeom HR *et al.* Long term evaluation of volume change in free vascularized fibular flap mandible reconstruction. J Kor Oral Maxillofac Surg 2006;32:138-41.
22. Putz R, Pabst R. Sobotta atlas of human anatomy, 14th ed. Urban & Fischer. Munich: Elsevier;2006.
23. Standring S, eds. Gray's anatomy: the anatomical basis of clinical practice. 39th ed. New York: Elsevier Churchill Livingstone;2005.
24. Weiland AJ, Moore JR. Microvascular free transfer of fibula bone. In: Strauch B, Vasconez LO, Hall-Findlay E, eds. Grabb's Encylopedia of flaps. Boston: Little Brown;1990:1802-6.
25. Wei FC, Chen HC, Chuang CC, Noordhoff MS. Fibular osteoseptocutaneous flap: anatomic study and clinical application. Plast Reconstr Surg 1986;78:191-200.
26. Strauch B, Yu HL. Atlas of microvascular surgery;anatomy and operative approaches. 2th ed. New York: Stuttgart;2006:279-96.
27. Park JM, Kim SM, Seo MH, Kang JY, Myoung H, Lee JH. Clinical application of great saphenous vein graft in the oral and maxillofacial reconstruction. J Korean Assoc Maxillofac Plast Reconstr Surg 2012;34:140-7.
28. Seo MH, Park JM, Kim SM, Kang JY, Myoung H, Lee JH. Surgical anatomy of sural nerve for the peripheral nerve regeneration in the oral and maxillofacial field. J Korean Assoc Maxillofac Plast Reconstr Surg 2012;34:148-54.
29. Kim SM, Kang JY, Eo MY *et al.* Anatomical review of dorsalis pedis artery flap for the oral cavity reconstruction. J Korean Assoc Oral Maxillofac Surg 2011;37:184-94.
30. Choi SW, Cha IH, Kim HJ, Koh KS, Chung IH. Topgraphical anatomy of the fibula and peroneal artery in koreans. J Kor Oral Maxillofac Surg 1999;25:271-9.
31. Hallock GG. The anatomy of the extended peroneal venous system. Plast Reconstr Surg 1999;104:976-83.
32. Young DM, Trabulsy PP, Anthony JP. The need for preoperative leg angiography in fibula free flaps. J Reconstr Microsurg 1994;10:283-7.
33. Papadimas D, Paraskeuopoulos T, Anagnostopoulou S. Cutaneous perforators of the peroneal artery: Cadaveric study with implications in the design of the osteocutaneous free fibular flap. Clin Anat 2009;22:826-33.
34. Lee HY, Kim HS, Suh JS, Chung IH. A metric study of the femoral, tibial and fibular nutrient foramens in korean adults. Korean J Phys Anthrop 1994;7:125-36.
35. Mun HY, Roh TS, Lee HK, Tark KC. Fibula-hemisoleus osteomusculocutaneous free flap for foot reconstruction. Korean Soc Micros 2001;10:34-7.
36. Krishnan KG. An illustrated handbook of flap-raising techniques. approaches. 2th ed. Georg Thieme Verlag 2008:36-40.
37. Cho BC, Kim SY, Park JW, Baik BS. Blood supply to osteocutaneous free fibula flap and peroneus longus muscle: prospective anatomic study and clinical applications. Plast Reconstr Surg 2001;108:1963-71.
38. Moro A, Cannas R, Boniello R, Gasparini G, Pelo S. Techniques on modeling the vascularized free

fibula flap in mandibular reconstruction. J Craniofac Surg 2009;20:1571-3.
39. Laurentjoye M, Jeanniot PY, Beziat JL, Gleizal A. Piezoelectric osteotomies during fibula free flap harvesting. J Plast Reconstr Aesthet Surg 2010;63:495-6.
40. Nam W, Makhoul N, Ward B, Helman J, Sean E. Virtual surgical planning and stereolithography-guided osteotomy for 3 dimensional mandibular reconstruction with free fibula osseous flaps: a case report. J Korean Assoc Maxillofac Plast Reconstr Surg 2012;34:337-42.
41. Coghlan BA, Townsend PL. The morbidity of the free vascularised fibula flap. Br J Plast Surg 1993;46:466-89.
42. Anthony JP, Rawnsley JD, Benhaim P, Ritter EF, Sadowsky SH, Singer MI. Donor leg morbidity and function after fibula free flap mandible reconstruction. Plast Reconstr Surg 1995;96:146-52.
43. Arai K, Toh S, Tsubo K, Nishikawa S, Narita S, Miura H. Complications of vascularized fibula graft for reconstruction of long bones. Plast Reconstr Surg 2002;109:2301-6.
44. Babovic S, Johnson CH, Finical SJ. Free fibula donor-site morbidity: the Mayo experience with 100 consecutive harvests. J Reconstr Microsurg 2000;16:107-10.
45. Yang KC, Leung JK, Chen JS. Double-paddle peroneal tissue transfer for oromandibular reconstruction. Plast Reconstr Surg 2000;106:47-55.
46. Chung DW, Han CS, Hwang JS. Vascular anatomy of peroneal perforator flap. Korean Soc Microsurg 2004;13:36-42.
47. Saleem M, Hashim F, Babu Manohar M. Compartment syndrome in a free fibula osteocutaneous flap donor site. Br J Plast Surg 1998;51:405-7.

10

대복재정맥 이식

Greater saphenous vein graft

구강악안면재건을 위한 다양한 유리피판 이식술을 시행할 때 혈관 이식술이 필요할 경우가 점차 늘어나고 있다. 이는 혈관경의 길이를 늘이기 위해서 일차적으로 고려되며 유리조직 공여부의 동맥의 길이를 늘이거나, 또는 수혜부의 정맥 길이를 늘여서 정맥 환류를 늘리기 위해 고려되는 것이 일반적이다.[1, 2]

대복재정맥(greater saphenous vein)은 장복재정맥(long saphenous vein)이라고도 하며, 인체 내에서 가장 긴 정맥으로 그리스어로 'safaina'는 '명백히 보임'을 의미하며, 또한 아랍어로 '숨겨져 있지 않음'의 어원적 의미를 지닌다. 대복재정맥을 이용하는 개재정맥 이식(interpositional vein graft)은 주로 하지부의 하지정맥류(varicose vein) 수술[3, 4]이나 대퇴-대퇴동맥간 우회수술(femoro-femoral artery bypass)[5] 및 경피적 중심정맥 도관술(percutaneous central vein catherization)[6] 등에서 사용되었으며 두경부 영역에서는 선별적으로 선택되었다. 특히, 신생아 중환자실에서의 정맥확보 방법으로 대복재정맥은 요골 쪽 피부정맥(cephalic vein)이나 척골 쪽 피부정맥(basilic vein), 액와정맥(axillary vein) 등과 같이 경피적 중심정맥 도관술을 시도해왔는데 하지의 정맥을 통한 시술은 감염 및 폐쇄의 가능성이 많아서 상지의 혈관에 비해 제한적으로 사용되었다.[6-8]

이 장에서는 이러한 대복재정맥의 해부학적 위치와 채취 방법 및 구강악안면외과 영역에서의 적용에 대해 다양한 해부학 교재 및 35편 이상의 관련 논문을 정리하여 이들 내용을 구강악안면 외과의사들을 비롯한 관련과의 전공 의사들이 보다 쉽게 이해하고 시술할 수 있도록 기술하였다(표 10.1).

표 10.1 Korean translational anatomical terms in the anterior thigh area

Accessory saphenous vein	부복재정맥	Lateral cutaneous branch of subcostal nerve	늑하신경의 측방피지
Adductor brevis muscle	단내전근	Lateral femoral cutaneous nerve	측방 대퇴피신경
Adductor canal (Hunter's canal)	내전근굴(헌터관)	Lesser saphenous vein	소복재정맥
Adductor longus muscle	장내전근	Lumbar artery	요추동맥
Adductor magnus muscle	대내전근	Lumbar vertebrae	요추
Anterior femoral cutaneous nerve	전대퇴피신경	Medial antebrachial cutaneous nerve	내측전완피신경
Anterior superior iliac spine	전상장골극	Medial sural cutaneous nerve	내측비복피신경
Cutaneous branch of obturator nerve	폐쇄신경의 피지	Musculocutanous perforating branch	근육피부 천공지
Deep circumflex iliac artery	심장골회선동맥	Pectineus muscle	치골근
Deep epigastric arcade	심복벽동맥궁	Peroneus longus muscle	장비골근
Deep external pudendal vein	심층외음부정맥	Popliteal fossa	슬와
Deep inferior epigastric vessel	심하복벽혈관	Posterior cutaneous nerve of the thigh	대퇴후 피신경
Deep inguinal ring	심서혜륜	Pubic symphysis	치골결합
External iliac artery	외장골동맥	Pubic tubercle	치골결절
External iliac vein	외장골정맥	Pubis	치골
External oblique abdominis muscle	외복사근	Rectus femoris muscle	대퇴직근
Femoral branches of genitofemoral nerve	음부대퇴신경의 대퇴지	Saphenous opening(fossa ovalis)	복재개구부 (난원와형)
Femoral vein	대퇴정맥	Sartorius muscle	봉공근
Gastrocnemius fascia	비복근건막	Spermatic cord	정삭
Gastrocnemius muscle	비복근	Superficial circumflex iliac artery	천장골회선동맥
Gracilis muscle	장요근	Superficial external pudendal vein	천외음부정맥
Greater saphenous vein	대복재정맥	Superficial inferior epigastric artery	천하복벽동맥
Inferior epigastric artery	하복벽동맥	Superior epigastric artery	상복벽동맥
Inguinal ligament	서혜인대	Superior epigastric vein	상복벽정맥

I. 혈관 및 주변조직

대복재정맥은 대퇴동맥(femoral vein)에서 기시하여 대퇴부와 하지 내측으로 길게 이어지는 단독 정맥계로서 상부로는 천복벽정맥(superficial epigastric vein)과 서혜인대 상방으로 주행하는 천장골회선정맥(superficial iliac circumflex vein)으로 진행하고, 하부로는 내측으로 부정맥을 내면서 수평내측으로는 외음부정맥(external pudendal vein)의 가지를 내게 된다(그림 10.1). 무릎을 지나 발등으로 이어져서 내연정맥(medial marginal vein)으로

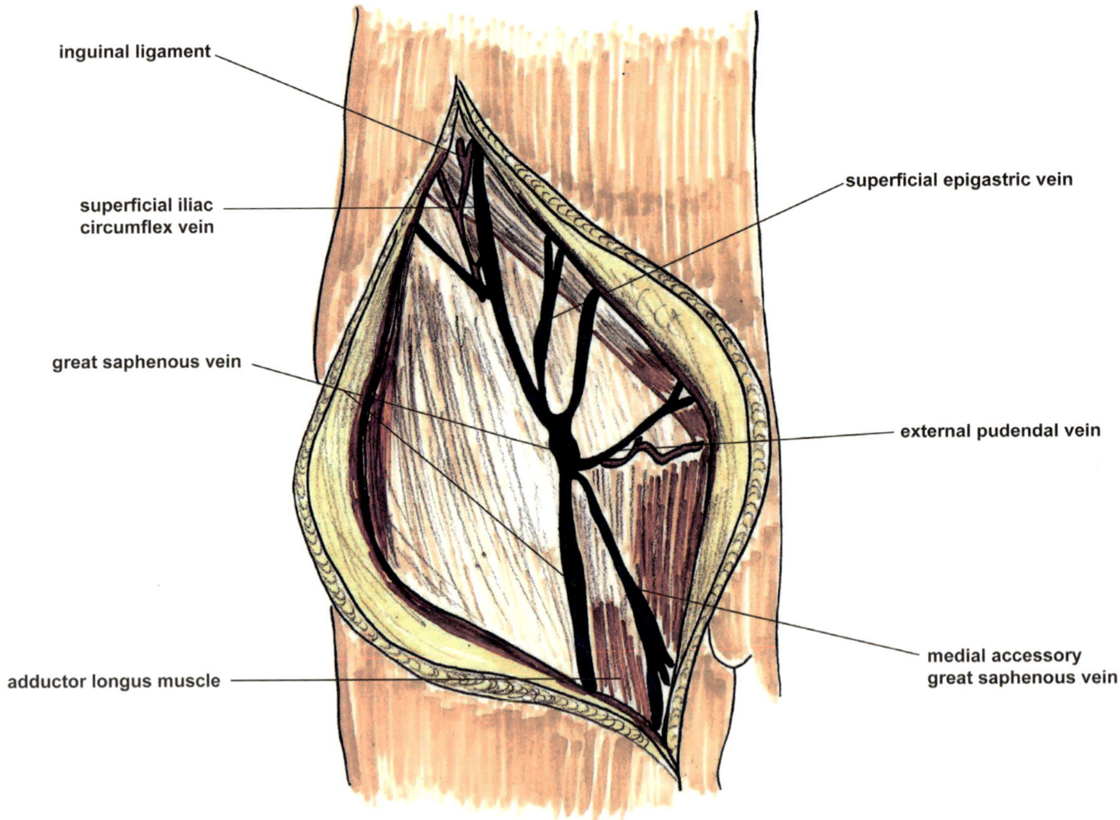

그림 10.1 Schematic drawings of epifascial veins including superficial epigastric vein, external pudendal vein, medial accessory great saphenous vein, superficial iliac circumflex vein and great saphenous vein of the inguinal region(Illustration was modified from the Sobotta atlas of human anatomy, Volume 1, 11th ed., Urban & Schwarzenberg Co., 1990)

이어지면 발등에서는 하지의 외측 및 후방으로 주행하는 소복재정맥(lesser saphenous vein)과 연결되어 발등 정맥궁(dorsal venous arch)을 형성하게 된다.[9] 따라서, 대복재정맥을 채취하기 위해서는 외측 및 내측 대퇴피정맥(lateral and medial femoral cutaneous vein) 분지점의 상방 위치인 복재대퇴구(sapheno-femoral bulb) 또는 대복재정맥-대퇴정맥 접합부(saphenofemoral junction, SFJ) 부위에서 쉽게 발견하여 채취할 수 있으며, 내측피분지 또는 외음부정맥을 같이 채취할 수 있고, 대복재정맥은 10-30cm, 소복재정맥은 2-8cm, 내측피분지는 5-15cm, 외음부정맥은 5cm 등의 충분한 길이까지 채취가 가능하다(그림 10.2).[3, 10]

하지정맥은 해부학적 위치 및 기능면에서 표재정맥(superficial vein), 심부정맥 및 이들 사이를 연결하는 정맥인 교통정맥(communicating vein) 등과 같이 크게 세 가지로 나뉘게 되며, 대복재정맥은 소복재정맥과 함께 하지에서 중요한 표재정맥으로 이들은 근막을 뚫고 교통정맥을 사이로 심부정맥과 여러 곳에서 교통되고 있다. 즉, 대복

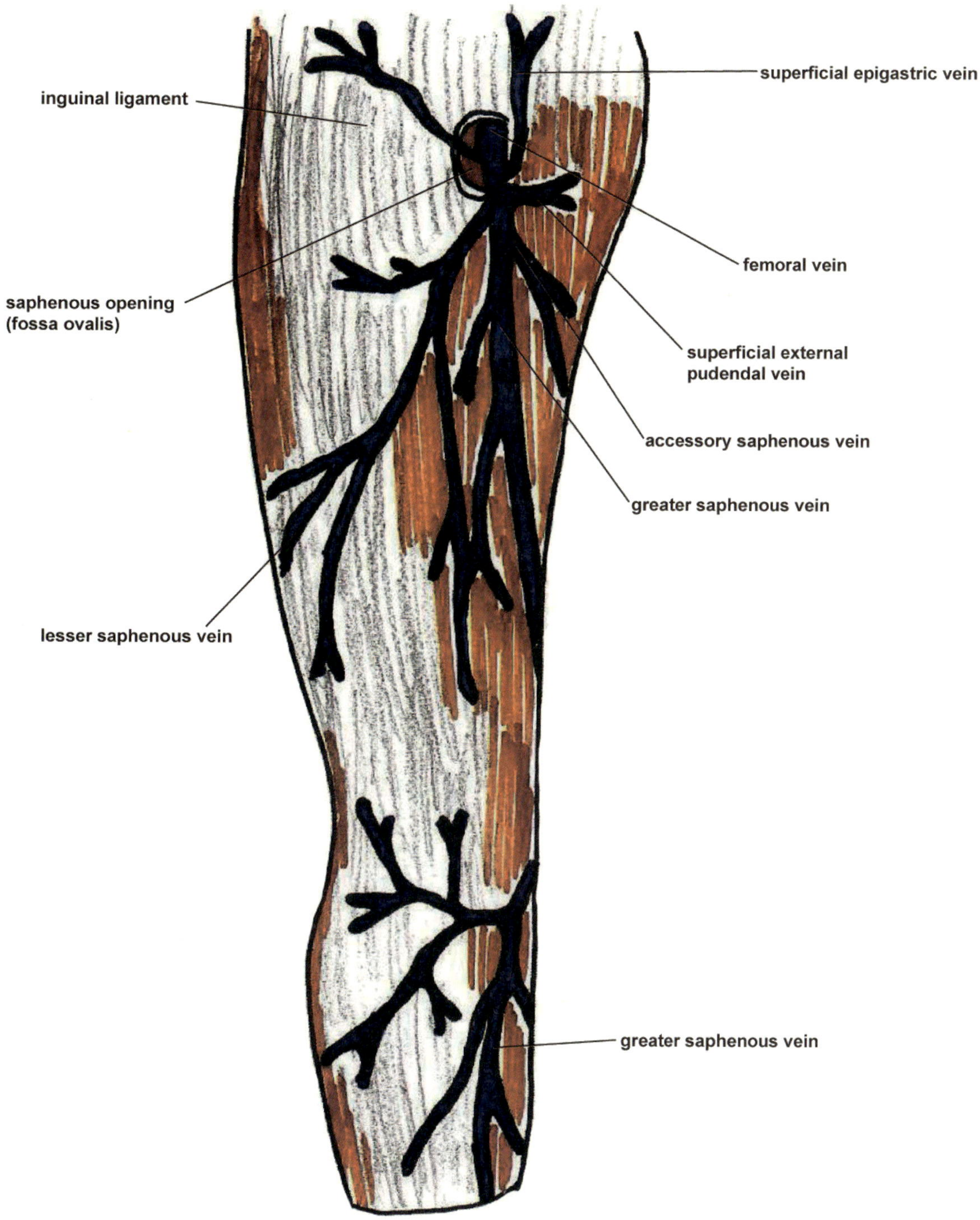

그림 10.2 Schematic drawings of superficial veins of right lower leg(Illustration was modified from the Sobotta atlas of human anatomy, Volume 1, 11th ed., Urban & Schwarzenberg Co., 1990)

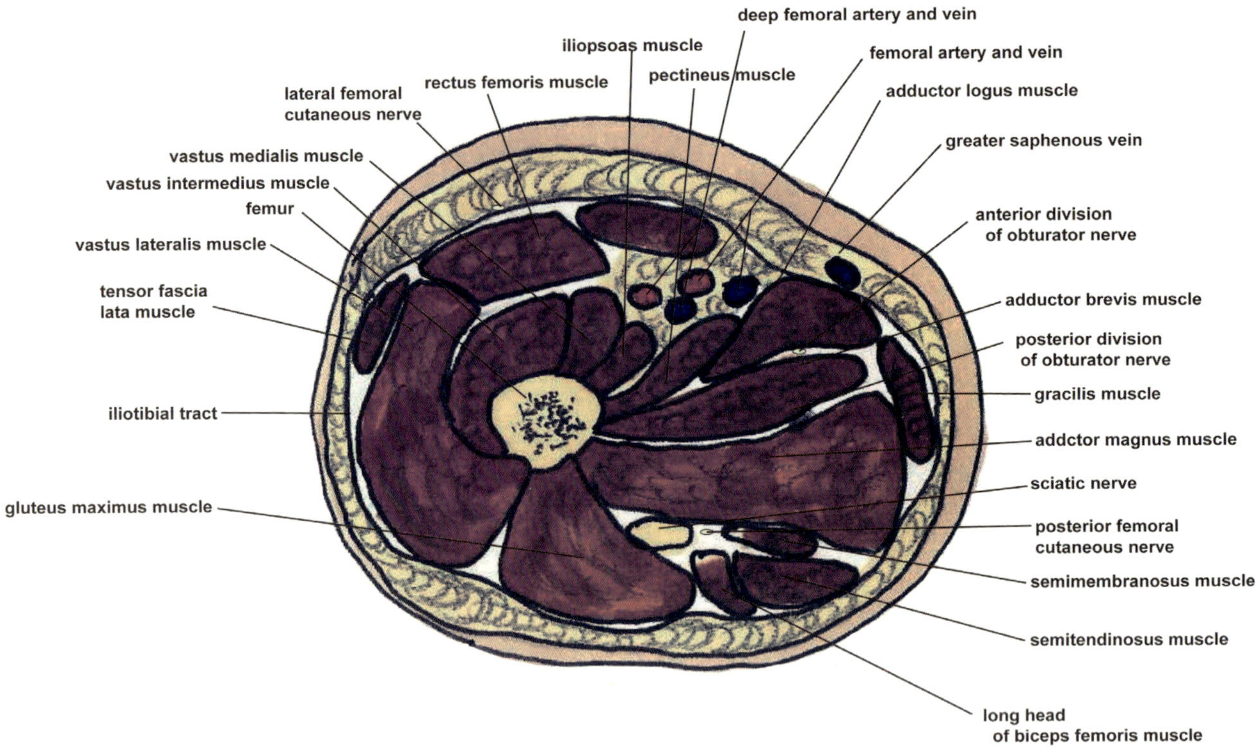

그림 10.3 Cross-sectional anatomical drawings of the upper quadrant in the lower leg(Illustration was modified from the Sobotta atlas of human anatomy, Volume 1, 11th ed., Urban & Schwarzenberg Co., 1990)

재정맥은 발목의 경골내측(medical malleolus)과 앞쪽을 통하여 대퇴부와 대퇴부의 안쪽을 거슬러 올라가서 사타구니에서 총대퇴정맥(common femoral vein)으로 연결되며, 이 대복재정맥이 대퇴정맥과 합류하는 부위는 대퇴동맥의 안쪽에 위치한다.[11, 12] 즉, 대복재정맥은 대퇴부의 단면상에서 장내전근(adductor longus muscle) 상방의 피하층에 위치하며 장내전근과 심부의 치골근(pectineous muscle)과 표층의 봉공근(sartorius muscle)으로 이루어지는 심부의 대퇴동맥과 정맥의 약간 내측으로 표층에 위치하게 되므로, 대퇴동맥을 촉진하여 이보다 내측으로 수직절개를 가하여 피하층의 큰 정맥을 찾을 수 있으며, 이 부위를 도플러로 검사할 때 대복재정맥으로 들어가는 외음부정맥, 천장골회선정맥 및 천복벽정맥 등의 분지를 찾을 수 있다(그림 10.3).

일반적으로 정맥의 구조는 동맥보다 복잡하여 주행하는 방향 및 성격도 동맥과 달리 변이가 많다. 정맥은 기본적으로 말초 모세혈관으로부터 심장으로 혈액을 운반하는 것이므로 이러한 기능을 수행하기 위해서 정맥 내부는 혈류를 일정 방향으로만 흐르도록 정교하게 만들어진 판막(valve)을 지닌다. 판막을 지진 정맥은 펌프 작용의 소단위(pumping unit)로 작용하여 서 있는 상태에서도 중력에 대항하여 심장 쪽으로 혈액이 흐르도록 하게 하며 대복재정맥은 일반적인 동맥과 같이 주행하는 동반정맥이 아닌 독립적으로 하지의 혈액을 심장으로 올려주는 'calf pump'의 기능을 수행하도록 혈관 내외의 수축과 이완을 반복하게 되어 있다. 이러한 기능에 이상이 있으면 정맥계에 문제가 생기게 된다. 근수축시에 심부정맥의 혈액이 심장으로 올려지며, 이때 교통정맥에 존재하는 판막이 표재정맥으로의 혈류를 차단하고, 한편 근이완 시에는 표재정맥압보다 심부정맥압이 낮아짐으로 인해 혈류가 심부정맥으로 흐르게 된다. 교통정맥 내의 판막이 약화되면 근수축시에 혈류가 표재정맥으로 흘러 정맥압 상승과 함께 정맥류(varicose vein)가 발생하게 된다. 이러한 판막 기능 부전은 혈액의 역류를 일으키고, 정맥압 상승으로 정맥의 직경은 굵고 길어지며 이에 적응하기 위해 혈관은 구부러지게 되어 혈관이 굽은 부위에서 와류(turbulence)가 생기고 혈관에 소낭이 형성되는데 이를 정맥류라고 할 수 있다.[13-15]

최근에는 일반외과 및 흉부외과에서 정맥류를 만성적인 정맥부전의 한 현상으로 설명하고 있는데, 만성 정맥부전이란 하지의 피하 및 심부정맥계에 정맥 내 판막 기능의 이상이나 정맥 내의 폐색 또는 두 가지 문제를 동시에 지님으로써 장기간에 걸쳐 진행되는 질환을 말하며, 정맥류, 모세혈관 확장증 및 정맥 내 혈전증 등을 모두 포함한다고 할 수 있으며, 단순 부종에서 시작하여 피부의 색소침착 및 피하조직의 경화 그리고 피부의 만성궤양으로까지 진행되어 동통을 동반한 각종 신체증상을 나타내는 질환을 총칭한다고 할 수 있다. 대복재정맥을 채취해야 할 환자에서 이러한 만성 정맥부전에 해당하는 질환의 유무를 자세히 검사해야 하며, 가능성이 있거나 기왕력이 있는 환자에게서는 반대편 대복재정맥이나 다른 정맥 이식을 고려해야 한다.

젊은 연령의 환자는 대복재정맥의 정맥벽 구조가 혈관내피세포를 포함하는 내막, 세층의 평활근 세포로 이루어진 중막, 그리고 맥관벽혈관을 포함하는 외막의 형태를 지닌다.

내막의 외층은 비교적 균일한 탄력소층으로 둘러싸여 있으며 부분적으로 이들 탄력소층은 분절화된 양상을 보이는데 특히 하지정맥류 환자에서 이러한 탄력소층의 분절 및 변성이 광범위하게 관찰되어 정맥벽의 탄력도가 감소하는 원인이 된다.[4,16] 주로 아교질의 침착과 조직의 섬유화로 발생하는 내막의 변성은 국소적으로 발생하며 정상적인 내막의 변성은 국소적으로도 발생하여 정상적인 내막과 변성되어 생긴 두터운 내막이 동시에 관찰될 수 있다.[4, 17, 18] 세 개 층의 평활근 세포 중에서 내층과 외층은 정맥의 축에 평행하게 세로로 배열되어 있으며 중층은 가로로 배열되어 있다. 비교적 균일하게 배열된 이들 중막의 근육층들은 연령이 증가하고 정맥내강의 혈류역학적 자극 등으로 섬유화되고 세포외기질이 침착되어 점차 세포의 배열이 불규칙적으로 변해서 정상적인 형태를 소실하게 된다. 따라서, 고령 환자에서는 역류가 없는 대복재정맥에서도 정맥벽의 변성이 있음을 명심해야 한다.

대복재정맥을 채취하기 전에 반드시 확인해야 할 검사로 도플러 초음파 검사를

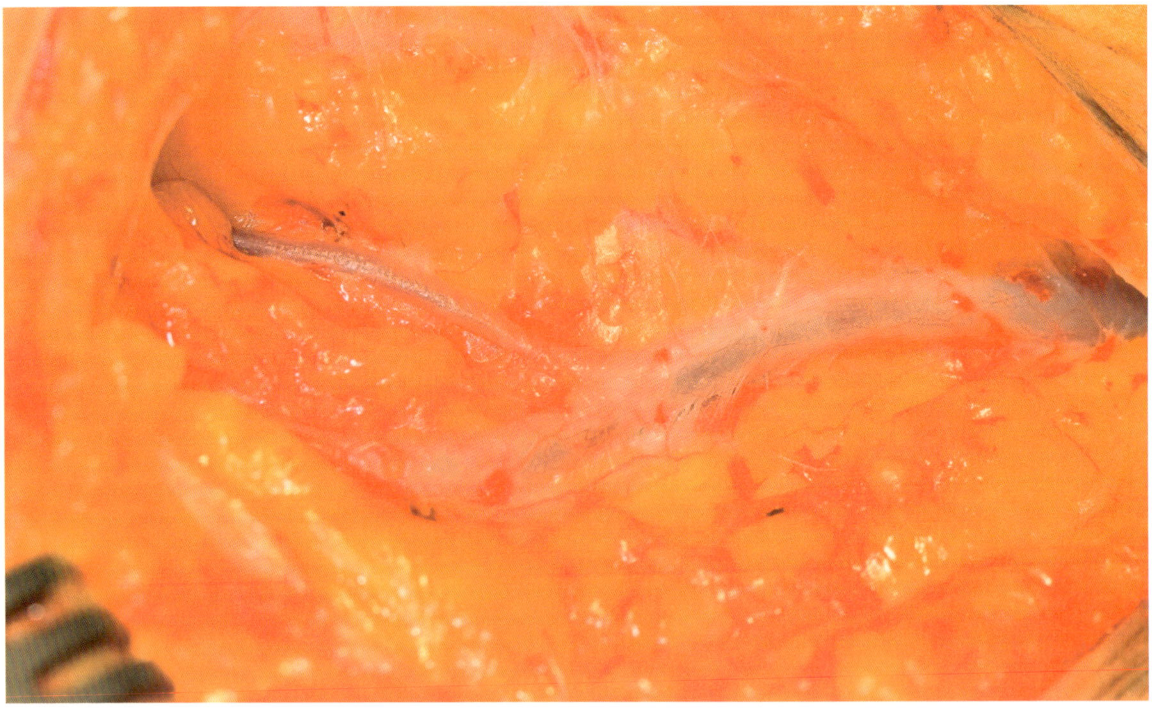

그림 10.4 Clinical dissected view showing great saphenous vein with external pudendal vein and small medial accessory branch of great saphenous vein

진행해야 한다. 이는 하지정맥류의 가능성을 확인하고, 특히 복재대퇴구 부위의 역류 현상이 없는지를 확인하기 위한 필수 사항이다. 대개는 대퇴동맥과 대복재정맥의 연결부가 대퇴동맥의 내측에 위치하는 것이 일반적이나 드물게 대퇴동맥을 위로 타고 넘어가서 대퇴동맥의 외측으로 대퇴정맥으로 연결될 수 있으므로 주의해야 한다고 보고되었다.[3, 20] 복재대퇴구에서의 대복재정맥으로 유입되는 분지의 개수 및 형태는 매우 다양하며, 외음부정맥의 위치 변이도 흔히 발견된다. 대부분은 외음부정맥은 내상방으로 분지하나(그림 10.4), Donnelly 등[21]은 원발성 하지정맥류 수술시 시행한 2,089례의 서혜부 절개 중에서 약 18%에서 이분된 형태의 대복재정맥을 발견하였으며, 약 57%에서 대복재정맥으로 유입되는 분지수가 3개 이하인 것으로 보고하였다. 또한, 복재대퇴구에 인접한 총대퇴정맥으로 유입되는 1개 이상의 분지를 가진 형태도 약 33%에서 발견되었고 이는 대복재정맥 분지수가 4개 이상인 경우보다 3개 이하인 경우에서 보다 많은 빈도를 보였다. Chun 등[22]은 한국인 성인 사체 249례의 하지에서 대복재정맥의 분지 형태를 분석하였는데, 천상복벽정맥, 천회선장골정맥, 외측부복재정맥, 내측부복재정맥 및 천외음부정맥 등의 다섯 가지 분지가 대복재정맥으로 유입되는 정상적인 분지 형태에 비해 이러한 분지들 일부가 대퇴정맥으로 직접 유입되거나, 또는 가지들 일부가 유합하는 등의 변칙적인 분지 형태를 보이는 경우가 약 76%로 네 배 더 많음을 보고하였다. Suh 등[23]은 복재대퇴구에서의 부적절한 술기

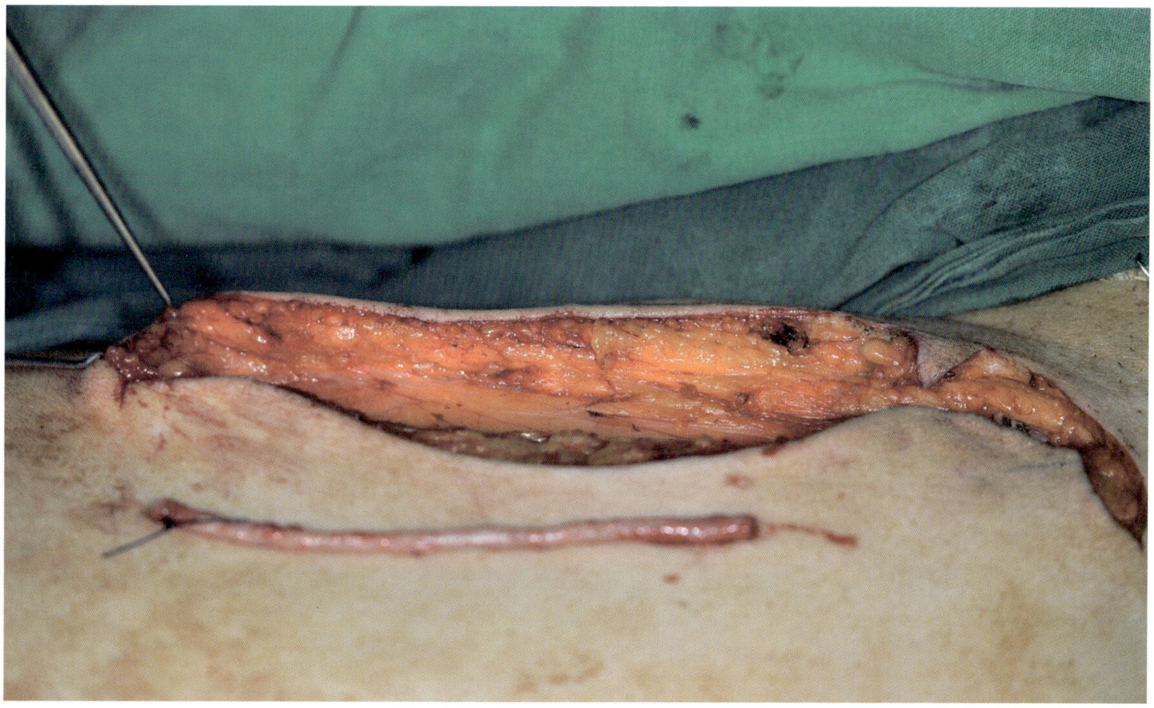

그림 10.5 Clinical harvested great saphenous vein around 30cm length, after heparinized saline irrigation. Small knot was showed as the mark of distal end.

및 대퇴부 대복재정맥을 제거하지 않았던 경우가 재발성 하지정맥류와 상관 관계가 있다고 보고하였다. 따라서, 이러한 분지들 및 외음부동맥의 다양한 변이를 이해하고 적용함으로써 복재대퇴구의 결찰, 분리 및 대복재정맥 제거술 및 분지들의 분지를 정확히 이해해야 한다.

정맥을 채취한 후에는 헤파린 식염수로 정맥의 내강을 관통하여 세척해주어야 하며 대복재정맥의 정맥판(venous valve)이 있으므로 원위단과 근위단을 바꾸어서 안면부 및 경부의 혈관에 연결해야 한다(그림 10.5). 동맥에 자가정맥을 이식했을 경우 혈관을 단단문합(end to end microanastomosis)했을 경우의 치유과정과 유사함이 보고되었고, 이식 후 4시간 정도 경과 후 내막세포가 탈락하고 1-3일이 지나면 재생이 시작되어 약 2주가 지나면 내막세포화(endothelization)가 완성된다고 하였다. 이식된 정맥의 내막세포가 잘 보존되는데 이는 낮은 산소 장력의 정맥혈에서 생존하던 정맥이 상대적으로 산소 장력이 높은 동맥혈에서 더욱 잘 생존할 수 있다고 보고되기도 하였다. 혈류 개존에 있어서도 대복재정맥의 이식을 통한 성공률은 매우 높게 보고되고 있으며 정확한 미세 술기에 의한 정맥 이식은 문합 횟수가 많아짐에도 불구하고 매우 안전한 술식으로 보고되고 있다. 일반적으로 정맥은 동맥보다 다소 다루기가 어렵고 이첨판이 있어서 근원심 위치를 잘 파악해두어야 한다.[24, 25]

II. 대복재정맥의 적용 분야

대복재정맥과 소복재정맥 모두 내막층이 두꺼워서 미세문합이 유리하며 특히 대복재정맥은 작은 분지 및 천층 내외 음부정맥을 같이 채취하면 하나의 주 배혈 출구와 2-3개의 정맥혈 환원 입구를 만들 수 있으므로 2개 이상의 피판 정맥경을 문합하고자 할 때 매우 유용할 수 있다. 환자가 이전의 기능적 또는 선택적 경부곽청술을 진행하여 가용 공여정맥으로 내경정맥만 남아 있을 경우에 대복재정맥 및 분지들을 Y자 형태로 채취하여 이식한 정맥의 근심부를 내경정맥에 단측문합(end to side microanastomosis)하고, 원심단과 피분지단을 유리피판의 정맥경과 연결하는 방법은 유리조직판의 혈관경을 늘려서 장력없이 미세봉합을 가능하게 하였고, 보다 큰 혈관에 연결함으로써 많은 혈액을 관류시킬 수 있는 장점을 지닌다(그림 10.6).[26]

정맥 이식환(vein graft loop)을 만들기 위한 일반적인 방법은 근위단은 외측경동맥(external carotid artery)의 분지에 연결하고 원위단은 내측경정맥(internal jugular vein)에 연결하여 일시적인 동정맥루(arteriovenous fistula)인 정맥 이식환을 형성하여 30분 이상의 혈액관류를 유지시키는 것으로 관류된 이식환을 이등분하여 외측경동맥에 이식된 정맥단은 유리피판의 동맥에 연결하고, 내측경동맥에 이식된 정맥단은 유리피판의 동반정맥(vena comittans)과 같은 정맥에 연결하여 유리피판의 혈류공급 및 관류가 이루어지게 한다.[1, 27]

대복재정맥은 동맥 및 정맥의 길이를 늘이기 위한 기본적인 사용 이외에도 자체 특수한 혈관두께와 내경이 큰 장점을 이용하여 타액선 및 누선관의 도관을 대신하기 위한 용도로도 사용되며, 드물게 말초신경 재생을 위한 신경 결손부의 연결을 위해 사용되기도 한다. 또한, 이식부의 동맥을 대체하기 위해서도 사용하며 유리전완피판

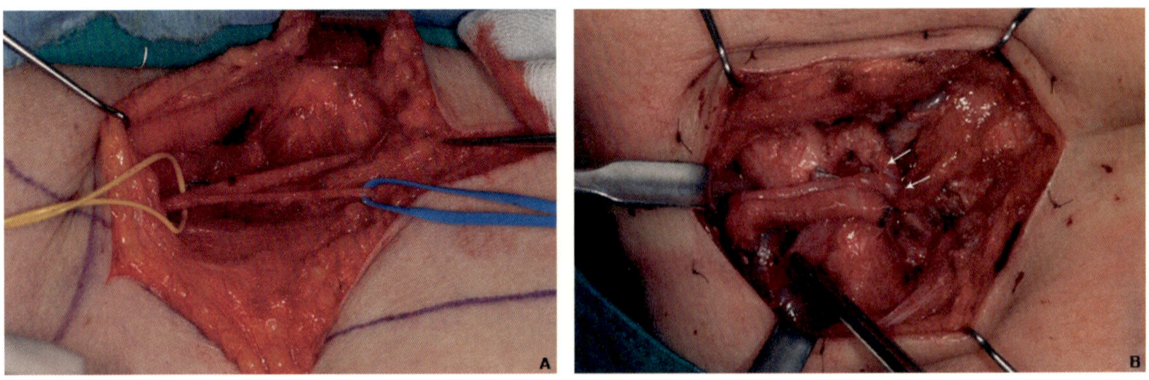

그림 10.6 Clinical dissected view showing great saphenous vein with left yellow surgical loop and external pudendal vein with right blue surgical loop(A), and showing microanastomosed interpositional vein graft sites with white asterisks between internal jugular vein and grafted two vena comittans of radial forearm free flap(B).

을 거상한 후 손목관절에서 전완와(antebrachial fossa)에 이르는 요골동맥 결손부를 대복재정맥으로 대치하여 알렌검사 등에서 여의치 않았던 환자에서의 요골동맥의 대체혈관으로도 사용할 수 있다. 누관 손상에 대해서 누관대체제로, 그리고 악하선관을 대체하기 위해서도 사용할 수 있으며 실리콘 관(silastic tube)으로 유지시켜서 악하선관의 협착과 폐쇄를 막아준 후에 정상적인 도관의 기능을 하게 할 수 있다. 하치조신경의 대체로도 활용이 가능하며 신경 영역의 감각 회복을 가져올 수 있는 보고도 있다. 이처럼 누관, 악하선관 및 하치조신경의 대체물로 활용할 경우에는 대복재정맥이 아닌 소복재정맥을 사용하면 내경의 크기와 탄력성을 보다 원활하게 유지할 수 있다. 이하선 및 악하선의 도관 결손을 자가정맥으로 이식한 경우 2주 이후부터 타액분비가 막히고 이식된 정맥이 처음 길이의 절반 정도로 수축되고, 교원성 섬유와 반흔조직에 의해 도관의 내부가 위축된다는 보고가 있었으며, 이를 예방하기 위해서는 1-2cm 이하의 짧은 길이의 정맥 이식을 시행하고 내경이 약 3mm 이상의 것을 사용하는 것이 추천될 수 있다. 이는 타액선도관이나 누선관의 기능은 장기적인 개존 유지가 중요한데, 혈관에 이식된 정맥체는 결국 내막의 과형성(intimal hyperplasia)으로 내강이 좁아지고 폐쇄되기 쉽기 때문인데, 외분비선관에 이식된 복재정맥은 동맥이나 정맥에 이식된 경우에 비해 혈관 내강의 환경이 다를 것이며 결국 정맥벽의 비대화가 예견될 수 있을 것이다.[1]

하치조신경과 같은 안면부 말초신경의 결손부를 회복하기 위해서는 우선 신경조직의 연속성이 회복되어야 하므로 비복신경(sural nerve), 대이개신경(greater auricular nerve), 이측두신경(auricular temporal nerve) 및 내측전완피신경(medial antebrachial cutaneous nerve) 등의 자가신경 이식이 가장 많이 사용되어 왔다. 이때 신경 이식 후 허혈 상태에서 중심부의 조직은 괴사되고 주변부의 슈반세포만 생존하여 생존한 슈반세포가 미엘린층을 포함하여 거대세포에 의해 제거되면서 기저층판(basal lamina)이 남아서 이를 통해 축삭이 자라 들어간다는 보고가 일반적이라고 할 수 있다. 이처럼 슈반세포에 의한 신경재생 또는 하나의 연속성을 회복한다는 의미에서 자가신경을 이식하여도 이식된 신경이 살아 있는 신경조직으로서가 아니라 퇴행 과정을 밟는 하나의 단순한 신경재생 통로로서의 역할만을 지닐 가능성이 많기 때문에 이를 대치하기 위해 단순히 재생통로의 역할을 할 수 있는 관을 이용하여 말초신경의 결손을 재건하는 방법이 시도될 수 있다. 이처럼 결손된 말초신경을 연결하여 신경섬유 재생의 통로 역할을 하게 하는 중피성실(mesothelial chamber), 신경외초관(perineurial tube), 실리콘도관(silicone tube), 인공도관 및 자가정맥이 활용될 수 있으며 이들 연결제의 구조나 성상에 따른 차이점보다는 대체로 유사한 임상적 결과를 보여줌이 보고되었다. 이에 설신경이나 하치조신경 결손 환자에서 감각기능의 회복 목적이 아닌 신경종 형성에 따른 동통을 해소하고 재차 신경종이 형성되는 것을 억제하기 위해서 복재정맥을 사용함으

로써 정맥통로 내막에 슈반세포의 성장이 유지될 수 있을 것을 기대할 수 있겠다.[1, 28]

대복재정맥은 내경이 나이, 성별에 따라 다르나 최소 3.0mm에서 7.5mm까지 다양하며 이러한 대복재정맥을 다른 현관과 단단문합을 시행할 경우 내경 크기 차이에 의한 혈전증 발생 및 역류 현상을 예방하기 위한 노력이 필요하다. 동맥 또는 정맥끼리의 연결에서 내경 1.0 내지 1.5mm의 크기 차이는 미세겸자(jeweler's forcep)로서 물리적인 확장을 통해 진행할 수 있으나, 2.0mm 이상의 특히, 정맥끼리의 단단문합에서는 혈전증을 가져오는 주름(furrows)을 피할 수 없는 경우가 많으므로 기술적인 다른 노력이 필요하다.[29] 내경이 작은 혈관을 비스듬히 잘라 문합하거나, 'fish mouth' 절개에 의한 방법,[30] 소매(sleeve)처럼 작은 혈관이 내경이 큰 혈관안으로 들어가게 하는 방법,[31] 접착제를 이용[32]하거나 특별히 고안된 장치인 '3M anatomic coupling device'를 활용하는 방법[33] 등이 모두 추천될 수 있으나, 대복재정맥에 연결되는 작은 분지 및 내음부정맥 등을 활용하는 방법을 고려하면 보다 유용하고 안전하게 혈관내경의 차이를 극복할 수 있다(그림 10.6).

III. 요약

대복재정맥을 이용한 개재정맥 이식술은 쉽지 않거나 심지어 불가능하다고 여겨질 수 있는 경부의 혈관이 안 좋은 환자에게서 예지성 있는 우수한 미세혈관 수술의 결과를 가져올 가능성이 충분하다고 판단된다. 대복재정맥은 대퇴동맥의 촉진과 부가적인 도플러 검사를 통해서 쉽게 접근할 수 있고, 특히 젊은 환자에서는 내막과 외막의 견고성과 연결성이 우수한 좋은 공여혈관으로 채취할 수 있다.[1, 34]

본 저자들은 지난 수년간 대복재정맥을 활용하여 기존의 경부곽청술이 시행되어 혈관이 아예 없거나 또는 길이가 짧은 혈관경을 지니는 복합조직 피판을 이식할 때 유용하게 개재시킴으로써 좋은 결과를 가져올 수 있음을 체험하고 있다. 이에 대복재정맥을 채취하기 위한 적응증을 충분히 파악하고 양쪽의 복재대퇴구의 도플러 검사와 필요하면 혈관조영술을 통해 대복재정맥의 이상 유무를 반드시 파악한 후에, 선택적으로 채취할 것을 권장하고자 하며, 동시에 대복재정맥의 천층 분지 및 천외음부정맥의 일부를 같이 채취하여 더 다양하게 공여부 혈관으로 개재시킬 수 있음을 확인한 바 있었다.

References

1. Lee JH, Seo GJ, Park K *et al.* Applications of autologous vein graft in the field of oral and maxillofacial surgery. Kor J Oral Maxillofac Surg 1993;19:361-72.
2. Furr MC, Cannady S, Wax MK. Interposition vein grafts in microvascular head and neck reconstruction. Laryngoscope 2011;121:707-11.
3. Kim SW, Kim DS. Transposition of femoral artery and vein in fossa ovalis encountered during vasicose vein surgery-3 cases report. Kor J Thor Surg 2007;40:236-9.
4. Hur S, Choi HH, Kim HK, Kim SJ. The expression of matrix metalloproteinases and tissue inhibitors of metalloproteinases in the wall of great saphenous vein in patients with varicose veins. J Kor Surg Soc 2010;79:S16-25.
5. Shin YT, Son BK, Joo YS, Park KH. Cross pubic femoro-femoral artery bypass with great saphenous vein. Kor J Vasc Endovasc Surg 2011;27:66-70.
6. Kim DI, Lee HK, Kim HJ, Kim YC, Park BL. Clinical trial of percutaneous central vein catherization via great saphenous vein. Kor J Neonatal 2000;7:11-6.
7. Neubauer AP. Percutaneous cental iv access in the neonate experience with 535 silastic catheters. Acta Pediatr 1995;84:756-60.
8. Kim SM, Seo MH, Kang JY *et al.*, Anatomical review of radial forearm free flap for the oral cavity reconstruction. J Kor Assoc Maxillofac Plast Reconstr Surg 2011;33:95-103.
9. Kim SM, Kang JY, Eo MY, Myoung H, Lee SK, Lee JH. Anatomical review of dorsalis pedis artery flap for the oral cavity reconstruction. J Kor Assoc Oral Maxillofac Surg 2011;37:184-04.
10. Strauch B, Yu HL. Atlas of microvascular surgery;anatomy and operative approaches. 2nd ed. New York, Stuttgart: Thieme;2006: 372-87.
11. Chang KP, Lee HC, Lai CS, Lin SD. Use of single saphenous interposition vein graft for primary arterial circuit and secondary recipient site in head and neck reconstruction: a case report. Head Neck 2007;29:412-5.
12. Johnson TE, Wanebo JE, Bayles SW, Liu CY. Graft harvesting for revascularization in the head and neck. Skull Base 2005;15:241-51.
13. Bayramiçli M, Tetik C, Sönmez A, Gürünlüoğlu R, Baltaci F. Reliability of primary vein grafts in lower extremity free tissue transfers. Ann Plast Surg 2002;48:21-9.
14. Parmaksizoglu f, Beyzadeoglu T. A modified method of microvascular autogenous interposition vein grafting for vascular reconstruction. J Reconstr Microsurg 2002;18:191-4.
15. Shah PJ, Gordon I, Fuller J *et al.* Factors affecting saphenous vein graft patency: Clinical and angiographic study in 1402 symptomatic patients operated on between 1977 and 1999. J Thorac Cardiovasc Surg 2003;126:1972-7.

16. Mozes G, Carmichael SW, Gloviczki P. Development and anatomy of the venous system. In: Gloviczki P, Yao JST, ed. Handbook of venous disorders: Guidelines of the American venus forum. 2nd ed. New York: Arnold;2001:11-24.
17. Milroycm, Scott DJ, Beard JD, Horrocks M, Bradfield JW. Histological appearances of the long saphenous vein. J Pathol 1989;159:311-6.
18. Blain B, Zhang F, Jones M *et al.* Vascular grafts in the rat model: an anatomic study. Microsurgery 2001;21:80-3.
19. Leu HJ, Vogt M, Pfrunder H. Morphological alterations of non-varicose and varicose veins: a morphological contribution to the discussion on pathogenesis of varicose veins. Basic Res Cardiol 1979;74:435-44.
20. Somers P, Knaapen M. The histopathology of varicose vein disease. Angiology 2006;57:546-55.
21. Donnelly M, Tierney S, Feeley TM. Anatomical variation at the sphenofemoral junction. Br J Surg 2005;92:322-5.
22. Chun MH, Han SH, Chung JW *et al.*, Anatomical observation on draining patterns of saphenous tributaries in Korean adults, J Korean Med Sci 1992;7:25-33.
23. Suh BY. Evaluation and treatment of recurrent vasicose veins J Korean Soc Vasc Surg 2001;17:155-60.
24. Furr MC, Cannady SB, Wax MK. Endoscopic vein graft harvest in head and neck reconstruction. Otolaryngol Head Neck Surg 2010;143:702-3.
25. McCarn KE, Ghanem T, Tartaglia J, Gross N, Andersen P, Wax MK. Second free tissue transfers in head and neck reconstruction. Otolaryngol Head Neck Surg 2008;139:525-9.
26. Lee JA, Kang JY, Eo MY *et al.*, Classification of microvascular anastomosis in oral and maxillofacial reconstruction J Kor Assoc Oral Maxillofac Surg 2011;37:312-20.
27. Lin CH, Mardini S, Lin YT, Yeh JT, Wei FC, Chen HC. Sixty-five clinical cases of free tissue transfer using long arteriovenous fistulas or vein grafts. J Trauma 2004;56:1107-17.
28. Seo MH, Park JM, Kim SM, Kang JY, Myoung H, Lee JH. Surgical anatomy of sural nerve for the peripheral nerve regeneration in the oral and maxillofacial field. J Kor Assoc Maxillofac Plast Reconstr Surg 2012;submitted.
29. López-Monjardin H, de la Peña-Salcedo JA. Techniques for management of size discrepancies in microvascular. Microsurgery 2000;20:162-6.
30. Harashina T, Irigaray A. Expansion of smaller vessel diameter by fish-mouth incision in microvascular anastomosis with marked size discrepancy. Plast Reconstr Surg 1980;65:502-3.
31. Lauritzen C. A new and easier way to anastomose microvessels;an experimental study in rats. Scand J Plast Reconstr Surg 1978;12:291-4.
32. Karl P, Tilgner A, Heiner H. A new adhesive technique for microvascular anastomosis: a preliminary report. Br J Plast Surg 1981;34:61.
33. Ahn C, Shaw W, Berns S, Markowitz BL. Clinical experience with the 3M microvascular coupling anastomotic device in 100 free-tissue transfers. Plast Reconstr Surg 1994;93:1481-4.
34. Kruse AL, Luebbers HT, Grätz KW, Obwegeser JA. Factors influencing survival of free-flap in reconstruction for cancer of the head and neck: a literature review. Microsurgery 2010;30:242-8.
35. Korean Medical Association, English-Korean, Korean-English Medical Terminology, 5th ed., 2008.

11

비복신경 이식

Sural nerve graft

치과의사 및 구강악안면외과 전문의로서 안면부의 신경 손상은 임상시술에서 많이 접하게 되며 주로 삼차신경과 안면신경과 관련하여 발생한다. 삼차신경과 이 신경의 말초 분지들은 안면골 골절, 구강암 및 구강종양의 절제, 임플란트 매식술이나 하악 제3대구치의 발거 등으로 손상받을 수 있으며, 안면신경도 이하선과 관련된 악성 및 양성 종양의 절제 및 여러 안면부 외상 후 발생하게 된다. 안면부와 구강 주위 영역은 인체에서 말초 신경의 분포가 고밀도로 나타나는 영역 중의 하나로, 다른 신체 부위와 비교하여 환자가 신경 장애를 견디기가 상대적으로 힘든 부위이다. 삼차신경 손상 환자들은 대부분 발음, 저작 및 사회적 관계의 불편을 겪게 되어 대부분의 감각 손상은 자연적인 회복 과정을 겪을 수 있으나, 가벼운 감각저하(hypoesthesia)에서 보다 심각한 감각 이상(paresthesia)까지 다양한 범위에서 반영구적인 손상의 결과로 나타나는 심각성을 지니게 된다. 과거에는 신경 손상이 술식과 연관이 있는 합병증의 일환으로 이해되었으나 미세신경접합술(microneurosurgery) 및 신경 이식 등을 통하여 성공적인 기능 회복에 관한 문헌들이 많이 보고되어 왔다.[1]

신경이 절단되거나 부득이 신경 절제를 피할 수 없는 신경 손상의 경우에 이식 없이 직접 신경 말단부를 문합하는 방법은 신경 이식술에 비해 우수한 결과를 가져올 수 있다. 그러나, 연결부의 연속성에 소실되어 결손부가 존재하면 신경 이식이 필수적이며, 동시에 손상받은 신경의 근심부가 심각한 손상을 받아 기능을 못하지만, 원위부가 상대적으로 양호한 경우에도 신경 이식의 적응증으로 고려될 수 있다. 이때 사용하게 되는 자가신경 이식을 위한 공여부 신경으로 비복신경(sural nerve, SN), 대이개신경(greater auricular nerve) 및 내측 전완 피부신경(medial antebrachial cutaneous nerve) 등이 있으며, 이 중 비복신경은 삼차신경의 분지 신경의 직경, 신경속(fascicle)의 수와 패턴이 가장 유사하고 공여부의 합병증을 최소화할 수 있기 때문에 선호되어 왔다.[2]

이 장에서는 이러한 비복신경의 해부학적 위치, 채취 방법 및 공여부의 합병증

표 11.1 Korean translational anatomical terms in the lower posterior leg area

Common peroneal nerve	총비골신경	Medial sural cutaneous nerve	내측비복피신경
Gastrocnemius fascia	비복근건막	Peroneus longus muscle	장비골근
Gastrocnemius muscle	비복근	Popliteal fossa	슬와
Greater auricular nerve	대이개신경	Posterior cutaneous nerve of the thigh	대퇴 후방 피신경
Lateral mallolus	외측 복사	Superficial fibular nerve	천층 비골신경
Lateral sural cutanous nerve	외측비복피신경	Sural communicating nerve	비복 교통신경
Lesser saphenous vein	소복재정맥	Sural nerve	비복신경
Medial antebrachial cutaneous nerve	내측전완피신경	Tibial nerve	경골신경

등에 대해 다양한 해부학 교재 및 28편 이상의 최신 논문을 정리하여 이들 내용을 구강악안면외과의사들을 비롯한 관련 과의 의사들이 보다 쉽게 이해하고 시술할 수 있도록 국내 최초로 정리하여 기술하고자 하였다(표 11.1).

I. 비복신경의 외과적 해부

비복신경(sural nerve, medial sural nerve, L5, S1,2)은 슬와의 경골신경(tibial nerve)에서 기시하는 비복 피신경 분지인데, 종아리 하방 1/3의 측면과 후면의 피부 및 발의 외측면의 감각을 담당하는 감각신경이다. 비복 교통신경(sural communicating nerve; fibular communicating nerve, L5, S1,2)은 슬와에서 총비골신경(common peroneal nerve)에서 기시하며, 외측비복신경(lateral sural nerve)도 슬와에서 총비골신경에서 기시한다. 비골신경은 비복근(gastrocnemius muscle)의 2개의 헤드(head) 사이를 통과하여, 심층 건막을 뚫고 비복근의 하방에서 비복 교통신경 분지와 만난다. 이것은 소복재정맥(small saphenous vein)과 근접하여, 외측 복사위(lateral malleolus) 후방부에 다다르며, 다섯 번째 발가락까지 주행한다. 비복신경은 발등에서 천층 비골신경(superficial fibular nerve)과 연결되며, 다리에서는 대퇴 후방 피신경(posterior cutaneous nerve of the thigh)과 연결된다(그림 11.1).[3] 신경 이식에 있어 비복신경의 장점은 길이가 길고, 두께도 비교적 두꺼우며, 외측 복사위의 첨부(tip)에서 1-1.5cm 후방이면서 1cm 상방에 위치하여 신경 채취가 용이한 점 등을 장점으로 생각할 수 있다. 또한, 고밀도의 신경속으로 이루어져 있으며, 분지가 적고, 공여부의 이환율이 적다는 것도 장점 중의 하나이다.[4-6]

해부학적으로 비복신경은 2개의 주요 신경 가지로 이루어지며 경골신경의

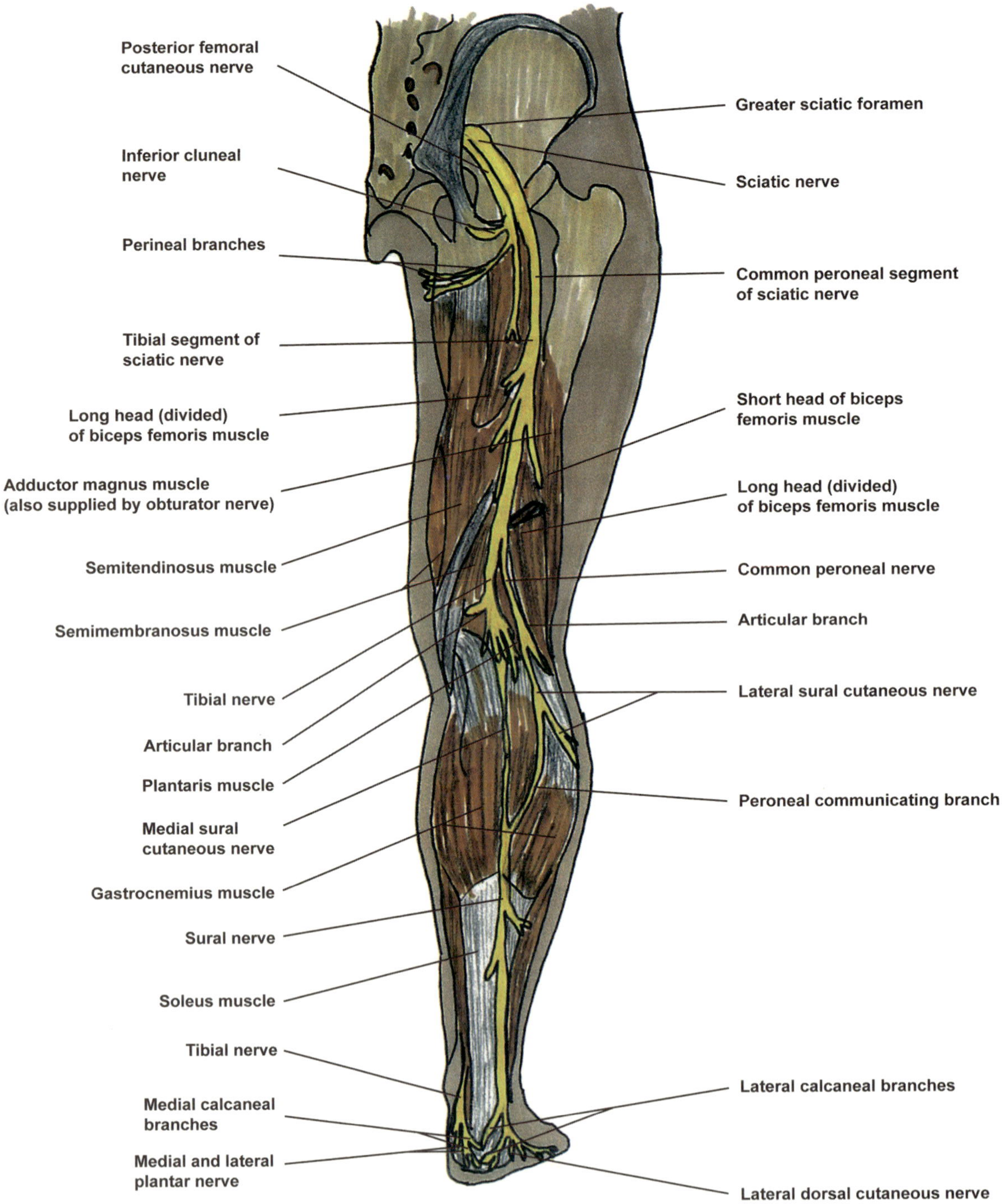

그림 11.1 Anatomical schematic drawing of the posterior and lateral leg, showing the sural nerve origins and its communicating branches

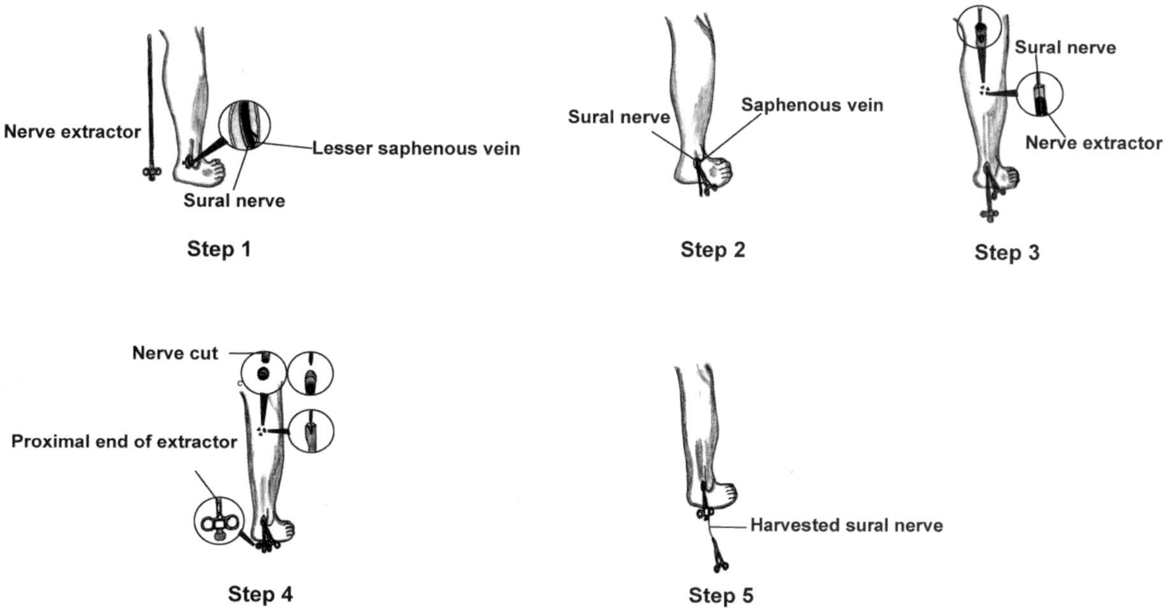

그림 11.2 Schematic diagrams showing sural nerve harvesting procedure by use of nerve extractor. Step1: 2cm sized incision is made vertically in the groove inferiorly between the lateral malleous and the Achilles tendon, with the the dissection proceeding medially on the tendon until the lateral saphenous vein is identified, until the white and glistering sural nerve is identified. Step 2: dissection and passed over the proximal end is thereaded through the open ring of the nerve extractor. Step 3: the nerve extractor is passed over the sural nerve for a 15 to 16cm distance, where a second incision may need to be made to relese the lateral sural cutaneous nerve attachment. the extractor is passed deep to the fascia and proximally along the couse of the medical sural cutaneous nerve (MSCN), gently separating the nerve from the surrounding loose areolar tissues. Step 4: the extractor is passed along the MSCN to a point about 5cm proximal to the popliteal crease, and the tip can be palpated through the skin between medical and lateral gastronemius muscles. the large screw head of the proximal end of the extractor can be rotated clockwise, and this gradually elevates the two cutting blades, which finally divide the nerve at the center of the extractor. the round drawings are shown as the blades impining oh the nerve as they approach each other, and as the blades together and finally nerve's cut with the same view from an end-on position. Step 5: the harvested sural nerve is gently from the leg after sharp cutting and being totally free from the end to the distal cut end

한 가지인 내측비복피신경(medial sural cutaneous nerve, MSCN)과 총비골신경(common peroneal nerve)의 분지인 외측비복피신경(lateral sural cutaneous nerve, LSCN)과의 교통가지(communicating branch, CbLSCN)로서 이루어진다.[4] MSCN은 일반적으로 경골신경이라고도 불리며 총비골신경과 교통하는 분지와 합쳐져서 비복신경을 형성하게 된다. 다리의 하방 1/3의 연결부에서 천층으로 주행하면서 소복재정맥의 주행 방향과 함께하게 되어 소복재정맥이 비복신경 주행 방향의 지표가 될 수 있다. 비복신경은 소복재정맥과 함께 아킬레스건과 외측복사와 장비골근(peroneus longus muscle)의 건을 연결하는 선 사이에서 나타나므로 이 부위로의 외과적 접근이 추천되게 된다(그림 11.1).

Park 등[4]은 42구의 한국인 사체에서 71개의 하지를 조사하여 비복신경으로 합쳐지는 양상과 비복신경이 건막(fascia)을 뚫고 나오는 위치에 관하여 조사하여 보고하였는데, MSCN과 LSCN의 교통가지가 합쳐져서 비복신경으로 진행하는 양상은 다섯 가지로 분류할 수 있으며, 52증례 중에서 53.8%에 해당하는 28증례에서 종아리의 하방 2/5 지점에 존재하는 것으로 설명하였다. 1984년의 De Moura, Gilbert의 30구의 사체 해부에 기초를 둔 연구[7]에 의하면, 비복신경은 외측 복사위 높이에 위치하고, 외측 복사위에서 근심측으로 16cm까지는 소복재정맥과 함께 주행하며 74%의 경우에서 외측 복사위의 근심측 16cm의 위치에서 MSCN과 LSCN의 문합이 이루어진다고 보고하였다. 이어서 MSCN은 비복근 건막(gastrocnemius fascia)을 뚫고 슬와까지 주행하여 후경골신경(posterior tibial nerve)과 합쳐지며, 반면에 LSCN은 표층에 위치하여 보다 근위부에서 심층 건막을 뚫고 총비골신경과 합쳐진다고 보고한 바 있었다. Coert, Dellon은 12%에서는 슬와 부위에서 MSCN과 LSCN이 합쳐져서 형성되고, 84%에서는 다리의 하방 1/3에서 문합이 이루어진다고 보고[8]하였으며, Minne 등은 8%에서는 이러한 신경의 문합이 존재하지 않는다고 보고[9]하였다. 또한 Mahakkanukrauh, Chomsung은 MSCN과 LSCN의 문합이 다리의 중간과 하방 1/3에서 일어나는 경우가 69.3%, 슬와에서 이루어지는 경우가 5.9%, 발목의 직하방에서 이루어지는 경우가 25.5%라고 보고[5]하였으며, Eid, Hegazy는 87.5%에서 비복신경과 외측비복피신경의 교통가지가 합쳐진다고 하였으며, 문합되는 부위는 52.4%에서 하지의 하방 1/3에서 이루어진다고 하였다.[3]

비복신경은 주로 비복근 외측두의 후면을 따라서 소복재정맥의 외측으로 주행하나 4.2%에서는 비복근을 통과하여 중앙 부위에서 비복근을 뚫고 비복근의 표층으로 통과한다는 보고[3]가 있었으며, Fabre 등[10]도 18증례에서 비복신경이 비복근을 뚫고 통과하는 증례를 보고하였다. Amoridis 등[11]은 비복신경은 감각신경으로 알려져 있지만, 운동신경이 4.5%에서 발견되었으며, 따라서 비복신경이 비복근을 통과하면서 운동신경 가지를 공급하기 때문에 이러한 특이한 비복신경의 주행은 비복근의 수축으로 인한 통증이나, 감각 이상을 가져올 수 있게 된다. 발에서의 비복신경의 분포는 제I형인 비복신경만 새끼발가락의 외측 감각을 담당하는 경우 35.38%이고, 제IV형인 외측 2개의 발가락 감각이 비복신경에 의해서만 지배를 받는 경우가 24.61%로 비복신경 이식을 시행할 경우 어떤 경우에는 발가락의 감각 손실이 외측 2개의 발가락에서 있을 수 있다고 보고[3]되기도 하였다.

자가 신경 이식은 수여부의 신경 단면과 신경속의 구성 비율이 유사한 감각신경을 사용할 때 가장 이상적일 것을 예상할 수 있는데, 하치조신경(inferior alveolar nerve)의 평균 직경은 2.4mm, 설신경(lingual nerve)의 평균 직경은 3.2mm인 데 비해 비복신경의 평균 직경은 2.0mm로 알려져 있어서 하치조신경의 평균 직경보다는 다소 작은 것으로 알려져 있다.[12] Svane[13]은 하치조신경이 신경속 크기와 수가 다양한 것으로 보고하였는데, 제3대구치의 위치에서는 18개의 신경속을 가지고 있지만, 이공 부위에서는 12개까지 감소하는 것으로 보고하였다. 또한, 설신경의 신경속의 수는 제3대구치의 영역에서는 15-18개, 혀에 진입하는 부위에서는 9개까지 감소하는 것으로 보고되어 있다.[14] Brammer 등[15]은 비복신경이 신경속의 수를 평균 12개로 보고한 바 있으며, Hagan[16]은 비복신경의 직경은 2mm이고, 종아리에서 2개의 큰 신경속으로 이루어진다고 보고하였다. Ortiguela 등[17]은 LSCN, MSCN, SN 및 CbLSCN의 직경과 신경속에 관한 보고에서 각각 직경은 0.2-2.0mm, 1.0-1.6mm, 2.0-4.0mm 및 1.5-3.0mm이고, 신경속의 수는 5-7개, 1-3개, 9-14개 및 1-3개였음을 기술한 바 있었다. 따라서 삼차신경의 경우, 공여부 신경과는 직경과 신경속의 수에서 같지는 않으나 다른 자가 신경 이식에 비해서는 유사한 점이 많으며, 이를 보다 섬세히 해결하기 위해서는 케이블 이식(cable graft) 등을 통해 접근할 수 있음이 보고되었다.[12]

II. 채취 방법 및 공여부 합병증

비복신경의 채취는 종아리 후방 부위에 장축의 절개를 시행하여 직접 신경의 주행방향을 확인하면서 채취하는 관혈적 방법,[18] 여러 개의 작은 횡 절개를 시행하는 제한적인 관혈적 방법(limited open technique), 건이나 정맥 스트리퍼(stripper)를 사용한 최소 침습적인 방법으로 사능함이 보고되어 왔다. 최소 침습적인 방법은 관혈적인 방법에 비하여, 수술 후 반흔이 적고 회복 속도가 빠르며, 동통이 적고, 주위 조직의 손상을 줄일 수 있다는 여러 장점이 있다.[19, 20] 이 장에서는 nerve extractor 또는 nerve tracer라고 알려져 있는 tendon stripper로 제작된 것을 신경 채취기로 기술하여 설명하고자 한다(그림 11.2).

비복신경은 외측 복사와와 아킬레스건 사이 외측 복사의 위치에서 2-3cm 정도의 수직 절개를 통하여 찾을 수 있으며 소복재정맥과 근접하여 존재한다. 비복신경을 정맥과 주위 결합 조직으로부터 박리한 후, 원심부로 트레이싱하여 나눈다. 신경 조작을 용이하게 하기 위해, 실크 봉합을 원심부 끝 부위에 위치시키고 신경 채취기의 링(ring)을 신경의 끝 부위에 위치시켜 가이드되도록 한다. 신경 채취기를 근심부 쪽으로 전진시켜, 다리의 중간 1/3과 원심부 1/3의 경계 지점에서 저항이 발생하는 지점까지 진행한다. 이 지점은 외측 복사에서 약 16cm 근심부에 위치하는데 전술한 바와 같이 해부학적으로 LSCN과 MSCN 사이의 문합부를 나타낸다. 신경 채취기의 선도연(leading edge)은 주위 조직에 손상을 주지 않도록 고안되어 있으므로 이 부위에서 상당한 힘을 주어도 전진하지 않음을 알 수 있다. 만약, 이 위치에서 어떠한 저항도 느껴지지 않는다면, 기구가 건막을 뚫고 내측비복신경의 주행을 따라 근심측으로 전진된 것으로 판단해야 하고, 전진이 쉽게 되지 않는다면, LSCN에 직접적으로 걸려 있을 수 있으므로 이 위치에서 1cm의 수직 절개를 주어 신경의 해부를 직접 관찰하는 것이 추천된다. 대부분의 경우에서는 LSCN과 MSCN의 문합이 관찰되지만, 이러한 경우는 외측 피신경이 비복근 건막의 바로 천층에서 나뉘어진 것으로 파악할 수 있다 (그림 11.1).

신경 채취기는 건막을 통과하여 MSCN의 경로를 따라 신경 채취기의 끝 부위가 슬와의 5cm 하방에 닿을 때까지 근심측으로 진행하게 되고, 이식하고자 하는 신경은 원심 절개 부위를 통하여 얻을 수 있으며 이러한 방법으로 30-35cm의 신경을 다른 손상없이 채취하는 것이 가능하게 된다. 만약 추가적인 길이의 신경이 더 필요한 경우에는 두 번째 근심부 절개를 통하여, LSCN을 확인하고 이를 추가로 채취할 수 있다.

비복신경을 채취한 후의 가장 큰 합병증은 감각의 소실이다. 감각이 저하되거나 상실되는 범위는 다양하며 수술 직후에는 비복신경 채취를 위한 절개선 상방에서 발등의 측면, 발꿈치에서 발의 측면을 따라 새끼 발가락까지 포함된다. 발의 외측면과 발목의 감각 소실은 시간이 지남에 따라 이차적으로 측부 축삭 미세발아(collateral axonal microsprouting) 기전이나 인접 신경들이 재생(recruitment)되는 기전에 의해 보상되는 것으로 알려져 있다.[21, 22]

Miloro 등[21]은 비복신경 이식을 시행받은 42명의 환자에서 무감각(numbness), 동통, 냉민감도(cold sensitivity) 및 흉터 등과 같이 환자의 주관적인 지표에 관한 조사를 시행하였다. 수술은 외측 복사 상후방에 하나의 횡절개를 통하여 2.5-4.0cm의 비복신경을 채취하였으며 수술 직후보다 시간이 지남에 따라, 공여부의 무감각, 동통, 냉민감도는 감소하고 공여부의 흉터로 인한 일상 생활에서의 영향도 거의 받지 않는 것으로 보고하였다. Ehretsman 등[23]은 신경 이식을 받은 환자에게 전화조사를 통하여 무감각과 감각 소실 정도에 관하여 보고한 바 있으며, 역시 시간이 지남에 따라 증상이 호전된다고 보고하였다. Staniforth, Fisher[24]는 비복신경 이식을 받은 45명의 환자를 조사하였으며, 이 중 39명의 환자에서는 감각의 변화가 있었으며, 25명의 환자에서는 감각 변화가 생긴 부위로 인하여 불편감을 느낀다고 보고하였다. 수술 후 3-12개월까지는 약 70%에서 신경종(neuroma)으로 의심되는 종아리의 압통(tenderness)이 있었으나, 수술 후 2-4년 사이에는 약 40%로 감소하였으며, 추가적인 처치가 필요한 경우는 없었다고 보고하였다. Aszmann 등[25]은 3개의 비복신경을 포함한 말초 신경의 절제 이후 감각 회복에 관하여 신경 절제 또는 이식 이후의 감각 회복은 인접한 신경의 측부 발아 기전으로부터 회복된다고 언급하였다. Chang[26]은 비복신경 이식을 시행한 47명의 환자에서 공여부 반흔은 77%에서 우수하고, 나머지 환자에서도 만족할 만한 결과를 나타내었다고 하였다. 욱신거림(shooting), 따끔거림(tingling) 및 쑤심(aching) 등의 미약한 불편감을 나타내는 경우는 약 19% 정도였고, 신경종 소견을 보이는 환자는 없었으나 다리의 부종을 보이는 경우가 한 증례 있었다고 보고하였다. Ortiguela 등[17]은 증상을 호소하는 비복신경 공여부에서 신경종은 약 6.1%였고, 감각 변화로 인한 불편을 나타내는 경우는 9.1%로 보고하였으며, 발등과 종아리에서 감각 소실되는 부분의 평균 넓이는 50cm^2(0-230cm^2)였다고 보고하였다. Yavuzer 등[27]은 비복신경 채취 후, 드물게 수술 후 보행 패턴의 변화를 보고하였는데, 보행의 리듬(cadence)은 증가한 반면, 보폭시간(stride time), 한쪽 다리 딛는 시간(single support time), 양쪽 다리 딛는 시간(double support time) 및 걸음 거리(stride length) 등은 다소 감소되어 발목과 발바닥 쪽의 굽힘(flexion/plantar flexion) 동안 발등 쪽 굽힙(dorsal flexion) 현상에서 매우 강한 강조가 일어남을 보고하였다. 이러한 현상은 비골 이식 등과 같이 하지부의 골 및 말초신경 채취 후, 보행 형태를 분석하는 기본적인 방법에서 보폭시간의 감소는 한쪽 다리를 딛거나, 양쪽 다리를 딛는 시간 그리고, 걸음 거리의 길이 등이 감소함을 의미하여, 환자가 발바닥 및 발등에서의 굽힘 현상에서 모두 통증 및 감각의 변화로 빨리 강조되어 진행됨을 의미한다. 이러한 합병증 등을 막기 위해 비복신경을 채취하기 전에 진단용 신경 차단술(diagnostric nerve block)을 시행하여 발바닥 부분까지 감각 소실이 발생하면 보행이나 감각의 후유증을 막기 위해 다른 부위의 신경 이식을 고려해야 함을 보고하였다.

비복신경 채취 후 가장 심각한 합병증으로는 반사 교감신경 이상증(reflex sympathetic dystrophy)으로서 동통, 자율신경이상, 부종, 보행 장애 및 근육 퇴행장애 등의 증상으로 나타나게 된다. 작열통(causalgia)으로도 알려져 있으며 동시에 지속적인 작열감(burning sensation)으로도 나타난다. 그 밖에 만성 통증도 발생률이 0-11%로 알려져 있으나, 많은 경우에서는 발견되지는 않았음이 보고되었다.[20]

III. 요약

신경 손상은 감각 기능 또는 운동 기능 회복을 위해 때로는 수술적 접근이 필요하며 이 중 신경 이식을 필요로 하는 경우는 외상이나 수술로 인하여 연속성이 결손되거나, 신경 기능의 상실로 감각 이상, 마비 등을 일으키고 비수술적인 방법으로는 해결하기 어려운 경우이다. 비복신경은 신경 이식시 우선적으로 고려되는 공여부로서 해부학적 특징에 대하여 숙지하는 것이 중요하며 대부분 다리의 하방 1/3에서 내측비복피신경(MSCN)과 외측비복피신경의 교통가지(CbLSCN)가 합쳐져서 이루어지며, 소복재정맥과 함께 주행하므로 비복신경을 채취할 때 소복재정맥을 지표로 사용할 수 있다. 비복신경을 채취할 때는 여러 접근 방법이 가능하지만, 최근에는 nerve extractor 또는 tendon stripper 등을 이용하여 절개 부위를 최소화하고 수술 후 반흔을 줄일 수 있도록 쉽게 채취하는 것이 추천된다.

References

1. Ziccardi VB. Microsurgical techniques for repair of the inferior alveolar and lingual nerves. Atlas Oral Maxillofacial Surg Clin N Am 2011;19:79-90.
2. Wolford LM, Rodrigues DB. Autogenous grafts/allografts/conduits for bridging peripheral trigeminal nerve gaps. Atlas Oral Maxillofac Surg Clin N Am 2011;19:91-107.
3. Eid EM, Hegazy AM. Anatomical variations of the human sural nerve and its role in clinical and surgical procedures. Clin Anat 2011;24:237-45.
4. Park HD, Kwak HH, Hu KS *et al.* Topographic and histologic characteristics of the sural nerve for use in nerve grafting. J Craniofac Surg 2007;18:1434-8.
5. Mahakkanukrauh P, Chomsung R. Anatomical variations of the sural nerve. Clin Anat 2002;15:263-6.
6. Kotnety BR. Is a nerve(graft) still a nerve by any other name? J Urol 2004;172:10-1.
7. De Moura W, Gilber A. Surgical anatomy of the sural nerve. J Reconstr Microsurg 1984;1:31-9.
8. Coert JH, Dellon AL. Clinical implications of the surgical anatomy of the sural nerve. Plast Reconstr Surg 1994;94:850-5.
9. Minne J, Depreux R, Metsdagh H *et al.* Anatomie topographique et rapports du nerve saphene externe(nerf sural). Lille Med 1974;19:120-1.
10. Fabre T, Montero C, Gaujard E *et al.* chronic calf pain in athletes due to sural nerve entrapment: A report of 18 cases. Am J Sports Med 2000;28:679-82.
11. Amoridis G, Schols L, Ameridis N *et al.* Motor fibers in the sural nerve of humans. Neurology 1987;49:1725-8.
12. Jones RH. Repair of the trigeminal nerve: a review. Aust Dent J 2010;55:112-9.
13. Svane TJ. Fascicular characteristics of human inferior alveolar nerve. J Oral Maxillofac Surg 1986;44:431-4.
14. Eppley BL, Snyders RV Jr. Microanatomic analysis of the trigeminal nerve and potential nerve graft donor sites. J Oral Maxillofac Surg 1991;49:612-8.
15. Brammer JP, Epker BN. Anatomic-histologic survey of the sural nerve: implications for inferior alveolar nerve grafting. J Oral Maxillofac Surg 1988;46:111-7.
16. Hagan WE. 'How I do it'- plastic surgery. Practical suggestions on facial plastic surgery. Microneural techniques for nerve grafting. Laryngoscope 1981;91:1759-66.
17. Ortiguela ME, Wood MB, Cahill DR. Anatomy of the sural nerve complex. J Hand Surg [Am] 1987;12:1119-23.
18. Oberlin C. Greffes nerveuses: anatomie des sites donneurs. Ann Chir main 1989;4:281-4.
19. Strauch B, Goldberg N, Herman CK. Sural nerve harvest: anatomy and technique. J Reconstr Microsurg 2005;21:133-6.

20. Kim ED, Seo JT. Minimally invasive technique for sural nerve harvesting: technical description and follow-up. Urology 2001;57:921-4.
21. Miloro M, Stoner JA. Subjective outcomes following sural nerve harvest. J Oral Maxillofac Surg 2005;63:1150-4.
22. Lee JH, Lee SY, Kim MJ, Lee EJ *et al.* Peripheral nerve repair using sural nerve graft. Kor J Maxillofac Plast Reconstr Surg 2003;25:103-12.
23. Ehretsman RL, Novak CB, Mackinnon SE. Subjective recovery of nerve graft donor site. Ann Plast Surg 1999;43:606-12.
24. Staniforth P, Fisher TR. The effects of sural nerve excision in autogenous nerve grafting. Hand 1978;10:187-90.
25. Aszmann OC, Muse V, Dellon AL. Evidence in support of collateral sprouting after sensory nerve resection. Ann Plast Surg 1996;37:520-5.
26. Chang DW. Minimal incision technique for sural nerve graft harvest: experience with 61 pateints. J Reconstr Microsurg 2002;18:671-6.
27. Yavuzer R, Yavuzer G, Ergin S *et al.* Gait analysis: A new perspective on sural nerve graft donor site morbidity assessment. Ann Plast Surg 2002;48:449-50.
28. Hadlock TA, Cheneym L. Single-incision endoscopic sural nerve harvest for cross face nerve grafting. J Reconstr Microsurg 2008;24:519-23.
29. Korean Medical Association, English-Korean, Korean-English Medical Terminology, 5th ed., 2008.

12

천공지피판의 적용

Application of perforator flap

인체 내 결손부를 재건하기 위한 재건외과 분야는 기원전부터 다양한 재건 역사를 지니면서 오늘날까지 이어져 왔다.[1] 이 중 현대에 가장 보편적이었던 근육피부피판(musculocutaneous flap)은 유경피판(pedicled flap)으로서 안면, 유방 및 사지 등에서 큰 조직 결손부의 재건에 이용되어 1970년대부터 임상적으로 적용되어 왔다.[2, 3] 근육피부피판은 피부 하방의 근육으로부터 혈류를 공급받고 동시에 동반되는 정맥을 통해 정맥순환이 이루어지는 믿을 만한 혈액 공급을 가져오는 것으로 알려져서 구강 내외의 삼차원적이고 넓은 결손부를 재건하기에 충분한 부피를 지녀서 임상적으로 많이 사용되어 왔으며, 1980년대 초반에 Mathes, Nahai의 근육피부피판의 분류가 보고[4]되면서 더욱 많은 재건 외과의사들에게 활용되어 왔다(그림 12.1).

그러나, 근육피부피판의 불필요할 정도로 크고 재단하기 어려운 근육의 부피가 악안면부, 특히 구강 내의 재건에서 기능적으로나 심미적으로 불리한 결과를 지녀왔고, 동시에 근육을 같이 채취함으로써 무시하기 어려운 심각한 공여부 결손을 초래하는 단점을 지녀왔다. 즉, 유방 및 사지 등의 신체 내 다른 부위의 재건에는 유용하게 활용될 수 있으나, 구강악안면부에서의 재건에서는 대부분 지나친 부피 때문에 정교하게 재건하기가 힘들었으며, 심미적으로도 만족스럽지 못한 결과를 가져오게 되었다.[5] 이러한 단점을 극복하기 위해 1980년대 후반부터는 근육피부 천공지(musculocutaneous perforator)를 기반으로 하는 새로운 개념의 피판이 재건외과 의사들에게 소개되기 시작하였다.

즉, 피부 하방의 근육을 관통하는 작은 혈관들을 보존하면서 피부와 근막 피판을 동시에 채취하면 부피가 큰 하부 근육을 포함하지 않으면서 피부피판의 혈행 유지가 가능함이 처음으로 제시[6, 7]되었으며, 동시에 근육과 근육사이를 통과하거나, 또는 근육 내로 관통하여 피부로 혈액을 유지한다고 하여 관통지 또는 천공지(perforators)라고 명명되었다[5, 8, 9](그림 12.2). 이처럼 근육피부피판을 대신하여 피부 하방의 근육 사

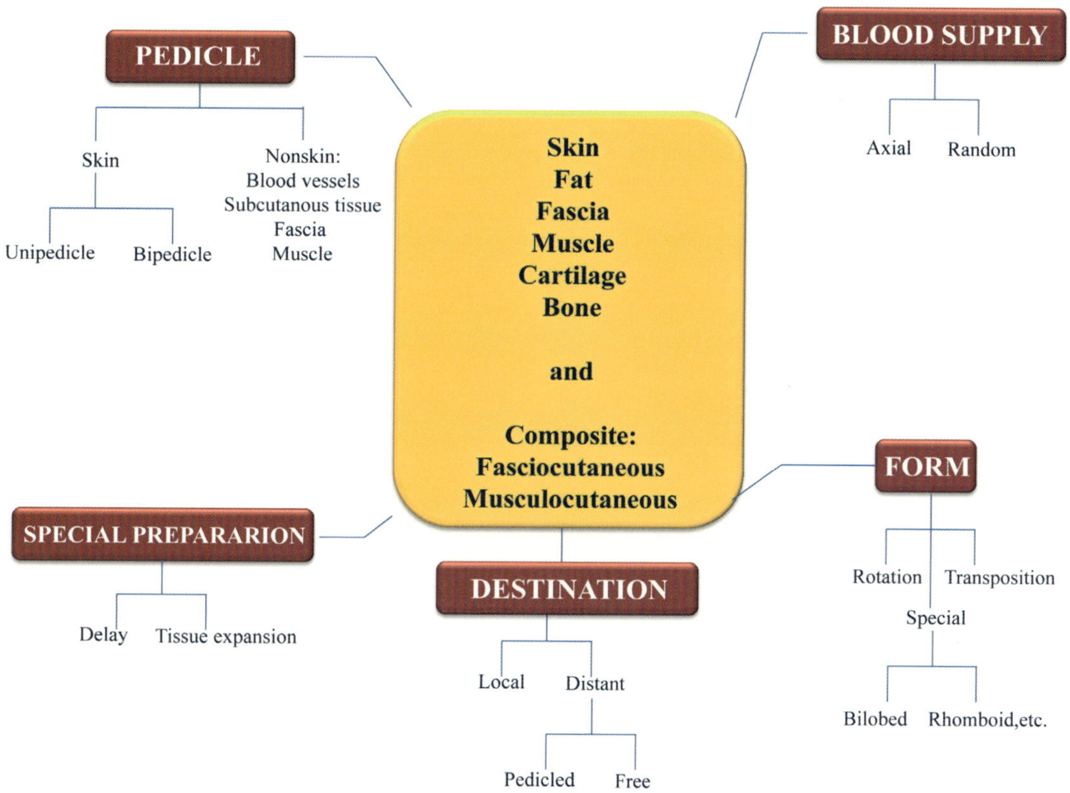

그림 12.1 The modified atomic system for comprehensive flap classification revolving around flap composition, modified from the original drawing in the Tolhurst DE. A comprehensive classification of flaps: the atomic system. Plast Reconstr Surg 1987;80: 608-9

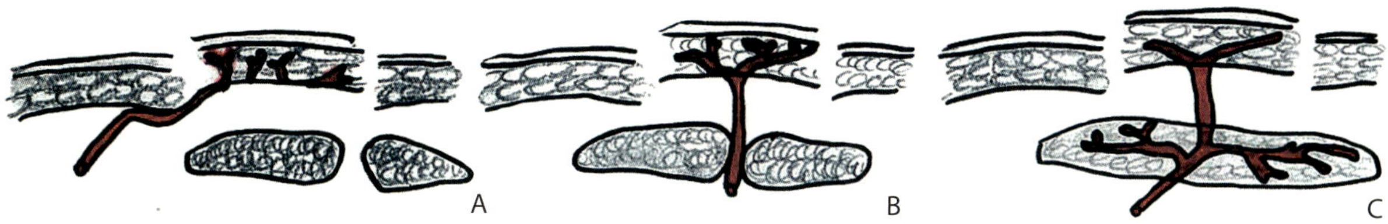

그림 12.2 Mathse and Nahai's revised classification of fasciocutaneous flaps based on their source of vascularization. A: direct cutaneous pedicle, B: septocutaneous pedicle, C: musculocutaneous pedicle

이를 관통하는 혈관에 의해 피부와 하부의 근막조직만을 이식함으로써 혈액 공급을 유지하면서 동시에 공여부의 근육결손에 따른 합병증을 줄일 수 있는 가능성으로 지속적인 임상연구가 진행되어 와서 최근 2000년대에 들어서는 이러한 천공지를 기반으로 하는 피판이 본격적으로 소개되기 시작하였다.

본 12장에서는 구강악안면 영역의 재건에 유용한 천공지피판에 대해 정의 및 명명법 그리고 일반적인 거상법 및 적용에 대한 내용을 두 권의 아틀라스 북과 38개의 최신 문헌을 정리하여, 이에 대한 임상적 경험을 바탕으로 기술하였다.

I. 천공지의 정의 및 명명법

천공지피판(perforator flap)이란 하부근육의 아래에서 주행하는 원천동맥(source artery)에서 분지되어 근육심부의 근막(deep fascia)을 뚫고 피부에 혈액을 공급하는 혈관을 이용하는 피판을 총칭하며, 현재까지 임상적으로 알려져 있는 주된 피판은 심층하복벽동맥 천공지피판(deep inferior epigastric artery perforator flap, DIEAP), 흉배동맥 천공지피판(thoracodorsal artery perforator flap, TDAP), 상둔동맥 천공지피판(superior gluteal artery perforator flap, SGAP) 및 전외측대퇴부 피판(anterolateral thigh flap, ALT) 등이며 이외에도 재건외과 및 미세수술 영역에서 이러한 천공지피판에 대한 많은 관심과 연구가 진행되어 왔다.[5,9]

전술한 바와 같이 천공지피판의 명명법은 여러 선학 및 임상가들이 다양하게 부르고 호칭하여 통일되어 오지 못하였으나, 1989년 Koshima 등[6]이 심층하복벽동맥에 기반을 둔 배꼽옆 피판(paraumbilical perforator flap, PUP 피판)을 예로 처음 천공지로 명명하였고, 연이어 Allen 등[10]이 유방재건에 동일한 피판을 적용하면서 용어에 대한 언급을 하였다. 이후 여러 임상의들은 서로가 천공지를 부르는 방법에 대해 다양한 주장을 해오면서 10여 년 동안 정확한 명칭을 정하지 못하다가, 2001년 벨기에의 헨트(Gent)에서 개최된 제5회 국제 천공지피판 과정(the fifth international course on perforator flaps)에서 명명법에 대해 통일화된 표현을 해야 한다는 필요성을 처음으로 공론화하여 이후 유럽을 중심으로 명명법이 가시화[5]되고, 비슷한 시기에 캐나다의 Geddes 등[9]은 유사한 명명법이나 뒤에 붙이는 첨어(suffixes)에 차이를 둔 명명법을 발표하였다. 2002년 타이완에서 개최된 제6회 국제 천공지피판 과정에서 한국을 포함한 아시아계에서 보다 복잡하면서 정확한 용어를 소개함으로써 향후 전세계적인 표준 명명법이 필요함을 공론화하게 되었다.[5]

2003년 Hallock 등[11]은 직접(direct) 천공지와 간접(indirect) 천공지에 대한 설명을 통해 근육을 관통하여 분포하는 근육피부(myocutaneous) 천공지 및 중격피부(septocutaneous) 천공지로 정의되는 천공지는 하방의 근육의 이름을 포함시키는 것이 필요하다고 하였으며, 근육의 이름을 이용할 경우 광배근 천공지피판(latissimus dorsi perforator)과 같이 명명할 수 있음을 보고하였다.[12] 또한, 격막피부 천공지나 직접 천공지에서는 천공지의 혈관경이 되는 동맥의 이름을 기준으로 할 경우에는 흉배동맥(thoracodorsal artery)을 기저로 하는 경우 흉배동맥 천공지피판(thoracodorsal artery perforator flap)과 같이 구분하여 명명하였으며, 이외에 여러 명명법이 보고되어 왔다.[5,9]

이후 계속적인 보고를 통해 최근에는 하부 근육이 아닌 원천혈관에 따라 명명하는 것이 일반적으로 받아들여지고 있는데, 즉, 근육피부 천공지인 경우 해당 근육의

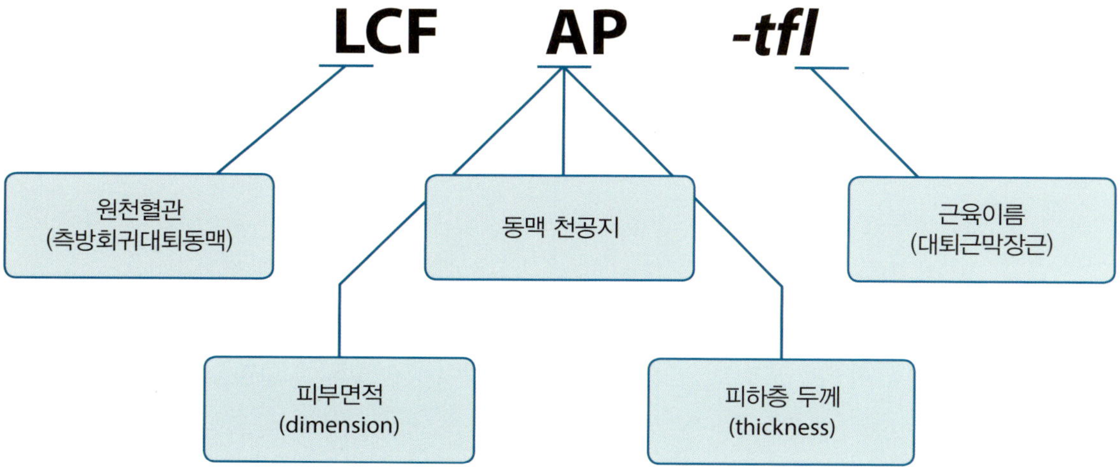

그림 12.3 Standardized name of muscle perforator nomenclature, LCF AP-*tfl*, and its explanations with Korean language

약어를 뒤에 이탤릭체로 추가함으로써 명명을 완성하게 되는데, 예를 들면, 원천동맥이 외측회선대퇴동맥(lateral circumflex femoral artery)인 경우 LCFAP로 표현하며 이 동맥에 포함되는 근육 이름이 대퇴근막장근(tensor fascia lata muscle)일 경우 LCFAP-*tfl*로 표현하게 된다.[5, 8, 13] 이를 그림 12.3과 같이 영문이 아닌 한글로 표현할 수 있다.

또한, 요추동맥(lumbar artery)이나 후횡경간동맥(posterior interconstal artery) 등의 혈관과 같이 여러 개로 분절되어 기원한 경우에는 기원된 동맥을 숫자로 표현하게 되어, 세 번째 요추동맥 천공지는 LAP-3으로, 여덟 번째 후횡경간 동맥 천공지는 PIAP-8로 표현한다.[13, 14] 보다 최근에는 김 등[15, 16]에 의해 천공지 혈관의 모양에 맞는 형태적인 분류와 명명법이 보고되기도 하였다(표 12.1).

표 12.1 Nomenclatures of five representative perforator flaps

Common name	Abbreviations	Source vessel	Perforated muscle
DIEF	DIEAP	Deep inferior epigastic artery	Rectus abdominis muscle
S-GAP	SGAP	Superior gluteal artery	Gluteus maximus muscle
TAP	TAP	Thoracodorsal artery	Latissimus dorsi muscle
ALT-P	LCFAP-*vl*	Descending branch of the lateral circumflex femoral artery	Vastus lateralis muscle
TFL-P	LCFAP-*tfl*	Transverse branch of the lateral circimflex femoral artery	Tensor fascia lata muscle

II. 직접 및 간접 천공지, 자유형 유리피판

전술한 바와 같이 천공지피판은 기본적으로 피부와 피하지방조직으로 구성되며 이들로 구성된 피부피판은 원천혈관(source vessels)으로부터 분리된 천공지의 혈액을 공급받게 된다. 천공지 혈관은 해부학적으로 큰 혈관이 아닌 작은 혈관이 대부분이기 때문에 대부분의 임상적용에서는 근육과 격막을 뚫고 나온 작은 천공지를 이용하게 된다. 천공지에는 직접 및 간접 천공지로 나뉘어서 보고되어 왔다.[5,17] 직접 천공지 혈관은 원천혈관으로부터 분지된 후 심부근막(deep fascia)만을 뚫고 나온 혈관을 의미하고, 간접 천공지는 심부근막을 뚫기 전에 어떤 특정한 해부학적 구조를 거쳐 주행하는 혈관으로 정의되어 왔다. 이런 특정한 해부학적 구조로는 대부분 근육이나 격막(septum)을 생각하지만, 동시에 신경, 골, 인대, 골막 및 연골막 등도 같이 고려할 수 있다. 물론 분리된 천공지는 원천혈관으로부터 직접 나오거나 대부분 근육으로 이루어진 심부조직을 관통하거나, 또는 심부조직 사이를 통과하게 된다. 따라서, 외과적으로 심부근막을 관통하여 올라오는 직접 천공지, 심부근막을 관통하기 전에 근육을 주행하는 근육피부 천공지(musculocutaneous perforator), 그리고 심부근막을 관통하기 전에 근육사이격막(intermuscular septum)을 따라서 주행하는 격막피부 천공지(septocutaneous perforator) 등으로도 나뉘게 된다(그림 12.4).[17-19]

천공지를 보다 자세히 구분하여 설명한 최근 논문[20,21]에서는 근막공급자(fascial feeder)에 대한 설명이 있으며, 이는 그림 12.5에서와 같이 근막하(subfascial) 부위에서 작은 혈관들이 분포하면서 더 이상 피하층으로 분포하는 것이 추적되거나 확인되지 않는 경우를 의미한다. 즉 피하조직에 혈행을 공급하는 혈관에 있어서 육안적으로 미세해부학적 박리에 의해 구분되는 최종 혈관을 지칭하는 것으로 이해할 수 있다.

또한, 자유형 유리피판(free style free flap)의 용어는 도플러 신호로 표시할 수 있는 피부 혈관이 분포하는 인체 내의 어느 부위라도 채취될 수 있으며, 이렇게 채취할 수 있는 연조직 단위를 의미하는 용어이다.[22,23] 즉 도플러에 의해 확인된 동맥혈을 따라서 문합에 필요한 적당한 혈관경의 길이와 크기를 얻기 위해 후방향(retrograde fashion)으로 추적하여 확인하는 방식으로 인체 내의 어느 부위든 진행할 수 있으나, 임상가에게 보다 안전하고 재현성 있게 채취하기 위해서는 대퇴부 등과 같이 접근이 용이하고 혈관경을 충분히 얻을 수 있는 부위에 접근을 시도해야 한다. 특히, 구강 내외의 결손부는 사지 등과 같은 인체 내 다른 부위에서 발생한 결손부와 달리 혈관경이 가능한 길어야 하고, 심미적인 결과를 동반해야 하기 때문에 구강악안면재건의는 재현성 있으면서 악안면부의 색조 및 기능에 맞는 자유형 유리피판을 항상 고려해야 한다.[9,14]

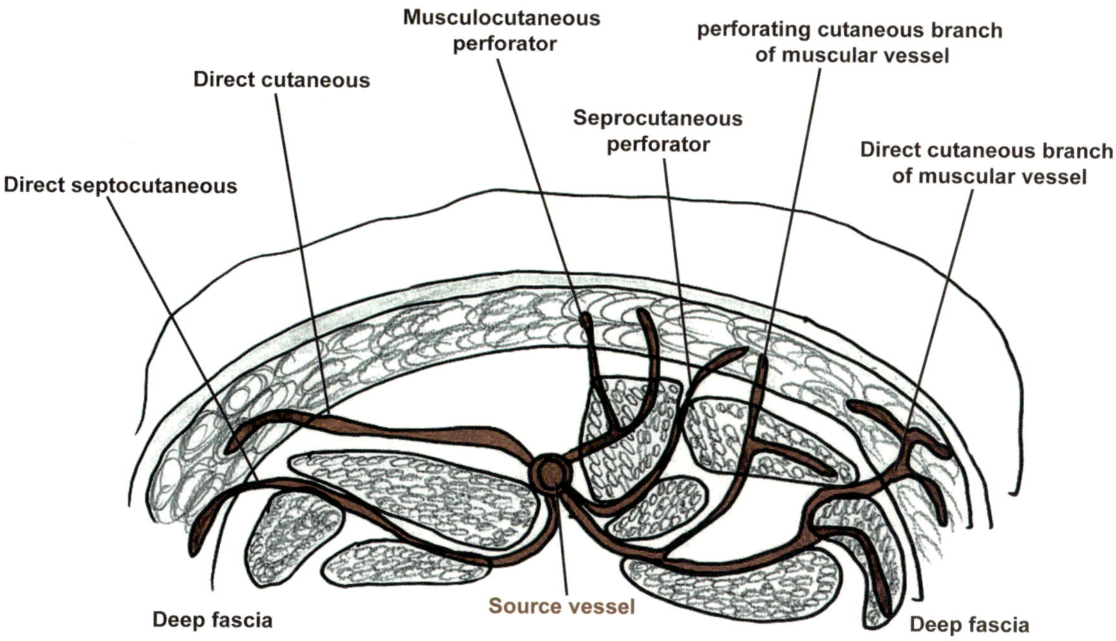

그림 12.4 Representative schematic drawings of six distinctive deep fascia perforators

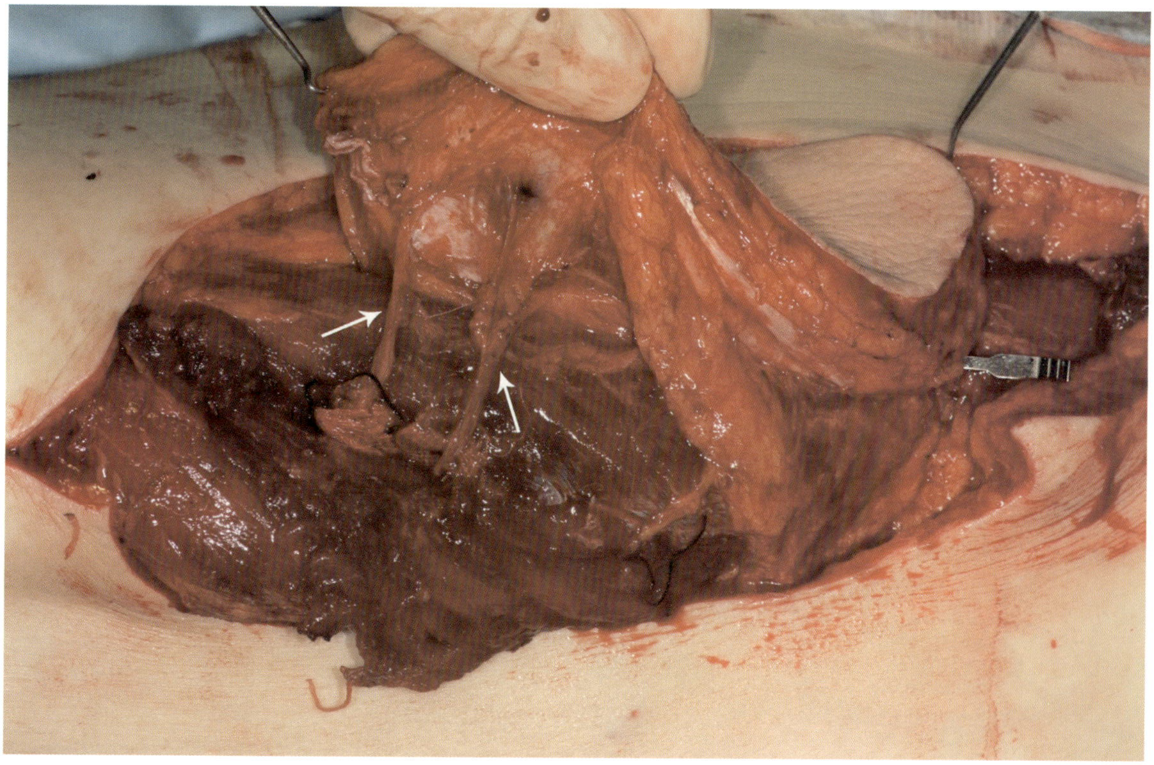

그림 12.5 Clinical view of two perforators (arrows) in the septofasciocutaneous ALT flap

초미세수술(supermicrosurgery)은 직경 0.5 내지 0.8mm의 내경을 지닌 작은 혈관을 박리하고 문합하는 미세수술을 총칭하는 용어[24]로서, 30micron 이하의 11-0 또는 12-0의 봉합사를 사용하는 등의 기술적인 뒷받침이 있어야만이 천공지피판에 대한 성공을 예측할 수 있게 된다. 천공지피판의 두께에 대한 여러 보고에서 'thinned',[25] 'thin',[26] 'superthin',[27] 'extremely thinned',[28] 'microdissected thin'[29] 및 'thinning'[30] 등의 여러 표현이 보고되었으나, Kim 등[15]이 2005년에 정리한 바와 같이 이미 천공지피판은 임상가들에게 충분히 얇게 형성되었기 때문에 이러한 다양한 임상적인 표현보다는 단순히 '얇게(thin)' 형성된 피판으로 이해될 수 있겠다.

III. 거상시 유의할 점과 고려사항

천공지피판의 장점으로는 신경과 근육을 최대한 보존하여 공여부 이환율을 최소화하고, 혈관경 길이가 충분히 길어지며, 필요에 따라 얇게 또는 두껍게 피판의 두께를 조절할 수 있으며, 천공지의 위치 및 개수를 조절함으로써 보다 안전하고 다양한 크기와 모양의 피판을 작도할 수 있는 장점이 있다.[31, 32] 또한, 여러 개의 천공지를 포함하거나 주변 동맥체계를 이용해서 다양한 키메라형(chimeric) 복합피판을 거상하여 결손부위의 요구에 더 부합하는 정교한 재건을 가능하게 한다(그림 12.6). 그러나 각각의 서로 다른 천공지피판의 공여부는 각각의 독특한 특징을 지니며, 환자 특이적인 선택이 필요하고, 천공지의 크기, 항상성 및 혈관경 길이의 유용성 등이 고려되어야 한다.[5, 13]

천공지피판을 거상하기 위해서 하부 근육 내의 근육피판 천공지를 보다 세심하게 박리해야 하며, 근육 내의 작은 천공지를 박리하는 것은 매우 지루하면서 어려운 외과적 기술이라 할 수 있다. 수술시간이 길어지고 더 많은 임상 술기가 요구되어 임

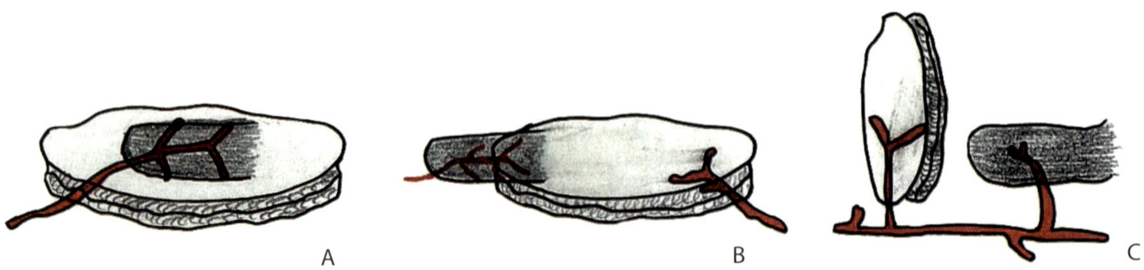

그림 12.6 Schematic drawings of perforators to the skin territories based on their primary source of vascularization. A: composite flap, B: conjoined flap, C: chimeric flap

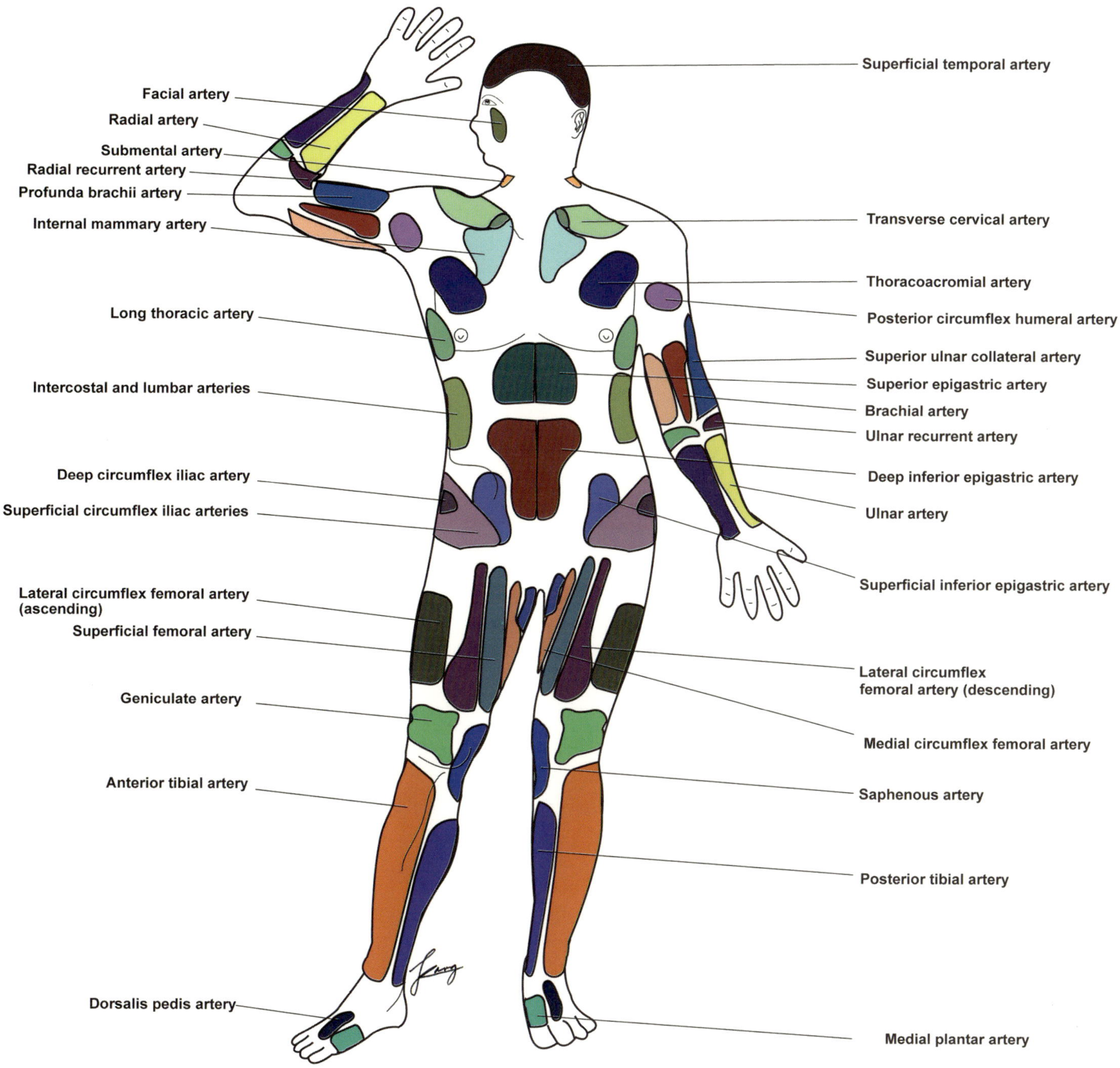

그림 12.7 Composite schematic drawings of the vascular territories of the body that corresponds to source arteries, anterior view

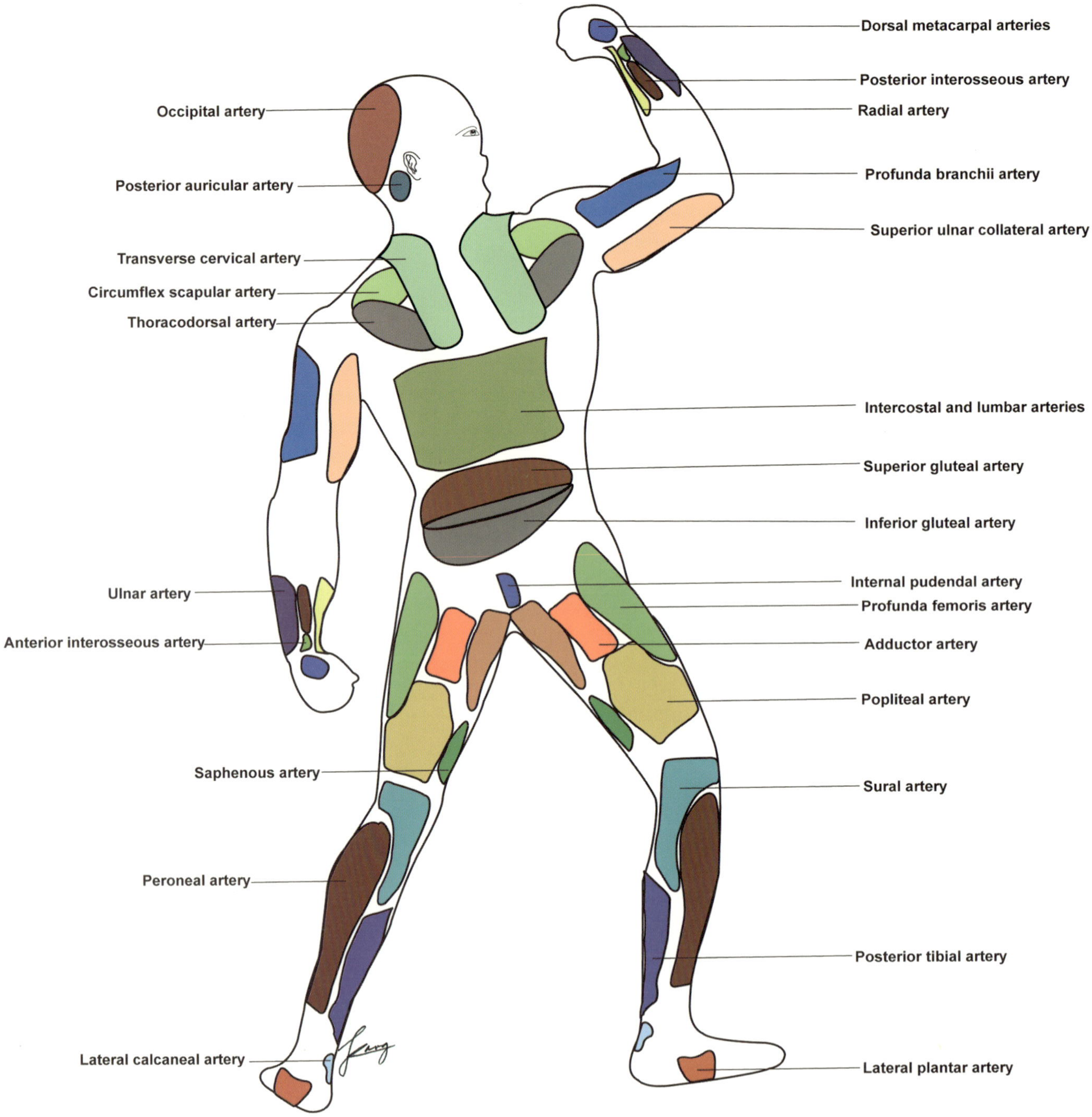

그림 12.8 Composite schematic drawings of the vascular territories of the body that corresponds to source arteries, posterior and oblique view

상가에게는 큰 부담이 될 수 있으며, 또한, 수술적 난이도가 높고 피판을 수혜부에 적용할 때에도 많은 노하우가 필요하게 된다. 혹시라도 작은 혈관들이 상처를 입게 되면 작은 천공지 혈관들이 늘어나거나(stretch), 엉키고(kinking), 뒤틀릴(twist) 수 있어서 혈관연축(vasospasm) 및 혈류가 막히는 합병증이 유발되게 된다. 따라서, 수술 중이나 수술 후에 혈관연축과 혈전을 예방하고 치료하기 위한 다양한 약제들을 사용하게 된다.[5, 10] 또한, 천공지 혈관의 위치와 크기가 매우 다양함으로 천공지의 위치를 수술 전에 정확히 파악해야 하며, 이를 위해 피판을 거상하기 전에 도플러 초음파(doppler ultrasound)를 이용하여 천공지 혈관의 위치 및 음량으로 혈관의 직경을 예측해야 한다. 일반적으로 혈류가 안정적(reliable)인 천공지는 도플러의 소리로서 확인할 수 있으나 주변부의 다른 동맥과 겹쳐서 나타나는 경우가 많으므로 전적으로 의존하기는 어려운 것이 현실이며, 오히려 피판을 거상하는 과정에서 처음 발견된 천공지의 맥박을 눈으로 확인(visible pulsation)하여 피판의 혈관경으로 사용하는 경우가 보다 일반적이다.[31, 32] 그림 12.7, 12.8은 저자 등이 정리한 인체 내 피부에 대한 원천혈관을 모식화한 것으로, 정면 및 후변에서의 신체 내 모든 피부는 다양한 혈관에 의해 지배받으며, 즉, 작고 미세한 영양 혈관인 천공지에 의존하고 있음을 기억해야 한다.

IV. 요약

구강 내 및 구강 외 안면부에 천공지피판을 적용하기 위해서는 먼저 수여부인 두경부 영역의 해부학적인 구조와 생리적, 기능적인 면을 충분히 고려해야 한다. 신체 내 다른 부위의 재건과 달리 구강악안면부 재건은 매우 얇으면서 기능적인 재건이 우선적인 경우가 대부분이고, 동시에 혈관문합은 직접 안면부에서 이루어지기보다는 경부에서 이루어져야 하므로 혈관경의 길이가 충분히 길어야 하는 특징을 지닌다. 특히, 구강 내에는 그림 12.9의 요골전완유리피판의 천공지와 같이 얇으면서도 쉽게 조작할 수 있는 천공지를 지니는 기능피판을 우선적으로 고려해야 한다.[5, 13] 이를 정리하면 ① 조직이 유연하여 구강 내외의 연조직의 운동 및 기능을 보상해야 하며, ② 혈관경이 충분히 길고 문합부의 직경도 최대한 커서 경부의 수여부 혈관과 문합이 용이해야 하며, ③ 재현성 있도록 설계되어야 하고, ④ 다양한 두께와 다양한 크기의 피판으로 거상하는 것이 가능해야 하며, ⑤ 가능한 천공지 혈관을 찾으면서 거상하는 피판의 임상술기가 어렵지 않아야 하고, ⑥ 환자의 앙와위(supine position)에서 진행함으로써 수술 중 환자의 위치를 변경하는 경우가 줄어야 하고, ⑦ 공여부의 결손에 따른

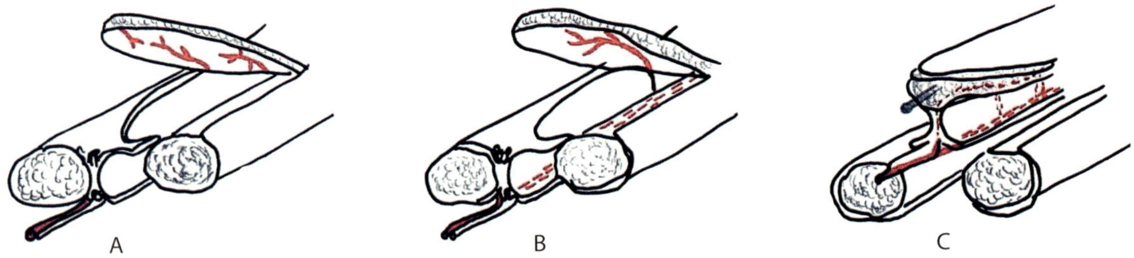

그림 12.9 Different schematics of vascularization in fasciocutaneous flaps. A: multiple fasciocutaneous vessels entering at the base of the flap, B: single fasciocutaneous perforator, C: multiple small perforators from a main source vessel along a fascial septum between muscles

합병증도 기능 및 심미적으로 최소화되어야 하며, ⑧ 수여부에 신경 분포가 보존되어 이식에 따른 이환 및 합병증이 최소화되어야 하는 등의 여덟 가지 특징으로 요약할 수 있다.[33]

협점막을 포함한 협부 조직은 정상적인 구강 내 저작, 발음 및 연하 기능을 위한 독특한 구조와 모양을 지닌 부위로 발음과 연하 기능에서는 수동적일 수 있으나 연하운동의 처음에 음식물을 혀와 공동으로 덩어리로 만들고 지속적인 상하악 치아의 저작을 시작하게끔 하는 저작기능에 필수적인 구조물이라 할 수 있다. 요골전완유리피판[34]이 얇게 구강 내 협점막을 재건하기 위해 사용될 수 있으나, 결손부의 크기 및 공여부의 심미적인 여건에 따라 외측상완피판[35] 및 족배동맥피판[36]을 이용해 재건이 가능하다. 협근(buccinator muscle) 및 협부지방(buccal fat)이 동시에 제거되어 협측의 피부만 남게 될 경우에는 보다 두툼한 부피의 재건이 요구되어 전외측대퇴피판[37]을 같이 고려할 수 있으며, 심지어 외측 피부까지 관통되어 구강 내 점막 및 외측 피부의 동시 재건이 필요할 경우에는 서로 다른 2개의 피판을 연결하여 사용하거나, 또는 2개의 천공지를 혈관경으로 하는 키메라형 피판을 작도함으로써 하나의 수여부 혈관에 연결하는 것을 고려할 수도 있다. 이러할 경우 모두 전외측대퇴피판을 고려할 수 있으며, 대퇴부의 지방층이 얇은데 보다 더 큰 부피가 필요할 경우에는 복직근 상방의 DIEP 피판[38]도 활용할 수 있다.

혀의 움직임은 정확한 발음을 위해 필수적이며 연하작용 및 호흡기도 확보, 그리고 정상적인 저작기능을 위해 가장 중요한 인체 내 기능이라 할 수 있는데, 구강악안면재건의사에게 혀의 재건은 가장 흔하면서도 동시에 어려운 부분이라 할 수 있다. 절제된 혀의 크기에 따라 재건 방법 및 기능적인 결과가 달라질 것이며, 특히 신경을 포함하고 최대한 재단된 천공지피판을 이용한 혀의 재건은 앞으로도 가장 기대되고 도전적인 재건술로서 각광을 받을 것으로 사료된다. 어떠한 재건술을 적용하기 위해서는 남아 있는 혀 조직의 정상적인 움직임을 방해하지 않으면서, 최대한의 적절한 기능이 회복될 수 있는지를 최우선으로 살펴야 하는데, 결손부가 작으면 기본적으로 요골전완유리피판과 같이 얇고 유연한 피판이 이상적이라 할 수 있다.[34] 상대적으로 이러한 결손부가 조금 클 경우는 외측상완피판[35]이 추천될 수 있으며, 족배동맥피판[36]은 상대적으로 각화된 피부에 의한 기능저하 가능성으로 최근에는 추천되지 않을 것으로 생각된다. 전외측대퇴피판을 이용한 혀의 재건이 가장 일반적일 수 있는데, 필요하면 외측광근(vastus lateralis muscle)을 포함[37]할 수도 있으며, 더 크고 2/3 이상의 결손부에 대해서는 근육을 포함한 복직근피판[38]을 같이 고려할 수 있다. 그러나, 어느 부위든 근육을 포함한 근피부피판에서는 향후 근육의 위축 정도를 예측하기 어렵고, 혀의 다양한 기능회복에서 제한점을 보이기 때문에 향후에는 공여부의 합병증이 적으면서 혈관경이 길게 채취할 수 있는 DIEP 피판이 점차적으로 추천된다고 할 수 있다.

구강저 부위의 재건은 일차적으로 직접 봉합이 먼저 고려될 수 있으나, 혀의 운동을 허용하면서 언어 발음력을 회복하고 경부로의 누공 형성을 막기 위해서는 대부분 연부조직에 대한 재건술을 고려하게 된다. 얇고 유연한 조직으로의 재건이 필수적인데, 역시 결손부의 범위와 깊이에 따라서 천공지피판이 근육피부피판에 비해 추천될 수 있다. 결손부가 경부 쪽으로 깊을 경우에는 구강저의 높이가 유지되도록 작으면서 부피가 있는 피판이 필요하므로 전외측대퇴피판 및 DIEP 피판을 고려할 수 있고, 혀의 일부가 같이 결손되어 이를 같이 재건해야 하는 경우에는 이소엽(bilobed) 모양으로 구강저와 혀를 다른 모양을 가지도록 하여 기능적으로 분리되도록 재건하려는 노력이 필요하다.[5, 13] 필요하다면, 2개의 다른 천공지를 연결하여 재건하는 것이 하나의 피판을 이소엽으로 계획하는 것보다 우수할 수 있다.

그 밖에 후삼각부의 재건이나 전상악골 적출후의 구개부 재건 등에서도 얇게 기능적으로 개구운동이 가능하고 입접 연조직의 기능이 극대화될 수 있도록 여러 얇은 천공지피판을 고려할 수 있다.[5, 33]

구강악안면 재건에 있어 기본적인 목표는 복잡 또는 복합 조직 결손에 대해 최대한의 비슷한 조직으로 최대한의 기능회복과 심미적인 재건, 그리고 공여부의 최소한의 결손일 것이다. 천공지피판은 기존의 보편화되고 일반화되어 왔던 근육기반 피부피판 및 골근육기반 피부피판 등의 단점을 최소화하면서 수여부인 구강악안면부의 재건에 효과적인 재건술이므로 인체 내 기본적인 원천혈관의 위치와 도플러를 통한 철저한 피부 천공지의 추적, 그리고 섬세하고 인내심 있는 혈관경 채취 등을 통해 좋은 결과를 가져올 수 있는 재건술의 한 방법임을 확인할 수 있다.

References

1. Tolhurst DE. A comprehensive classification of flaps: the atomic system. Plast Reconstr Surg 1987;80:608-9.
2. McCraw JB, Vasconez LO. Musculocutaneous flaps: principles. Clin Plast Surg 1980;7:495-501.
3. McCraw JB. The recent history of myocutaneous flaps. Clin Plast Surg 1980;7:3-7.
4. Mathes SJ, Nahai F. Clinical applications for muscle, Musculocutaneous flaps. St. Louis:CV Mosby;1982.
5. Blondeel PN, Morris SF, Hallock GG, Neligan PC. Perforator flaps anatomy, technique, & clinical application. Quality Medical Publishing, ST LOUIS, 2006.
6. Koshima I, Soeda S. Inferior epigastric artery skin flaps without rectus abdominis muscle. Br J Plast Surg 1989;42:645-8.
7. Kroll SS. Rosenfield L. Perforator-based flaps for low posterior midline defects. Plast Reconstr Surg 1988;81:561-6.
8. Strauch B, Yu HL. Atlas of microvascular surgery;anatomy and operative approaches. 2nd ed. New York, Stuttgart: Thieme;2006: 372-87.
9. Geddes CR, Morris SF. Neligan PC. Perforator flaps: Evolution, classification and applications. Ann Plast Surg 2003;50:90-9.
10. Allen RJ, Treece P. Deep inferior epigastric perforator flap for breast reconstruction. Ann Plast Surg 1994;32:32-8.
11. Hallock GG. Muscle perforator flaps: The name game. Ann Plast Surg 2003;51:630-2.
12. Hallock GG. Direct and indirect perforator flaps: The history and the controversty. Plast Reconstr Surg 2003;111:855-65, quiz 866.
13. Hallock GG. Further clarification of the nomenclature for compound flaps. Plast Reconstr Surg 2006;117:151e-60e.
14. Koshima I, Nanba Y, Tsutsui T, Takahashi Y, Watanabe A, Ishii R. Free perforator flap for the treatment of defects after resection of huge arteriovenous malformations in the head and neck regions. Ann Plast Surg 2003;51:194-9.
15. Kim JT. New nomenclature concept of perforator flap. Br J Plast Surg 2005;58:431-40.
16. Kim YH, Kim JT. Perforator flaps in head and neck reconstruction. Hanyang medical reviews 2009;29:265-73.
17. Hallock GG. The complete classification of flaps. Microsurgery 2004;24:157-61.
18. Wei FC. Celik N, Jeng SF. Application of "simplified nomenclature for compound flaps" to the anterolateral thigh flap. Plast Reconctr Surg 2005;115:1051-5.
19. Kim JT. Two options for perforator flaps in the flank donor site: latissimus dorsi and thoracodorsal

perforator flaps. Plast Reconstr Surg 2005;115:755-63.
20. Yii NW, Niranjan NS. Fascial flaps based on perforators for reconstruction of defects in the distal forearm. Br J Plast Surg 1999;58:60-3.
21. Worseg AP, Kuzbari R, Alt A *et al.* Ther vertically based deep fascia turnover flap of the leg: Anatomic studies and clinical applications. Plast Reconstr Surg 1997;100:1746-60.
22. Wei FC, Silverman RT, Hsu WM. Retrograde dissection of the vascular pedicle in toe harvest. Plast Reconstr Surg 1995;96:1211-4.
23. Mardini S, Tsai FC, Wei FC. The thigh as a model for free style free flaps. Clin Plast Surg 2003;30:473-81.
24. Seo MH, Kim SM, Myoung H, Lee JH. The Influence of vascular twisting on the supermicroanastomosis of superficial inferior epigastric artery. J Craniofac Surg 2013;24:1772-80.
25. Koshima I, Moriguchi T, Fukuda H, Yoshikawa Y, Soeda S. Free, thinned, paraumbilical perforator-based flaps. Reconstr Microsurg 1991;7:313-6.
26. Koshima I, Moriguchi T, Soeda S, Tanaka H, Umeda N. Free thin paraumbilical perforator-based flaps. Ann Plast Surg 1992;29:12-7.
27. Kim JT, Kim SK. Hand resurfacing with the superthin latissimus dorsi perforator-based flap. Plast Reconstr Surg 2003;111:366-70.
28. Akizuki T, Harii K, Yamada A. Extremely thinned inferior rectus abdominis free flap. Plast Reconstr Surg 1993;91:936-41.
29. Kimura N. A microdissected thin tensor fasciae latae perforator flap. Plast Reconstr Surg 2002;109:69-77.
30. Kim DY, Jeong EC, Kim KS, Lee SY, Cho BH. Thinning of the thoracodorsal perforator-based cutaneous flap for axillary burn scar contracture. Plast Reconstr Surg 2002;109:1372-7.
31. Imai R. Matsumura H, Tanaka K, Uchida R, Watanabe K. Comparison of Doppler sonography and multidetector-row computed tomography in the imaging findings of the deep inferior epigastric perforator artery. Ann Plast Surg 2008;61:94-8.
32. Mun GH, Kim HJ, Cha MK, Kim WY. Impact of perforator mapping using multidetector-row computed tomographic angiography on free thoracodorsal artery peroforator flap transfer. Plast Reconstr Surg 2008;122:1079-88.
33. Lyons AJ. Perforator flaps in head and neck surgery. Int J Oral Maxillofac Surg 2006;35:199-207.
34. Kim SM, Seo MH, Kang JY *et al.* Anatomical review of radial forearm free flap for the oral cavity reconstruction. J Korean Assoc Maxillofac Plast Reconstr Surg 2011;33:93-101.
35. Seo MH, Kim SM, Kang JY, Myoung H, Lee JH. Anatomical review of lateral upper arm flap for the oral and maxillofacial reconstruction. J Korean Assoc Maxillofac Plast Reconstr Surg 2012;34:286-92.
36. Kim SM, Kang JY, Eo MY *et al.* Anatomical review of dorsalis pedis artery flap for the oral cavity reconstruction. J Korean Assoc Oral Maxillofac Surg 2011;37:184-94.
37. Park JM, Oh JS, Kim SM, Myoung H, Lee JH. Anatomical review of anterolateral thigh flap for the oral and maxillofacial reconstruction. J Korean Assoc Maxillofac Plast Reconstr Surg 2013 Sep;34(5):367-375.
38. Park JM, Seo MH, Kim SM, Kang JY, Myoung H, Lee JH. Anatomical review of rectus abdominis muscle free flap for the oral and maxillofacial reconstruction. J Korean Assoc Maxillofac Plast Reconstr Surg 2012;34:367-75.

13

안면동종 이식의 현황 및 전망

Current facial allotransplantation and future aspects

복합 조직 이식(composite tissue allotransplantation)은 수부의 경우와 같이(예: 피부, 근육, 골, 건, 신경, 혈관) 유전적 불일치(genetic mismatch)를 가진 이질적 항원 조직으로 구성된 이식체(graft)를 옮기는 것이다. 이는 신장이나 간과 같이 좀 더 동질성을 가진 기관과 비교하여 여러 어려움과 복잡한 과정을 보인다.[1] 지난 50-60년간 이식 면역학은 신장, 심장, 폐, 간과 췌장 등의 이식에서 단기간의 훌륭한 성과를 거두면서 표준화된 치료가 되었다. 미세 수술 기술의 발전과 더불어 면역계의 작동 기전에 대한 이해와 면역억제재의 발전으로 복합 동종 이식은 현재 임상적으로 실제로 이루어지고 있다. 그림 13.1은 복합 동종 이식이 임상에서 실제적으로 이루어지기까지의 역사적인 발전과정을 보여주는 연대기이다.

전세계적으로 악안면 외상 및 구강암 절제 또는 선천적인 기형으로 인한 수백만 명의 환자들이 크고 작은 악안면 결손, 또는 두개안면 기형의 문제를 겪고 있다. 이런 환자들 대부분은 기능적이고 심미적인 회복을 위해 외과적 재건술을 필요로 하며,[2] 2004년 이전까지만 해도 자가조직 이식과 합성 물질을 사용하여 재건하는 방법이 일반적이면서도 특히나 심각한 기형을 가진 환자들에게는 도전적인 재건술로 진행되었으나, 결과적으로 원래의 상태로 심미 및 기능 회복을 가져오는 것은 좀처럼 쉽지 않은 것이 현실이었다. 2005년 11월에 프랑스 리옹(Lyon)에서의 세계 최초 부분 안면 이식이 성공적으로 시행됨으로써 새로운 안면동종 이식 재건 방법의 가능성이 열렸으며,[3] 그 후 프랑스, 미국, 스페인 및 중국 등 전세계적으로 17증례의 안면 이식이 현재까지 시행되고 보고되었다.[4]

향후 전망으로는 앞으로도 보다 많은 안면 이식이 이루어질 것으로 예상되면서, 동시에 현재까지도 제기된 여러 의문점과 고려 사항들에 대한 해결 방안이 남아 있는데, 받아들일 수 있을 만한 위험-이익 비율(risk-benefit ratio), 안면 이식의 적응증, 기술

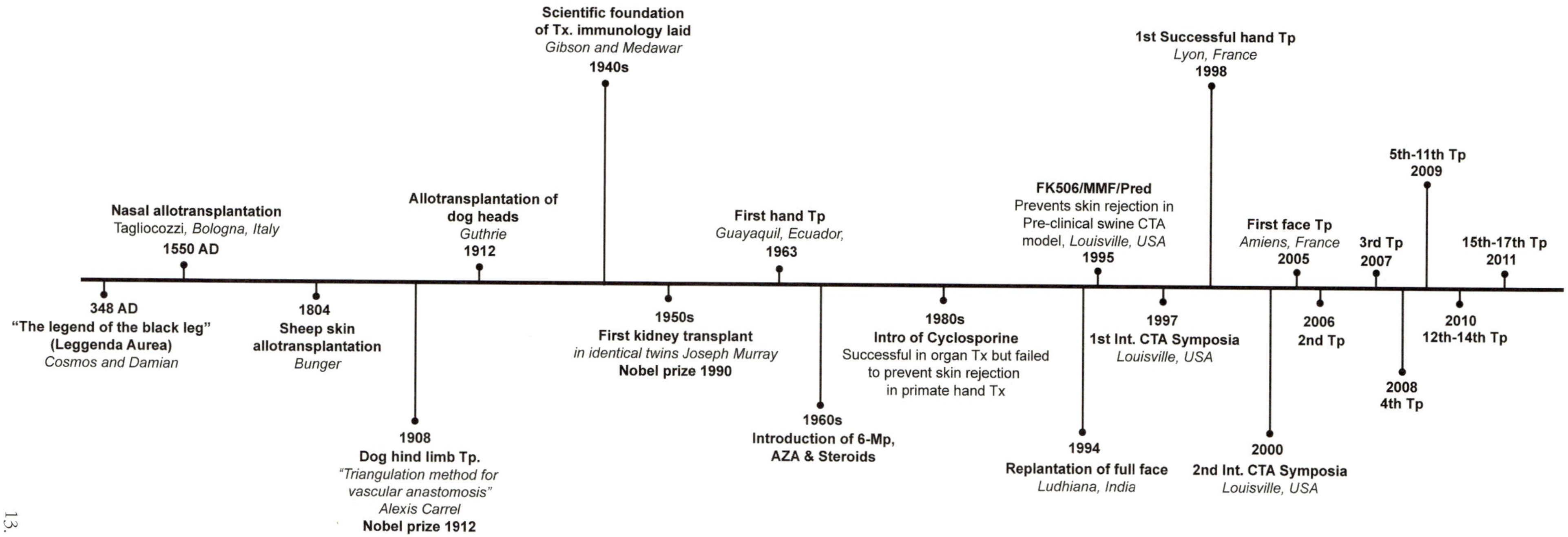

그림 13.1 Composite tissue allotransplantation history timeline

적, 면역학적 그리고 윤리적인 문제들을 고려해야 한다. 이 장에서는 현재까지 전세계적으로 시행된 17증례의 안면 이식에 대하여 총괄적으로 살펴보고, 이와 함께 기술적, 면역학적, 윤리적 문제들을 함께 고찰해본다.

I. 안면동종 이식의 적응증

수부와는 대조적으로, 안면 이식의 적응증을 정확히 정의하기는 쉽지 않은데, 수부가 절단된 환자에서는 기능적인 문제를 해결할 수 있는 자가조직 이식 방법이 거의 없는 반면에, 심한 안면 손상을 입은 환자에서는 많은 자가조직 이식을 통한 해결 방법을 가지고 있다. 대부분은 심미적인 재건 방법을 선호하고 선택하게 되며 어떤 경우에서는 다소 심미적이지 못하여도 심미적으로 수용할 만한 얼굴로 재건하는 것보다는 결손부를 커버하는 역할만 제공할 수도 있지만, 여전히 다른 방법들이 존재한다.

안면 이식의 적응증으로서는 여러 학자들에 의해 의견제시가 활발히 이루어져 왔는데, 2010년 Siemionow 등[5]은 일반적인 가이드라인이자 적응증으로서 안면 이식을 진행하고자 하는 강한 희망이 있는 사람으로 수술 후 2-4년간 지속적인 치료 스케줄을 감당할 수 있어야 하고, 18세 이상 60세 미만의 나이로 최소한의 건강질환 및 외상의 경험이 있고, 6개월 이상의 이식 후 기간 동안에 어떠한 외상에도 노출되지 않아야 하고 모든 신체 내 장기가 정상 범주의 기능을 해야 하며, 이식과 관련되어 정신과적인 문제 없이 정신 건강이 좋아야 하며 결과적으로 이식 관련 전체 의료진에서 모두 가능해야만이 바람직하다고 보고하였다. 또한, 비적응증 환자로 절대적인 경우와 상대적인 경우로 나누어 보고하였는데, 절대적 비적응증으로서 기존의 의학적 허약함을 보이거나 사회·경제적으로 면역억제재를 처방받지 못하는 경우, 시술 후 지켜야 할 철저한 스케줄을 따라올 수 없는 경우, ASA 5급 환자, 신장 및 여러 장기의 말기 질환 환자, 활동적인 종양 환자, 심각한 정신질환을 앓거나 자살시도 경험이 있었던 환자, 완전한 시각 장애 환자, 두 손 및 상지가 절단된 환자 및 정신질환 병력으로 불완전한 정신 상태를 보이는 경우 등으로 정리하였다. 반면에 상대적인 비적응증으로 하루 한 갑 이상의 흡연가, 활동성 박테리아, 바이러스 및 진균 감염자, 활동성 C 형 간염 환자 및 알코올과 약물 남용 병력 환자, 1형 당뇨병 환자, 결합조직 장애 환자, ASA 4급 환자, 18세 이하 또는 60세 이상의 환자, 심각한 장기 질환의 경험이 있거나 종양에서 치유된지 5년 이상 경과된 환자 등과 같이 설명하였다.

Lantieri[6]는 안면 이식의 적응증을 손상 자체에만 기준하기보다는 결손부의 해

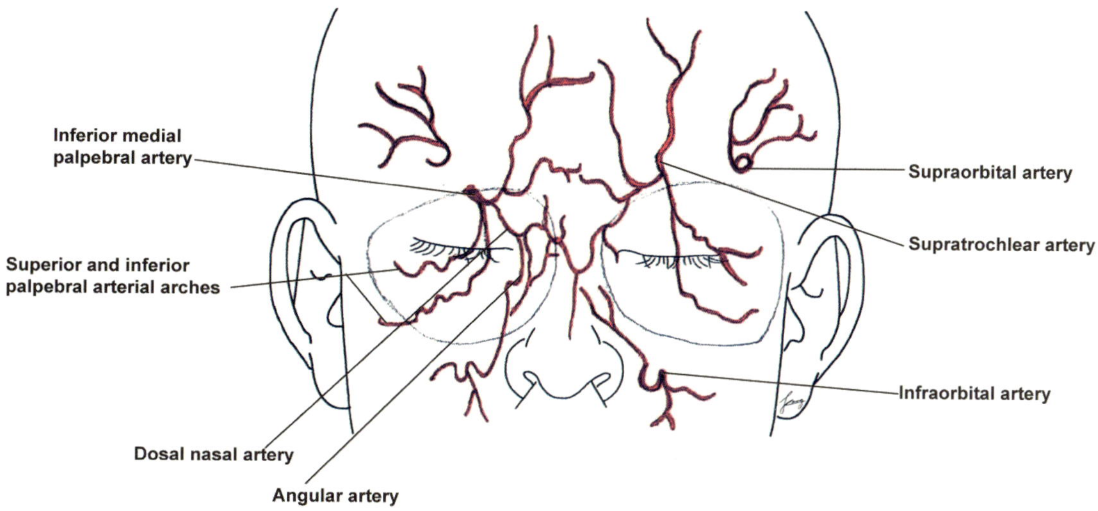

그림 13.2 Distribution of facial artery in the upper face transplantation

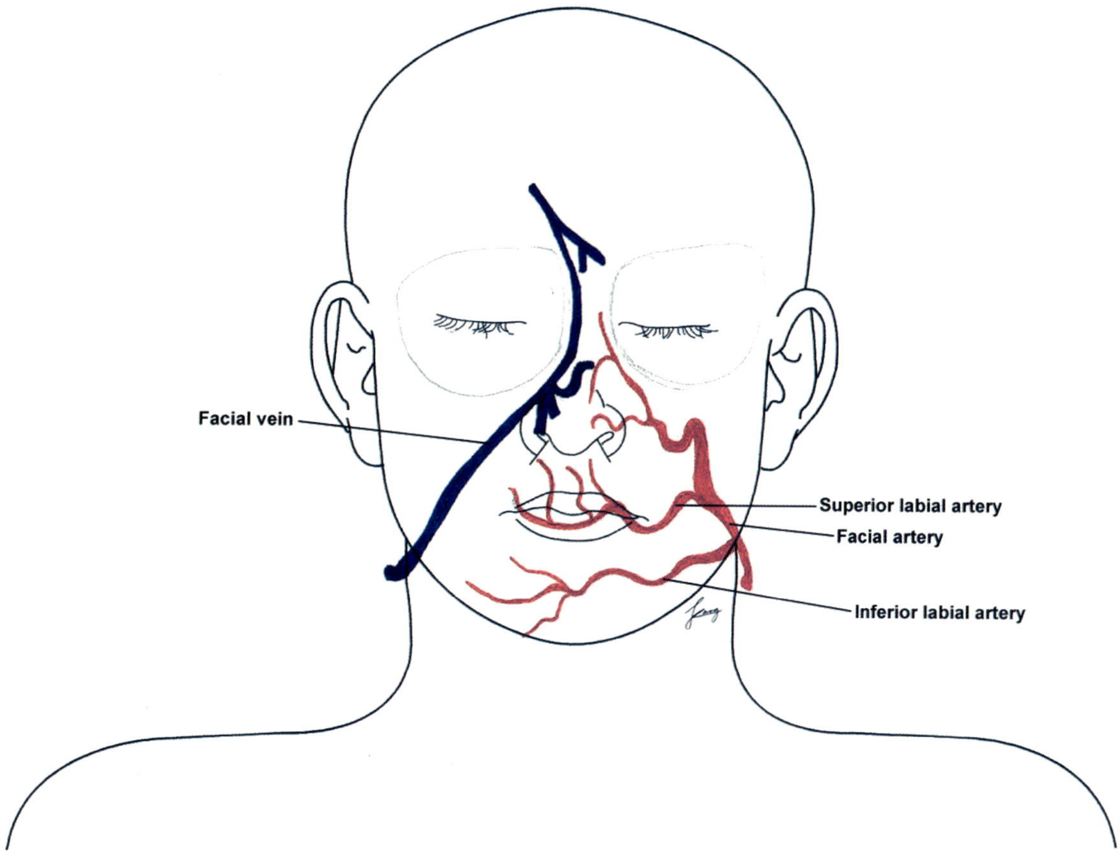

그림 13.3 Distribution of facial artery and facial vein in the lower face transplantation

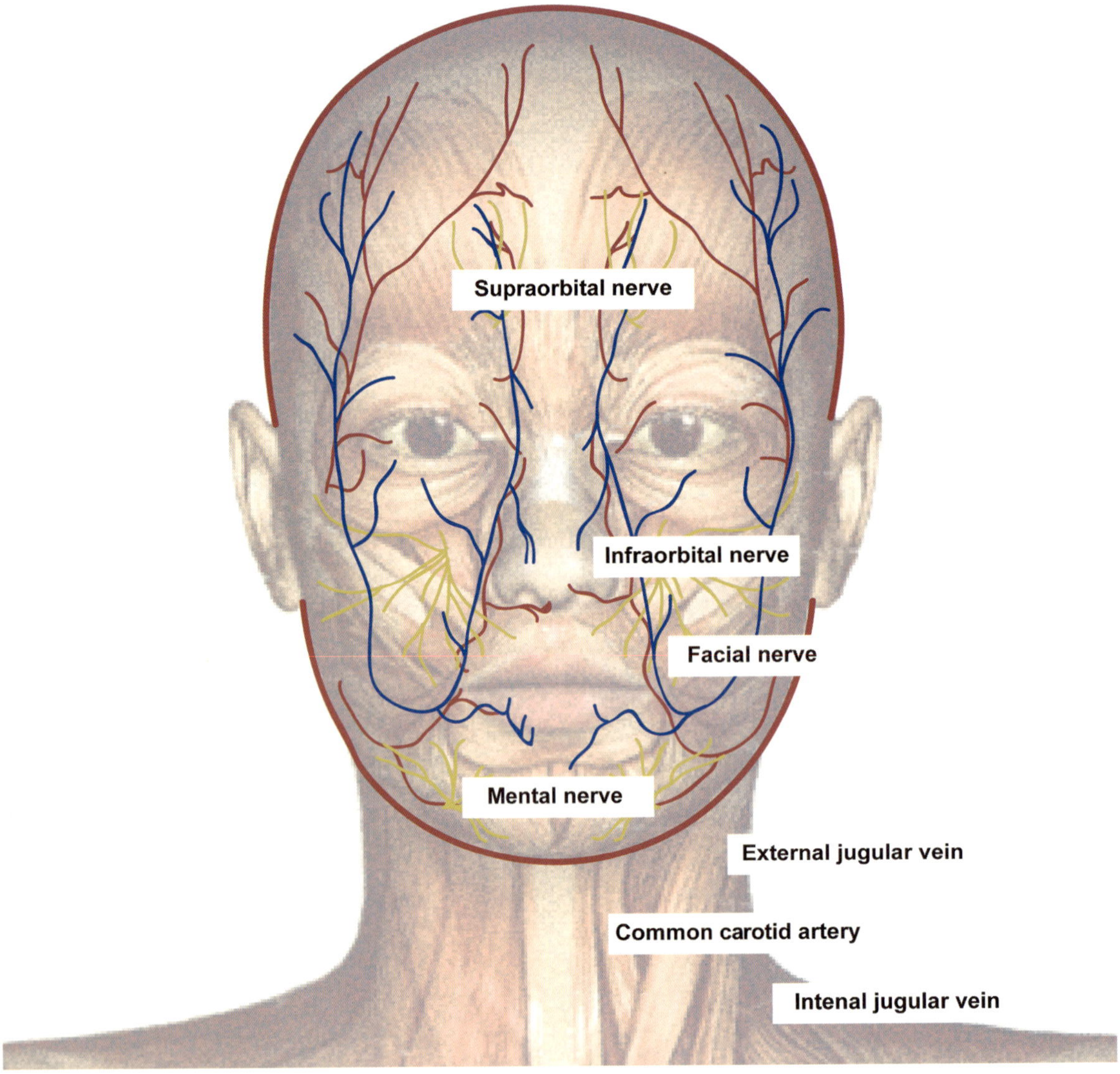

그림 13.4 Schematic anatomy drawing for full face transplantation

부학적 고려, 일반적인 삶의 질이나 건강과 관련된 삶의 질, 면역감각, 정신사회적 요소 등과 같은 환자의 특징 및 안면 이식 수술팀의 경험 등과 같이 세 가지 큰 요소가 포함되어 적응증을 고려해야 한다고 설명하였다.

다양한 안면부 손상에 대해 재건 방법은 크게 근육 재건의 필요성에 기초하여 두 가지 형태로 고려할 수 있는데, 부분안면 이식으로서 안륜근을 회복하기 위한 상안면부(그림 13.2) 또는 구륜근을 회복하기 위한 하안면부의 회복(그림 13.3)을 고려할 경우와 전체 안면 이식으로서 안륜근과 구륜근 모두를 재건하기 위한 과정(그림 13.4)으로 생각할 수 있다. 구륜근의 결손을 보일 경우, 안면 이식은 하안면부에 제한될 수 있으며, 이는 코과 입이 결손된 총상 환자에서 볼 수 있으며, 코 보다는 입이 결손된

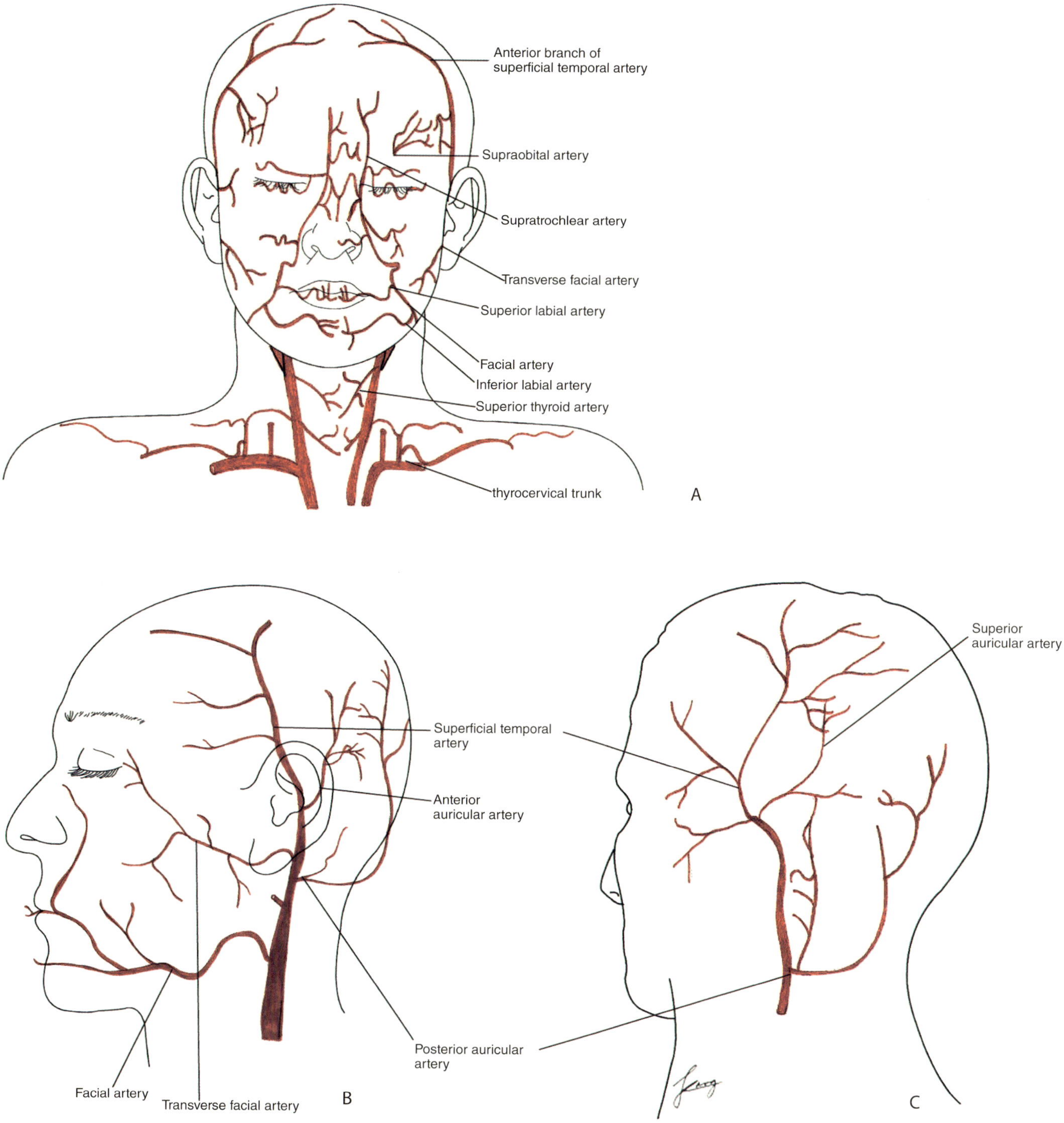

그림 13.5 Consideration of arterial distribution for face transplantation in the frontal, lateral, and rear view

것과 관련하여 안면 이식의 적응증이 될 수 있다. 또한, 화상 환자에서 볼 수 있듯이 상안면부에서는 양측성으로 안검부가 결손된 경우 귀와 코 같은 안면부의 다른 구성 요소와 함께 안면 이식의 적응증이 될 수 있다.

환자가 동일한 조직 결손부를 지닌다고 하여도 면역감작(immunosensitization)이나 정신적인 문제로 안면 이식에는 오직 1명만이 가능하게 되는데, 예를 들어 이전의 수혈이나 카데바 피부 이식(cadaveric skin graft)을 받은 환자의 경우 전감작(presensitization)이 가능하다 할 수 있으며, 정신적 평가도 중요한데, 안면 이식의 비적응증으로는 정동장애(affective disorder), 행동장애(behavioral disorder), 인지장애(cognitive disorder) 및 지각장애(perceptual disorders) 등을 고려해야 한다. 그림 13.5는 안면부 이식에서 가장 고려해야 할 동맥 분포를 정면과 측면 그리고 후면으로 정리한 것이다.

II. 안면동종 이식 환자들의 결과

2011년까지 영문 저널에 보고된 안면동종 이식의 증례는 총 17례로 이들 환자에 대한 상세 정보를 여러 논문을 근거로 표 13.1에 요약하였다. 이들 이식증례는 각각 결손부의 원인, 환자의 지역적인 차이(demographic factors), 해부학적 위치, 기능적 결손 정도, 재건 방법 및 얼굴의 변형된 정도 등의 여러 측면에서 다양함을 보였는데, 수여자의 나이는 안면동종 이식을 받을 당시 27-59세였으며, 남자가 15명, 여자가 2명이었다. 안면 기형의 원인으로는 10명의 환자에서 외상이었는데 동물에 의한 교상이 2례, 총상이 8례였다. 그 밖에 선천성 안면기형이 3례, 화상이 3례, 그리고 종양 절제에 의한 결손이 1례였다. 이식된 안면부의 복합조직은 골, 근육 및 피부를 모두 포함한 예가 10례였고, 근육과 피부만을 포함한 경우가 7례였으며, 전술한 바와 같이 부분안면 이식이 12례, 완전안면 이식이 4례, 그리고 유사 전층안면부 이식(near total face transplantation)이 한 례였다.[7-11]

2006년 4월 중국에서는 곰에게 물린 30세 남자 환자에게 25세 남자 뇌사 공여자에게서 받은 하안면부 조직 이식을 시행하였으나 2년 뒤 사망하였고,[11] 2007년 1월 프랑스 파리에서는 65세 공여자에게서 중안모 및 하안면부 조직 모두를 29세의 신경섬유종(plexiform neurofibroma) 환자에게 이식되었고,[10] 2008년 12월 미국에서는 총상으로 중안모 및 하안모 전체가 결손된 45세 여자 환자에게 44세 공여자에게서 골, 근육 및 피부 전체를 포함하는 유사 전안모 이식이 시행된 것이 보고[9]되었다. 또한, 2009년 3월 프랑스의 28세 남자 환자에게 하안모 이식이 이루어졌으며,[12] 2009년 4월 역시

표 13.1 Summary of facial transplantation between 2005 and 2011

Patient NO.	Recipivent (Patient) Age and Sex	Date	References	Preoperative status	Transplantation type	etc.
1	38, F	2005. 11	France [3, 14]	Trauma-dog bite	Partial Myocutaneous	
2	30, M	2006. 04	China [11]	Trauma-bear bite	Partial Osteomyocutaneous	Died (after 2 years)
3	29, M	2007. 01	France [10]	Congenital-plexiform neurofibroma	Partial Myocutaneous	
4	45, F	2008. 12	OH (United States) [9]	Trauma-shotgun injury	Near total Osteomyocutaneous	
5	27, M	2009. 03	France [12]	Trauma-ballistic injury	Partial Osteomyocutaneous	
6	37, M	2009. 04	France [12]	Burn	Partial Myocutaneous and concomitant bilateral hand transplantation	Died (after 2 month)
7	59, M	2009. 04	MA (United States) [13]	Trauma-fall/electrical injury	Partial Osteomyocutaneous	
8	33, M	2009. 08	France [12]	Trauma-ballistic injury	Partial Osteomyocutaneous	
9	42, M	2009. 08	Spain [13]	Tumor ablation	Partial Osteomyocutaneous	
10	27, M	2009. 11	France [3,14]	Trauma-explosion	Partial Osteomyocutaneous	
11	35, M	2010. 01	Spain [16]	Congenital-neurofibromatosis	Partial Myocutaneous	
12	30, M	2010. 03	Spain [16]	Trauma	Full Osteomyocutaneous	
13	35, M	2010. 06	France [6]	Congenital-neurofibromatosis	Full Myocutaneous	
14	26, M	2011. 03	MA (United States) [17]	Burn	Full Myocutaneous	
15	M	2011. 04	France [6]	Trauma-ballistic injury	Partial Osteomyocutaneous	
16	M	2011. 04	France [6]	Trauma-ballistic injury	Partial Osteomyocutaneous	
17	30, M	2011. 04	MA (United States) [17]	Burn	Full Myocutaneous	

프랑스에서 37세 남자 환자에게 이마를 포함한 상안모 및 중안모 이식이 이루어졌으나 이 환자도 2개월 후 사망하였다.[12] 그 밖에 2009년 4월 미국의 59세 남자 환자의 하안모,[13] 2009년 8월 프랑스 33세 남자 환자에서 중안모 및 하안모,[12] 2009년 8월 스페인에서의 42세 남자 환자의 하순 하부 조직,[13] 2009년 11월 프랑스 28세 남자 환자의 하안모,[3, 14] 2010년 1월 스페인에서의 34세 남자 환자,[15] 2010년 3월 스페인의 30세 남자 환자는 전체 안모,[16] 2010년 6월 프랑스에서도 전체 안모 이식[6]이 성공적으

로 수행되어 보고되었다. 그 밖에 최근 2011년 3월과 4월에 미국에서 2명의 남자 환자[17]와 2011년 4월 프랑스에서 2명의 남자 환자에게 안모 이식이 이루어짐[6]이 보고되었다(표 13.1).

공여자를 정하는 기준으로는 인종, 성별, 혈액형, HLA 적합도 및 피부 색조에 따라서 선택되었으며, 17례 중에서 2례에서는 면역억제 치료에 대한 협조도가 부족한 경우 1례와 양측 수부 이식을 동시에 받은 환자 1례에서 이식 후 부작용으로 환자가 사망하였다. 따라서, 현재까지 전체 17례의 환자에서의 안면동종 이식의 생존율은 15/17, 88.24%라고 할 수 있다. 현재까지는 이식체 소실(graft loss), 과급성 이식거부(hyperacute graft rejection), 만성 이식거부(chronic graft rejection), 또는 이식편대 숙주질환(graft-versus-host disease) 등의 다른 합병증은 보고되지 않았으며, 1명의 환자를 제외하고는 회복 이후에 정상적인 사회생활을 하고 있는 것으로 파악된다. 감각신경은 이식 후 3-8개월 이후에 점차 회복되었는데, 셈메스 바인스타인(Semmes-Weinstein) 검사, 2점 감별법(2-point discrimination test), 경접촉(light touch) 검사 및 냉온 감각을 위한 열량측정(calorimetric) 검사 등을 통해 확인되었다. 3증례에서의 감각신경은 기존의 외상 범위가 광범위하여 결국 회복되지 못하였으며 양적인 감각신경 검사에서 2명의 환자에서는 1년의 경과 관찰 기간 이후에도 감각신경의 회복은 나타나지 않았다. 그러나, 2명의 환자 중 1명은 기계적 자극 이후에 심부 압박감각(deep pressure sensation)은 확인되었는데, 운동신경 회복은 감각신경 회복과 비교하여 6-18개월 이상으로 느리기 때문으로 해석된다.

대부분의 환자들은 이식 후 첫 주가 지난 후부터는 식사를 하고 음료수를 마실 수 있었으며, 이식 전부터 시행했던 위내관(gastric tube)과 기관지절제술(tracheostomy)에 의존했던 환자들 또한, 이식 후에는 위내관도 제거하고 카눌라도 제거할 수 있었다고 보고되었다. 2례에서는 경구개를 재건하면서 악안면 보철물로 발음도 향상되고 외모도 반듯해져서 타인에게 본인의 표현력을 이해시키는 것이 가능했으며, 동시에 비기도(nasal airway)가 회복되면서 호흡하고 후각에서의 능력도 향상되었다. 이처럼 심미적인 결과도 일반적으로는 향상되었으나, 피부 색깔과 색조가 잘 맞지 않거나, 이식체의 변색이 발생한 경우 등과 같이 심미적 단위가 파괴된 경우에는 예후가 좋지 않음이 보고되어 왔다.

III. 첫 안면동종 이식 환자의 5년간 결과

전세계적으로 최초의 안면동종 이식은 2005년 11월에 시행[3, 14]되었는데, 수여자는

38세의 젊은 여자 환자로 동물에 의한 교상으로 코와 입을 포함하여 부분적인 하안면부 상실로 공여자는 46세의 뇌사 환자의 안모를 이식받았다. 정상적으로 먹고, 마시고, 발음하는 것이 불가능하였으며, 사회생활 및 심리적인 어려움을 겪고 있었으며, 환자는 기능적, 심미적 그리고 사회생활에서 이점을 얻기 위해 안면동족이식에 대한 위험성을 인지하고 수용하였다.[10] 하안모에 대해 코, 입술, 이부, 협부의 일부 피부와 구강 내 점막에 대한 복합 이식술이 시행되었으며, 장시간의 수술 후에 이식한 복합 조직 이식체는 두 번의 가역적인 급성 거부반응이 있었으나, 감각 및 운동기능은 뚜렷이 회복되었으며, 이 환자에서의 초기 결과는 이러한 새로운 안면동종 이식의 기술적인 가능성과 면역억제 처방에 대해 하나의 지침을 확인시켜주었다.

심미적으로는 이식 직후 첫 날부터 2012년까지 만족스러운 결과를 보였으며, 기능적으로도 환자는 정상적인 동통 및 냉감각을 지니게 되었고, 식별능력도 정상적인 움직임을 보였다. 얼굴 안면근의 움직임도 수술 후 4개월부터 빠르게 회복되고 지속적으로 근육의 기능 향상도 관찰되었다. 이식 후 3년 경과부터는 여러 기능적 검사에서도 안정적인 결과를 나타내었는데, 36mm의 정상적인 개구량을 회복하였고, 비록 좌측 안면부에 미약한 연동증(synkinesis)과 피부 근육의 약한 수축이 있어도 미소를 지을 수 있었다.

기능적으로 구륜근의 회복은 불완전하여 내미는 것(pouting)과 키스하는 것은 쉽지 않았어도 부는 것(blowing)은 가능하였고, 저작 및 연하 운동도 가능하였으며, 발음 회복은 상당히 인상적으로 가능하였으며, 환자는 쉽고 구별 가능하게 말할 수 있었다. 처음부터 환자는 그녀의 새로운 얼굴에 만족하였고, 의료 관계 종사자들 및 친척들과 우호적인 사회적 관계도 형성되었다. 이식된 조직이 감각 및 운동기능을 빠르게 회복시켜 환자의 새로운 안모가 기존의 공여자 얼굴이나 사고 이전의 환자 얼굴과도 다른 새로운 얼굴을 가지게 되었으나, 환자는 다행히 쉽게 그녀의 새로운 얼굴을 받아들였으며, 동시에 새로운 삶을 얻을 수 있었던 것으로 평가되었다.

조직학적인 평가는 매년 그리고, 필요하면 자주 시행되었는데, 수여자는 이식 받고 첫 18일 및 214일 경과 후에 두 번의 가역적인 급성 거부반응을 보였으나 다행히 성공적으로 치료되었다. 이식 수술 후 3년 만에 submammary sentinel skin graft에서 진행한 조직학적 검사에서 진피는 대부분 CD3+T 세포로 구성된 혈관 주위 침윤이 드물게 관찰되었고, TIA1+cytotoxic T 세포는 거의 관찰되지 않았다. Human leukocyte antigen(HLA)-DR 항원은 모세혈관 내피세포에서 발현되었고, 수지상세포(dendritic cells)는 정상적인 수와 분포로 나타났다. 표피는 Ki 67+cycling basal keratinocyte, EGFR+keratinocyte가 기저세포층과 상기저세포층에 나타났으며, Melan-A+기저 멜라닌세포를 포함하였다. 이는 Banff score에 따라서, 거부반응 0단계에 유사함을 알 수 있었다.

시술 후 4년이 지나서 sentinel skin graft로부터 채취한 조직학적 소견에서는 공포화된 기저각화세포(vacuolated basal keratinocyte)와 림프구의 세포외배출(exocytosis)을 포함하는 다소 얇은 표피층을 보였다. 상부의 진피는 다소 밀집된 CD3+T 세포와 몇몇의 TIA1+cytotoxic T 세포 및 FoxP3+T-reg 세포들을 포함하였다. 구강점막에서 진행한 조직학적 검사에서도 유사하게 나타났는데, 이러한 소견은 2단계의 거부반응을 시사한다.

다섯 번째 이식 기념일에는 표피가 다소 얇아지는 소견 이외에는 대부분 정상으로 관찰되었으며, 정상적인 밀도의 교원섬유와 하방 진피도 정상적으로 관찰되었다. 한선, 모낭, 신경, 모세 혈관은 몇 개의 림프구와 비만세포(mast cell)에 둘러싸여 있었고, 피하지방조직은 정상적으로 관찰되었다. CD3+림프구가 작은 혈관 주위 띠(perivascular cuff)로 관찰되었고, 이들의 작은 부분은 FoxP3+Treg나 TIA1+cytotoxic 세포와 일치하였다. 협점막에서 진행한 조직검사에서는 정상적인 두께를 가진 상피를 보였으며, 이러한 소견은 sentinel skin graft와 구강 점막 모두에서 Banff score 0단계의 거부반응을 보였다.

자기공명영상과 초음파 검사에서는 혈관병증(vasculopathy)이나 섬유화(fibrosis) 없이 혈관, 결합조직 및 지방조직으로 구성된 복합조직임이 확인되었다.

면역억제 이후 면역학적 결과(immunologic results)에서는 이식 12개월 후부터 처방한 면역억제재의 처방은 목표 trough level 6-12ng/mL의 sirolimus, 1500mg/day의 mycophenolate mofetil, 그리고 5mg/day prednisone으로 구성되었는데, sirolimus는 tacrolimus의 양을 감소시키기 위해 이식 후 11개월째부터 투여되었다. 복합적인 약물 투여시 미약한 혈전성 모세혈관증(thrombotic microangiopathy)이 나타나서, 15일간 두 제재를 중단하고 sirolimus만 재사용하였으며, 급성 거부반응을 방지하기 위해 체외 광화학요법(extracorporeal photochemotherapy)을 2006년 8월부터 2008년 12월까지 28개월간 시행하였다.

환자는 이식편대숙주병(graft versus host disease)이나 이식 2개월 후의 미세키메라현상(microchimerism)을 나타낸 경우를 제외하고는, 키메라현상(chimerism)을 나타내지 않았고, CD34+enriched 골수세포군에서 0.1%의 공여세포를 지니는 것이 보였으나, Anti-HLA 항체는 발견되지 않았다. 흉선글로블린 유도(thymoglobulin induction) 이후에 T 림프구와 NK lymphocyte subset은 급격히 감소되었으며, 시간이 지남에 따라 보다 나은 수준으로 남게 되었다. 면역 재구성은 기억 CD4와 CD8 T 세포의 큰 팽창으로 특징 지어지는데, Treg 세포는 초기에는 증가하였으나, 안정적인 정상 수치로 감소하였으며, 반면에 활성화된 CD4+DR+와 CD8+DR+T 세포는 경과 관찰 기간 중에 계속 증가하였다.

환자에게 발생한 여러 합병증은 주로 면역억제 치료의 부작용이었으며 점진적인 신기능의 저하가 발생되었다. 이식 전의 90mL/min/1.73m²였던 creatinine clearance는 이식 6개월과 12개월 후에 각각 59mL/min/1.73m², 43mL/min/1.73m²로 감소되었는데, tacrolimus를 중단하면서 조금씩 향상되었으며, 이식 4년 후 면역억제재의 처방을 변경한 후에는 71mL/min/1.73m²로 많이 상승되었다. 또한, 인슐린 clearance는 43mL/min/1.73m²였으며, 이후의 신기능 감소는 동맥성 고혈압의 조절 여부에 따라 변화를 보였으며, 그 밖에 단백뇨는 없었고, triglyceride 수치는 sirolimus로 처방을 전환하면서 일시적으로 증가하였으나 statins로 잘 조절되었다.

면역억제재에 따른 골다공증 등은 이식 후 5년에도 발견되지 않았으며, 이식 3년 및 4년 후에 gamma glutamyl transpeptidase(GGT) 값의 증가소견으로 시행한 간 조직검사에서 부분적으로 미약한 담낭 병소와 문맥주변(periportal) 염증성 침윤소견이 관찰되었으며, 5년 경과 후 GGT 값이 489 UI/L를 보여 촬영한 간 자기공명영상에서 다른 특이한 담도계의 변화는 관찰되지 않았다. 또한, 이 무렵 세균성 양측 폐질환(pneumopathy)을 보였으나 항생제로 치유되었다.

입술의 1형 단순포진바이러스(herpes simplex virus type 1) 감염과 협부에서 전염성 연속종(*Molluscum contagiosum*)과 같은 poxvirus 감염이 이식 5개월 이후에 발생하였으나, 연고 및 투약으로 치료되었으며, 이식 5개월 후, 자궁경부 상피내암(cervical in situ carcinoma)이 인유두종바이러스(human papilloma virus) 때문에 발생하여 원추절제술(conization)이 시행되었다.

5년 경과 후, 환자의 임상적 결과는 매우 고무적이고 안면부 감각 및 운동에서 거의 제모습을 보였으며 저작, 연하 및 발음이 많이 정상화되었다. 구각부는 안면재건에서 가장 재건하기 어려운 부위 중 한 부위로서 좋은 혈행과 신경 분포의 재생이 필수적이다. 재건의 목표로서 발음과 음식 저류를 위한 구강 내외의 기능 회복과 심미적인 대칭성 회복도 포함될 수 있는데, 이 환자에서는 기능 회복 측면에서는 좋은 결과를 보였지만, 미약한 협동 운동(synkinesis)과 안면마비에서 보고된 약간의 근육수축으로 미약한 비대칭을 보였다. 환자는 충분히 그녀의 감정을 표현할 수 있고, 다른 사람들과의 의사소통이 가능해졌으며, 환자 스스로의 삶의 질이 많이 향상된 것에 만족하고 있으나, 이식 과정에서 필수적인 면역억제재와 관련된 어려움과 합병증은 지속적으로 호소하였다. 즉, 면역억제재를 매일 복용해야 하고, 급성 거부반응 이후 14개월 동안 ECP를 받는 과정에서 여러 정신적인 충격과 만성 거부반응의 가능성도 인지하고 있다. 또한, 신체검사 및 피부와 구강점막의 조직 검사를 주기적으로 받아야 하는 어려움도 호소하고 있다.[18]

IV. 면역억제재의 적용과 부작용

1. 면역억제

모든 이식 수술 분야에서처럼, 안면 이식에서도 수술의 이점은 감염, 신독성, 당뇨, 악성 종양 발생과 같은 장기간의 면역억제의 위험성과 균형을 맞추어야 한다. 안면 이식의 장점은 과소평가되어서는 안 된다. 안면동종 이식(facial allograft)은 상당한 양의 피부 요소를 가지고 있으므로, 인체에서 가장 높은 항원성과 면역반응을 가진 조직 중의 하나이다. 따라서, 안면 이식 프로토콜을 준비함에 있어, 적절한 형태의 면역억제(immunosuppression) 치료 방법을 고려해야 한다.[19]

1) 동종 이식 거부반응(allograft rejection)

안면동종 이식은 복합조직 이식으로서 생명을 구하기 위한 술식은 아니기 때문에, 면역억제를 최소화시키는 것이 중요하다. 단독기관 이식에 비해 복합조직 이식은 조직학적으로 이질성을 지녀서 피부, 근육, 골, 골수, 림프절, 신경 및 건 등과 같은 다른 종류의 조직들로 구성되며, 또한, 이식되는 구성 요소에 따라 다른 면역성을 나타낸다. 복합조직 동종 이식의 면역성의 계층은 사지 이식(limb transplantation) 실험 모델에서 소개된 바 있으며, 피부의 항원성이 가장 높고, 근육, 피하조직, 골수를 포함한 골의 순서로 높은 면역반응을 유도하는 것으로 보고된 바 있다.

공여자와 수여자의 유전학적 차이로 인해 수여자의 면역계에서는 이식된 복합조직과 조직 내 항원을 이물질로 인식하여 이식된 조직을 파괴하게 된다. 복합조직 동종 이식은 다양한 항원성을 지닌 여러 조직으로 구성되는데, 임상에서 복합조직 이식 거부반응의 형태나 심각도에 관한 표준화된 기준은 없는 실정이나, 최근 피부의 급성 거부반응에 대한 분류 시스템이 소개된 바 있다. 복합조직 동종 이식의 거부반응도 단독기관 이식의 거부반응 기전과 유사할 것으로 추정되며, 거부반응을 분류하면 과급성 거부반응(hyperacute rejection), 촉진된 거부반응(accelerated rejection), 급성 거부반응(acute rejection) 및 만성 거부반응(chronic rejection) 등과 같이 나눌 수 있다.[20-22]

과급성 거부반응은 이식 이후 수 분 이내에 매우 빠르게 발생하고 이식체 기능부전의 원인이 된다. 전형적인 항체 매개 거부반응(antigen-mediated rejection process)의 예로서 가장 중요한 인자는 주조직 적합 복합체(major histocompatibility complex, MHC) 항원에 대한 항체가 존재하기 때문이다. 수혈 및 이전에 시행받은 이식에 대한 거부반응, 다빈도 임신(multiple pregnancy) 등으로 수여자의 순환계에 주조직 적합 복합체 항원이 존재할 수 있는데, 대부분의 손상은 모세혈관과 작은 세동맥의 내피세포에 영향을 준다. 내피세포의 면역 복합체는 보체(complement)와 응고 과정(coagulation cascade)을 활성화시켜서 혈관 내피세포에 손상을 주고 결과적으로 이식체의 기능 부전을 야기시킨다.

촉진된 거부반응은 이식 후 24시간과 5일 사이에 발생하며 동종 이식 수여자의 면역감작(sensitization)으로 발생 가능성이 증가하게 된다. 이 과정은 간질 출혈(interstitial hemorrhage), 혈전 및 백혈구 침윤 등과 관계가 있으며, 이식체의 파괴는 내피세포에 광범위하게 면역글로불린 M, 면역글로불린 G, C3와 같은 체액성 매개체의 침윤, 섬유소성 괴사(fibrinoid necrosis)와 백혈구 침윤 및 동종항체 생성 등을 동반하게 된다. 또한, interferon-r와 interleukin-6는 이식체에 나타날 수 있으며, 이식체 손상에 기여한다.

급성 거부반응은 이식 후 수 일에서 몇 주 사이에 나타나며, 보통 1-6개월 내에 반응과정이 소멸된다. 급성 거부반응은 모든 경우의 복합조직 이식에서 관찰되며, 복합조직 동종 이식의 급성 거부반응에서 세포 성분은 혈관염(vasculitis), 피부염(dermatitis) 및 근염(myositis) 등을 포함하고, 처음 수부와 안면동종 이식 수여자의 피부 조직 검사에서 확진된 바 있었다. 이 기간 동안에는 동맥 중간층의 섬유소성 괴사와 혈소판의 응집 및 혈관 내강의 섬유소 등으로 혈관 폐쇄가 일어난다. 또한, 유출(leakage)과 부분적 괴사도 발생하며 염증세포들이 이식체 내에 응집하게 된다. 급성 거부반응은 T 세포의 일차 활성과 연관되어 여러 다양한 효과기전(effector mechanism)을 활성화시킨다.

만성 동종 이식 파괴는 1년 이상 경과 후에 단독기관이나 복합조직 이식 후 나타나는 특징으로, 만성 거부반응의 빈도는 급성 거부반응의 에피소드, 수여부 감작(sensitization), 주조직적합복합체 항원이 부족한 경우, 수여부의 연령, 인종, 부적절한 면역억제, 고혈압, 거대 세포바이러스(cytomegalovirus) 감염, 허혈 시간의 연장 및 흡연 등의 다양한 위험 인자들과 연관되어 있다. 이러한 만성 거부반응은 면역 인자와 비면역 인자에 의해 이식체가 손상받아서 결과로 생기는데, 만성 거부반응 과정은 복합조직 이식에서 잘 알려져 있지는 못한 부분으로, 수부 동종 이식에서 보고된 한 증례에서는 29개월 이후에 거부반응이 발생했는데, 환자의 협조도 부족으로 통상적인 유지 면역억제를 하지 않았기 때문으로 보고되었다. 이 거부반응의 특징으로 혈관 내피세포의 손상이 발생하는데, 초기 혈관 손상은 염증과정을 유발시키고, 이식체의 동맥경화(atherosclerosis)와 섬유화를 일으켜서 결국은 혈관 폐색을 일으키게 된다. 만성 거부반응의 주요 특징 중 하나인 혈관 폐색은 혈관벽으로부터 이주한 평활근 세포의 증식 때문에 일어나며, 결과적으로, 섬유화는 동종 이식의 기능부전을 일으키게 된다.

면역 내성(immune tolerance)은 만성 거부반응과 약물 독성에 대한 해결책을 제공한다. 면역 내성을 유도하고 유지하는 것은 이식체 거부반응을 예방하기 위해 많은 기전들이 포함된 활성과정이다. 카메라현상(chimerism)이란 2개의 유전적으로 다른 조혈계가 공존하는 상태를 의미한다. 성공적인 mixed chimerism의 획득은 공여자와 수여자의 T 세포와 B 세포에 모두 내성을 가진 것을 의미한다. 골수 이식을 통한 조혈성 chimerism의 생산은 이식체 내성을 유도하기 위한 가장 안정적인 방법으로 알려져 있다.[23]

2) 면역억제재의 사용과 부작용

면역억제재의 처방은 다양한 합병증을 감소시키기 위해 면역억제 약물들을 혼합하여 사용하는 혼합요법이 추천되며 또한, 면역억제 효과면에서도 단독 치료보다 혼합 요법이 더 뛰어난 것으로 알려져 있다. 표준 면역억제 처방은 단클론 항림프구 항체(monoclonal antilymphocyte antibody)나 다클론 항림프구 항체(polyclonal antilymphocyte antibody)로 시작되며, 두 가지 요법을 동시에 사용하는 치료가 유도치료(induction therapy)로서 유용하다고 시작되었으나, 실질적인 데이터는 충분하지 않으며, 실제로는 수술시 혈관문합이 이루어진 후에 처음으로 항림프구 혈청(antilymphocyte serum)을 주입하여 매일 지속시키는 방법으로 진행한다. 유도 치료는 일반적으로 상품명이 Cellcept®인 mycophenolate mofetil, 상품명이 Prograf®, Advagraf® 및 Protopic®이면서 FK506으로도 불리는 tacrolimus 및 스테로이드 제재 등과 같이 세 가지 약제를 사용하는 삼상 치료(triple therapy)로 진행하며, Cellcept®의 경우에는 평균 혈액 내 농도가 40-50ng/mL의 범위, tacrolimus의 경우에는 평균 10-15ng/mL에 있도록 유지해야 한다. 약물의 용량 조절을 위해 모니터링은 매일 시행해야 하는데, 당뇨, 고혈압, 신부전 등과 같은 면역억제 치료의 부작용을 확인하기 위한 주기적인 혈액 검사와 임상 검사가 필수적이고, 동시에 일차적인 임상적 거부반응을 확인하기 위해서는 피부 조직에 대한 모니터링을 시행해야 한다.[21]

이식 과정을 성공시키고, 이식 수혜자의 삶을 향상시키기 위한 면역억제재는 장기간 사용되면서 필연적으로 발생되는 부작용은 항상 고려되어야 한다. 특히, 기회감염은 수혜자의 면역반응에 좋지 않은 영향을 주고, 동종 이식체의 실패까지도 가져올 수 있다. Cyclosporine과 tacrolimus와 같은 calcineurin inhibitor는 신독성의 가능성을 지니고 있으며, 고혈압, 고지혈증 및 고혈당의 위험성도 cyclosporine 치료기간에 증가하게 된다. Tacrolimus는 신경 독성을 지니며, 당뇨 합병증을 일으킬 수도 있다. Cellcept®는 위장관 질환의 원인이 되고 백혈구감소증을 일으킬 수 있으며, steroids는 당뇨, 체중 증가, 골다공증, 무혈관성 골괴사증, 위장관 질환 및 창상치유 지연과 같은 합병증을 일으킬 수 있다. 장기간 면역억제의 가장 심각한 합병증은 calcineurin inhibitor와 antimetabolic 치료의 영향으로 악성 종양의 발생 가능성이 증가한다는 것이다.[19, 24]

V. 기회 감염 예방 및 요약

안면 복합조직은 다양한 항원성을 지니는 여러 종류의 조직으로 구성되기 때문에, 집중적인 면역억제 치료가 필요하다. 따라서 기회 감염(opportunity infection)과, 공여자의 정상 세균총에 의한 감염도 발생할 수 있다. 거대세포바이러스(cytomegalovirus)는 많은 장기이식 환자에서 이식 이후 심각한 기회감염을 일으키는 원인[1, 22]으로, 거대세포바이러스 독혈증(cytomegalovirus viremia)은 이식체의 기능부전에서 변형까지도 가능한 위험인자로 간주되고 있다. 불행히도 거대세포바이러스의 양성률(seroprevalence)은 60-80% 정도이며, 연령과 지역에 따라 차이가 있는데, 잠재적인 안면 이식 공여자 및 수혜자가 이전에 거대세포바이러스에 노출되었을 가능성이 있다는 것을 의미한다. 따라서 안면 이식을 계획하고 있는 모든 수술팀은 이처럼 이식과 연관되어 있는 거대세포바이러스 감염을 예방하기 위한 현재의 전략들을 살펴보고, 거대세포바이러스 음성(cytomegalovirus-seronegative)인 환자에게, 공여자와 연관되어 전염될 가능성에 대한 정신적, 윤리적 위험에 보다 신중히 접근해야 한다.

이식 후 감염은 수혜자인 환자 자신의 거대세포바이러스의 재활성화로 생기거나, 또는 이미 감염되어 있는 공여자로부터 전염되어 발생하는데, 복합조직 이식에서 9명 중 5명인 56%에서 거대세포바이러스 감염이 발생하였다고 보고되어 왔다. 이식체 거부반응과 거대세포바이러스 감염의 연관성은 다른 장기 이식에서도 잘 알려져 있으나, 특히, 복합조직 이식에서 보다 강한 연관성이 있을 것으로 보고되고 있다. 따라서 모든 안면 이식 수술을 계획할 때 반드시 거대세포바이러스 감염의 예방 정책을 미리 준비, 시행해야 한다.

그 밖에 예방해야 할 기회감염 균주로서 포도상구균(stereptococci), 혐기성 세균, Capnocytophaga species 및 캔디다종 등을 들 수 있다. Unasyn® 상품명으로 알려져 있는 ampicillin/sulbactam이 예방을 위한 항생제로서 우선적으로 선택되는데, 수혜자나 공여자 모두에게 저항성 균주의 감염이 없는지 미리 조사해야 한다. 기존의 환자에서도 양측 수부이식을 함께 받은 중국의 30세 남자 환자도 심각한 감염과 함께 동반된 심정지로 사망한 바 있었다.[11]

백서와 같은 소형동물에서의 안면 이식에서의 부분 이식 및 전체 이식은 현재 국내에서 다른 재건의사들 및 본 저자들도 많은 성공을 보이고 있다. 그러나, 같은 개체 간에 이식은 초미세수술 기법의 발전과 기술적인 진보로 거의 완벽에 가까운 성공을 보이고는 있으나, 동종 개체 간에는 여전히 면역억제재의 제한 및 사용한계 때문에 현실적으로 많은 어려움이 산재해 있다.

인체에서의 안면동종 이식은 분명 재건외과의사에게는 반드시 도전하고 성공하고 싶은 하나의 목표가 될 수 있다. 그러나, 이러한 이식술에서의 위험-이익 비율에서 최대한의 이익률이 높을 경우 고려해야 하며, 다른 제반적인 윤리적, 사회경제적인 여건이 뒷받침되었을 경우에 진행해야 할 것으로 사료된다. 결코, 현재 국내의 우리 재건외과 의사들이 시술하지 못하는 것이 아니고, 오히려 기존의 문헌보고에서 이루어진 전세계의 여느 학자들보다 우수한 결과를 가져올 수 있을 것으로 확신된다. 그러나, 안면동종 이식은 외과적인 시술 자체보다도 더 중요한 것은 시술 후 해결해야 할 여러 문제점들이며, 특히 면역억제재의 진일보한 발전이 동반되면 뇌사 환자에서 얻을 수 있는 장기 이식에서의 한 분야로 자리잡기에 충분할 것이다.

References

1. Gordon CR, Nazzal J, Lozano-carderan SA *et al.* From experimental rat hindlimb to clinical face composite tissue allotransplantation: historical background and current status. Microsurgery 2006;26:566-72.
2. Losee JE, Fletcher DR, Gorantla VS. Human facial allotransplantation: patient selection and pertinent considerations. J Craniofac Surg 2012;23:260-4.
3. Dubernard JM, Lengele B, Morelon E *et al.* Outcomes 10 months after the first human partial face transplantation. N Engl J Med 2007;357:2451-60.
4. Siemionow M, Ozturk C. Face transplantation: outcomes, concerns, controversies, and future directions. J Craniofac Surg 2012;23:254-9.
5. Siemionow M, Gordon CR. Institutional review board-based recommendations for medical institutions pursuing protocol approval for facial transplantation. Plast Reconstr Surg 2010;126:1232-9.
6. Lantieri L. Face transplant: a paradigm change in facial reconstruction. J Craniofac Surg 2012;23:250-3.
7. Alam DS, Papay F, Djohan R *et al.*The technical and anatomical aspects of the world's first near-total human face and maxilla transplant. Arch Facial Plast Surg 2009;11:369-77.
8. Pohamc B, Pribaz J, Eriksson E *et al.* Three patients with full facial transplantation. N Engl J Med 2012;366:715-22.
9. Siemionow M, Papay F, Alam D *et al.* Near-total human face transplantation for a severely disfigured patient in the USA. Lancet 2009;374:203-9.
10. Lantieri L, Meningaud JP, Grimbert P *et al.* Repair of lower and middle parts of the face by composite tissue allotransplantation in a patient with massive plexiform neurofibroma: a 1-year follow-up study. Lancet 2008;372:639-45.
11. Guo S, Han Y, Zhang X *et al.* Human facial allotransplantation: a 2-year follow-up study. Lancet 2008;372:631-8.
12. Lantieri L, Hivelin M, Audard V *et al.* Feasibility, reproducibility, risks and benefits of face transplantation: a prospective study of outcomes. Am J Transplant 2011;11:367-78.
13. Pomahac B, Lengele B, Ridgway EB *et al.* Vascular considerations in composite midfacial allotransplantation. Plast Reconstr Surg 2010;125:517-22.
14. Devauchelle B, Badet L, Lengelé B *et al.* First human face allograft: early report. Lancet 2006;368:203-9.
15. Cavadas P. Clinical Update & Update on Hand and Face Transplant Outcomes. Presented at the American Society for Reconstructive Transplantation 2nd Biennial Meeting, Chicago;2010.
16. Gomez-Cia T, Sicilia-Castro D, Infante-Cossio P *et al.* Second human facial allotransplantation to restore a severe defect following radical resection of bilateral massive plexiform neurofibromas. Plast Reconstr Surg 2011;127:995-6.

17. Bueno J, Barret JP, Serracanta J *et al.* Logistics and strategy of multiorgan procurement involving total face allograft. Am J Transplant 2011;11:1091-7.
18. Petruzzo P, Testelin S, Kanitakis J *et al.*, First human face transplantation: 5 years outcomes. Transplantation 2012;93:236-40.
19. Leonard DA, Gordon CR, Sachs DH *et al.* Immunobiology of face transplantation. J Craniofac Surg 2012;23:268-71.
20. Kanitakis J. The challenge of dermatopathological diagnosis of composite tissue allograft rejection: a review. J Cutan Pathol 2008;35:738-44.
21. Siemionow M, Klimczak A. Basics of immune responses in transplantation in preparation for application of composite tissue allografts in plastic and reconstructive surgery: part I. Plast Reconstr Surg 2008;121:4e-12e.
22. Cendales LC, Kanitakis J, Schneeberger S *et al.*, The Banff 2007 working classification of skin-containing composite tissue allograft pathology. Am J Transplant 2008;8:1396-400.
23. Huang W, Lin J, Wallace CG *et al.* Vascularized bone grafts within composite tissue allotransplants can autocreate tolerance through mixed chimerism with partial myeloablative conditioning: an experimental study in rats. Plast Reconstr Surg 2010;125:1095-103.
24. Pohamac B, Pribaz J. Facial composite tissue allograft. J Craniofac Surg 2012;23:265-7.
25. Whitaker IS, Duggan EM, Alloway RR *et al.* Composite tissue allotransplantation: a review of relevant immunological issues for plastic surgeons. J Plast Reconstr Aesthet Surg 2008;61:481-92.

찾아보기

ㅇ

ㅈ

Abstract

Microvascular Flap for the Oral and Maxillofacial Reconstruction

Soung Min Kim · Hoon Myoung · Jong Ho Lee

Reconstruction of the oral and maxillofacial region could be improved with a delicate and accurate understanding of the donor and recipient sites. These related anatomy, function and physiology make each procedure a specific challenge to the reconstructive surgeons.

This book is written as a flap harvesting guide to oral and maxillofacial reconstruction. Each chapter deals with the clinical skills and precise anatomic illustrations to effectively harvest flaps for the specific oral and maxillofacial regions. From the classification of microvascular anastomosis, the fasciocutaneous and musculocutaneous free flap such as radial forearm, lateral upper arm, dorsalis pedis artery, scapular and parascapular, rectus abdominis muscle, latissimus dorsi muscle, anterolateral thigh, and fibular composite free flap, are discribed. Another delicate procedures of greater saphenous vein and sural nerve graft, are added with the application of perforator flap. Finally, current trends of facial allotransplantation with future trends are suggested.

This approaches to reconstruction are covered in detail and are designed to review the basic anatomy that is not introduced in many previous texts. This book will be helpful especially for young doctors undergoing the course in the special curriculum for the Korean national board of specialists in the field of oral and maxillofacial surgery, plastic surgery, otolaryngology, orthopedic surgery, and so on.

저자 소개

김성민

교수, 구강악안면 재건 전공
서울대학교 치의학대학원 구강악안면외과학 교실

명훈

교수, 구강암 및 구강종양 전공
서울대학교 치의학대학원 구강악안면외과학 교실

이종호

교수, 구강암 및 두개악안면 재건 전공
서울대학교 치의학대학원 구강악안면외과학 교실